编委会名单

主　编　赵振环

副主编　唐牟尼　李　洁　邓河晃　宁玉萍　郭扬波

编著者　（按本书章节排序）

黄　荣	广州市卫生局疾病控制处	副主任医师
唐牟尼	广州市精神病医院	主任医师
罗不凡	广州市疾病控制中心	副主任医师
李　洁	广州市精神病医院	主任医师
黄杏梅	广州市精神病医院	副主任医师
郑　东	广州市精神病医院	副主任医师
老洪尧	广州市精神病医院	主任医师
黄　雄	广州市精神病医院	副主任医师
王达平	广州市精神病医院	副主任医师
赵振环	广州市精神病医院	主任医师
黄兴兵	广州市精神病医院	副主任医师
邓河晃	广州市精神病医院	主任医师
宁玉萍	广州市精神病医院	主任医师
苗国栋	广州市精神病医院	主任医师
郭扬波	广州市精神病医院	副主任医师
朱海兵	广州市精神病医院	副主任医师
殷青云	广州市精神病医院	副主任医师
曹莉萍	广州市精神病医院	副主任医师
郑洪波	广州市精神病医院	主任医师
王玲芝	广州市精神病医院	副主任医师
徐文军	广州市精神病医院	副主任医师
肖爱祥	广州市精神病医院	主管护师
付　燕	广州市精神病医院	主管技师

社区精神科医师培训教材

Psychiatry

精神病学

◎ 赵振环 主编

暨南大學出版社
JINAN UNIVERSITY PRESS
中国·广州

图书在版编目（CIP）数据

精神病学/赵振环主编．—广州：暨南大学出版社，2008.4
（社区精神科医师培训教材）
ISBN 978-7-81079-954-6

Ⅰ.精…　Ⅱ.赵…　Ⅲ.精神病学—技术培训—教材　Ⅳ.R749

中国版本图书馆 CIP 数据核字（2007）第 197499 号

出版发行：暨南大学出版社

地　址：中国广州暨南大学
电　话：总编室（8620）85221601
营销部（8620）85225284　85228291　85220693（邮购）
传　真：（8620）85221583（办公室）　85223774（营销部）
邮　编：510630
网　址：http：//www.jnupress.com　http：//press.jnu.edu.cn

排　版：暨南大学出版社照排中心
印　刷：广州市怡升印刷有限公司

开　本：787mm×1092mm　1/16
印　张：18
字　数：445 千
版　次：2008 年 4 月第 1 版
印　次：2008 年 4 月第 1 次
印　数：1—4000 册

定　价：30.00 元

序

精神疾病严重危害人民群众的身心健康，增加社会负担，影响社会发展。预防与减少精神疾病的发生，降低精神疾病的患病率，提高治疗和康复水平，减少和预防各类心理和行为问题的发生，增进人民的身心健康，是精神卫生工作的重要任务。我国政府及有关部门一贯重视精神卫生工作。早在1958年，卫生、民政、公安等有关部门就召开第一次全国精神卫生工作会议，确定了“积极防治、就地管理、重点收容、开放治疗”的指导原则。1986年召开的第二次全国精神卫生工作会议，重点解决了看病难、住院难的问题，极大地促进了精神卫生服务工作的发展。特别是2001年第三次全国精神卫生工作会议以来，各级政府和有关部门对精神卫生工作越来越重视，通过实施《中国精神卫生工作规划（2002—2010年）》，逐步建立以政府为主导、多部门协作、社会广泛参与的管理体系，初步形成了以医疗机构为骨干、以社区为基础、以家庭为依托的精神疾病防治康复工作系统。精神卫生工作已从单纯的疾病治疗，向综合性防治、减少和预防各类不良心理及行为问题的发生、普遍提高人民心理健康水平的方向发展，为促进人民的身心健康、经济和社会发展作出了积极贡献。

同时，我们也清醒地认识到，我国经济、社会的快速发展和深刻变化，给广大人民群众带来大量新的心理和社会适应问题，精神卫生问题将更加突出，更加严重。社会对精神卫生问题的关注也日益增加。目前，各类精神卫生机构功能定位不够明确、精神卫生专科医生严重不足、队伍素质参差不齐，精神卫生工作总体发展水平还不能适应我国经济、社会发展的需要，不能满足人民群众对精神卫生服务的需要。

精神卫生是公共卫生问题，也是社会问题，精神卫生问题的解决必须依靠全社会的支持。近年来，“社会化、综合性、开放式”精神疾病社区防治康复模式备受推崇。各部门通力协作，通过制定政策、创造支持性环境、广泛动员社会、调整精神卫生服务方向和提高服务能力，大力加强社区精神卫生服务工作，共同推进精神卫生水平的提高。为适应大规模培训社区精神疾病防治工作者的需要，广州市精神病医院组织编写了这本社区精神医学教材。本教材具有针对性、指导性较强的特点，符合基层精神卫生工作者的理论需求。相信本教材在社区精神卫生人员培训中将发挥重要的作用。希望培训教师和学员在使用本教材的过程中，及时提出宝贵意见，共同促进社区精神卫生人员培训工作的健康发展。

广州市卫生局局长：

2007年12月5日

目　录

序 …………………………………………………………………………………… 黄炯烈

第一章　精神卫生政策与防治康复管理网络简介
第一节　精神卫生防治现状及历史发展 ……………………………………… (1)
第二节　我国精神卫生政策框架 …………………………………………… (3)
第三节　精神卫生防治康复管理网络与工作模式 ………………………… (6)
第四节　中国精神卫生工作目标简介 ……………………………………… (7)

第二章　精神疾病社区防治概论
第一节　精神疾病社区防治的概念 ………………………………………… (8)
第二节　精神卫生防治工作历史与发展 …………………………………… (9)
第三节　国外社区精神医学的发展及现状 ………………………………… (11)
第四节　我国社区精神卫生服务的历史及现状 …………………………… (15)
第五节　我国社区精神卫生工作的内容与方法 …………………………… (17)
第六节　国内社区精神医学的工作特征及各种社区服务形式 …………… (21)

第三章　精神疾病的流行病学相关知识
第一节　精神疾病的流行病学概述 ………………………………………… (24)
第二节　精神疾病流行病学常用的研究方法 ……………………………… (24)
第三节　研究资料的来源与收集 …………………………………………… (25)
第四节　常用的测量分析指标 ……………………………………………… (28)

第四章　社区精神病防治医生应掌握的基本知识
第一节　精神疾病常见症状 ………………………………………………… (33)
第二节　精神科病史采集及精神检查 ……………………………………… (40)
第三节　精神疾病诊断方法 ………………………………………………… (43)
第四节　常用的精神障碍诊断分类系统 …………………………………… (44)
第五节　广州市社区精神科门诊病历的书写 ……………………………… (45)
第六节　“十一五”全国精神病防治康复工作统一表卡的使用说明 ……… (48)

第五章　社区常见精神疾病的诊治
第一节　脑器质性精神障碍 ………………………………………………… (58)
第二节　癫痫与癫痫所致精神障碍 ………………………………………… (68)
第三节　老年精神障碍 ……………………………………………………… (74)
第四节　躯体疾病所致精神障碍 …………………………………………… (85)
第五节　精神活性物质所致精神障碍 ……………………………………… (96)

第六节　精神分裂症 …………………………………………………………………… (117)
第七节　偏执性精神障碍 ………………………………………………………………… (124)
第八节　情感性精神障碍 ………………………………………………………………… (127)
第九节　分裂情感性精神病 ……………………………………………………………… (137)
第十节　周期性精神病 …………………………………………………………………… (141)
第十一节　神经症 ………………………………………………………………………… (143)
第十二节　应激相关障碍 ………………………………………………………………… (157)
第十三节　心身疾病 ……………………………………………………………………… (163)
第十四节　精神发育迟滞 ………………………………………………………………… (167)
第十五节　注意缺陷多动障碍（儿童多动症） ………………………………………… (178)
第十六节　法医精神病学 ………………………………………………………………… (188)
第十七节　精神科急诊 …………………………………………………………………… (196)
第十八节　心理危机的应急干预 ………………………………………………………… (213)

第六章　精神科常用药物治疗

第一节　精神药物的命名和分类 ………………………………………………………… (220)
第二节　抗精神病药 ……………………………………………………………………… (221)
第三节　抗抑郁药 ………………………………………………………………………… (226)
第四节　抗躁狂药 ………………………………………………………………………… (228)
第五节　抗焦虑药 ………………………………………………………………………… (230)

第七章　社区康复与心理治疗

第一节　社区精神卫生服务 ……………………………………………………………… (233)
第二节　精神疾病社区防治的内容 ……………………………………………………… (237)
第三节　心理测验 ………………………………………………………………………… (244)
第四节　心理治疗 ………………………………………………………………………… (251)
第五节　精神疾病的心理康复治疗 ……………………………………………………… (259)
第六节　社区精神障碍患者的护理 ……………………………………………………… (262)

附录一　广州市精神疾病防治体系简介 ………………………………………………… (271)
附录二　广州市精神卫生保障体系和经济困难精神病患者治疗救济政策简介 ………… (272)
附录三　精神科常用治疗药物手册 ……………………………………………………… (273)

第一章　精神卫生政策与防治康复管理网络简介

第一节　精神卫生防治现状及历史发展

精神卫生又称精神健康（Mental Health），或者称心理健康，是指个体能够恰当地评价自己、应对日常生活中的压力、有效率地工作和学习、对家庭和社会有所贡献的一种良好状态。它主要包括以下特征：智力正常；情绪稳定、心情愉快；自我意识良好；思维与行为协调统一；人际关系融洽；适应能力良好。世界卫生组织表述为：精神健康是指一种状态，在这种状态中，每个人能够认识到自己的潜力，能够应付正常的生活压力，能够有效地从事工作，并能够对其社区作贡献。

精神卫生工作的目的是使人们在一定的环境中健康成长，不断提高精神健康水平，从而更好地生活和适应社会，更有效地服务社会。精神卫生工作主要研究精神疾病的预防、治疗和康复。其三级防治策略是：预防精神疾病的发生；早期发现、早期治疗；促进慢性精神病患者的康复，回归社会。

绿丝带是中国精神卫生标志。绿色代表健康，使人对健康的人生与生命的活力充满无限希望；绿丝带寓意爱心，既是社会和公众对精神病患者的理解与爱心的表达，更是一种倾力支持精神卫生工作和不断完善自身精神健康，共创和谐社会的行动标志；轻盈飘动的绿丝带，象征着快乐和愉悦的心情，是我们实现生命价值、创造美好生活的生生不息的源泉。

“飘扬的绿丝带”表达出社会和公众对精神卫生工作的支持，对精神病患者的关爱，对自身精神健康的关注。

“飘扬的绿丝带”体现了社会和公众与精神卫生工作者一起同行，为提高国民精神健康水平而不断努力；体现了正常人与精神病患者一起同行，积极为精神病患者重返社会创造适宜的环境；体现了广大精神科医务人员与精神病患者一起同行，以科学的精神和良好的服务帮助患者实现对生命的不懈追求。

一、精神卫生现状

精神卫生既是全球性的重大公共卫生问题，也是较为突出的社会问题。2002 年资料显示，全球约有 4.5 亿人患有神经、精神疾病，占全球疾病负担的近 11%；1.54 亿人患抑郁症，2 500 万人患精神分裂症；9 100 万人酗酒，1 500 万人吸毒；还有 5 000 万人患癫痫，2 400 万人患阿尔茨海默病和其他痴呆症。前 10 位造成功能残缺的疾病中有 5 个属于精神障碍。世界卫生组织一个研究项目显示，2005 年全世界有 3.26 亿人患偏头痛，6 100 万人患脑血管疾病，1 800 万人患神经感染或者神经感染后遗症。每年大约有 87.7 万人死于自杀。就医患者中至少 1/4 有精神障碍、神经障碍或行为障碍，但他们大多数都得不到有效诊疗。

我国目前有严重精神疾病患者约 1 600 万人，还有约 600 万癫痫患者。此外，受到情绪障碍和行为问题困扰的 17 岁以下儿童和青少年约 3 000 万，妇女、老年人、受灾群体等人群特有的各类精神和行为问题，也都不容忽视。有国内学者研究认为，中国内地抑郁症发病率约为2.4%，目前抑郁症患者已超过2 600万人，而其中有10%～15%的患者面临自杀的危险。

国内外研究都显示，心理与行为问题增长的趋势还将继续。我国神经、精神疾病负担占疾病总负担的20%。根据世界卫生组织推算，若不加以有效控制，中国神经、精神疾病负担到2020年将上升至疾病总负担的25%。大多数中低收入国家用于精神卫生的经费不到卫生总经费的1%，精神卫生政策、立法、社区服务设施、精神疾病患者治疗服务滞后。

二、精神卫生历史与发展

现代精神卫生运动始于1908年，美国耶鲁大学学生Clifford Beers将自己患躁狂症和住精神病院3年的亲身经验，写成了举世闻名的《一颗失而复得的心》（*A Mind That Found Itself*）一书，促使世界性的精神卫生运动揭开了序幕。在这一运动的推动下，世界第一个精神卫生组织——康涅狄克州精神卫生协会成立了。1930年，第一届国际精神卫生大会在华盛顿召开，有53个国家参加，随后许多国家相继建立了精神卫生协会和专项基金会，创办了《精神卫生》刊物，建立了精神卫生研究和服务机构，精神卫生成为世界当代卫生工作关注的一个热点。1992年，世界精神卫生联盟发起，由世界卫生组织确定，将每年的10月10日定为“世界精神卫生日”，旨在发动全世界关注精神卫生并付诸行动。2000年，我国首次组织世界精神卫生日活动。时至今日，我国已先后举办了多届活动，并结合现实情况和精神卫生的需要，确定每年的活动主题。例如：

2004年第13届世界精神卫生日主题：儿童青少年精神健康——快乐心情、健康行为。

2005年第14届世界精神卫生日主题：身心健康，幸福一生。

2006年第15届世界精神卫生日主题：健身健心，你我同行。

2007年第16届世界精神卫生日主题：提倡心理咨询，促进精神健康。

我国开展现代精神卫生的历史不长。1898年在广州建立了我国第一间精神专科医院（惠爱医院，由美国长老会兴办），随后1906年在北平、1910年在哈尔滨、1929年在苏州、1935年在上海和大连、1947年在南京相继建立起这类医院。直到1949年，全国精神卫生机构尚不足10所，精神科床位仅1 100张，专业医生仅50～60人。

1957年，全国精神卫生机构发展到了70所，分布在21个省（市），床位11 000张，精神科医生400多人。

1958年，卫生部在南京召开“第一次全国精神病防治工作会议”，制定了1958年至1962年精神卫生工作5年计划，提出了“积极防治，就地管理，重点收容，开放治疗”的精神卫生工作指导原则。

1982年，我国首次开展了12个地区合作的精神疾病流行病学调查。

1985年，成立了由卫生、民政和公安三部门参与的“全国精神卫生协调组”和“精神卫生咨询委员会”。

1986年10月16日至19日，卫生、民政、公安三部在上海联合召开第二次全国精神卫生工作会议，会后由国务院批转了三部门共同签发的《关于加强精神卫生工作的意见》，制定了《精神卫生工作“七五”计划》。

1987年，编制了《中国精神疾病分类方案与诊断标准》（CCMD－2）。

1991 年，国务院批准颁布实施了《中国残疾人事业"八五"计划纲要》，将残联主导的康复工作扩展到精神疾病防治与康复、智力残疾预防与康复等，各级残联在全国开展了社会化、开放式、综合性精神疾病防治康复工作。

2001 年，对《中国精神疾病分类方案与诊断标准》（CCMD－2）进行了修订，为 CCMD－3。

2002 年 4 月 10 日，卫生部、民政部、公安部、中国残疾人联合会制定发布《中国精神卫生工作规划（2002—2010 年）》。

2004 年 9 月 20 日，国务院办公厅转发了卫生部等 7 部委联合制定的《关于进一步加强精神卫生工作指导意见》，形成了当前精神卫生政策框架。

2005 年，全国有精神卫生医疗机构 1 052 家，其中精神专科医院 592 所，设精神科的综合医院 460 所，精神科床位 13.3 万张，精神科执业医生和执业助理医生 16 383 名。心理咨询和心理治疗、社区精神卫生服务和家庭医疗服务逐步开展。

第二节　我国精神卫生政策框架

2004 年 9 月 20 日，国务院办公厅转发了卫生部、教育部、公安部、民政部、司法部、财政部、中国残疾人联合会（以下简称"中国残联"）等 7 部委联合制定的《关于进一步加强精神卫生工作指导意见》。《关于进一步加强精神卫生工作指导意见》包括指导原则、工作目标、组织领导、重点人群心理行为干预、加强精神疾病的治疗与康复工作、加快精神卫生工作队伍建设步伐、加强精神卫生科研和疾病监测工作、依法保护精神疾病患者的合法权益等方面，形成了我国政府当前精神卫生政策的框架。分别简述如下。

一、指导原则

精神卫生工作要按照"预防为主、防治结合、重点干预、广泛覆盖、依法管理"的原则，建立"政府领导、部门合作、社会参与"的工作机制，探索符合我国实际的精神卫生工作发展思路，建立健全精神卫生服务网络，把防治工作重点逐步转移到社区和基层。建立以政府投入为主、多渠道筹资的模式，保障精神疾病预防与控制工作的开展；加强重点精神疾病的治疗与康复，突出重点人群的心理行为问题干预，努力开展精神疾病患者救治救助，切实提高人民群众的自我防护意识，预防和减少精神障碍的发生，最大限度地满足人民群众对精神卫生服务的需求；建立健全精神卫生的法律法规；加强精神卫生工作队伍建设和科研工作。

二、工作目标

按照卫生部、民政部、公安部、中国残联《中国精神卫生工作规划（2002—2010 年）》确立的工作目标，普通人群心理健康知识和精神疾病预防知识知晓率 2005 年达到 30%，2010 年达到 50%；儿童和青少年精神疾病和心理行为问题发生率 2010 年降到 12%；精神分裂症治疗率 2005 年达到 50%，2010 年达到 60%；精神疾病治疗与康复工作覆盖人口 2005 年达到 4 亿人，2010 年达到 8 亿人。

三、组织领导

（1）落实政府责任。地方各级人民政府要切实负起责任，建立部门协调工作制度，把精神卫生工作列入国民经济和社会发展计划，纳入政府议事日程，根据本地区实际，提出精神卫生工作目标，统筹规划，采取措施，抓好落实。要根据本地区经济、社会发展水平和精神卫生工作需要安排必要的工作经费，落实对精神卫生机构的补助政策。要进一步完善有利于精神卫生工作的税收优惠政策和物价政策，研究制定鼓励单位、团体和个人资助精神疾病防治工作的办法，鼓励社会资源投向精神疾病的防治工作。

（2）加强分工协作。卫生、民政、公安、教育、司法、残联、共青团、妇联、老龄委等部门、单位和团体要针对日益突出的精神卫生问题，在各自职责范围内采取有效的预防和控制措施，加大工作力度，并加强协调配合，形成合力。卫生部门所属精神卫生机构要承担精神疾病患者的救治任务，调整现有精神卫生机构的服务方向和重点，提高治疗与康复水平。民政部门所属精神卫生机构要承担在服役期间患精神疾病复员、退伍军人的救治任务，并及时收容和治疗无劳动能力、无生活来源、无赡养和抚养人的精神疾病患者。公安机关要了解掌握本地区内可能肇事、肇祸精神疾病患者的有关情况，督促家属落实日常监管和治疗措施，对严重肇事、肇祸精神疾病患者实施强制治疗，安康医院负责做好治疗工作；没有安康医院的省、自治区、直辖市要尽快建立。司法部门要结合监管场所的医疗卫生工作，做好被监管人员精神疾病的治疗与康复工作。

（3）营造社会氛围。大力开展经常性精神卫生知识宣传工作，围绕每年10月10日“世界精神卫生日”积极开展精神卫生知识宣传和心理健康教育与咨询服务，提高人民群众的心理健康水平，消除社会对精神疾病患者的偏见。

四、重点人群心理行为干预

（1）重视儿童和青少年心理行为问题的预防和干预。加强对学校教师、校医等的心理健康教育和精神卫生知识培训，提高早期发现儿童和青少年心理行为问题的能力。依靠学校现有工作队伍和网络，在心理健康教育和精神卫生专业技术人员的指导下，针对不同年龄儿童和青少年的特点，开展心理健康教育（包括技能训练）与咨询服务，为儿童和青少年提供心理指导和帮助。

（2）加强妇女心理行为问题和精神疾病的研究和干预。维护有精神疾病和不良心理行为问题的妇女的权益，加强妇女孕产期心理健康保健和常见心理行为问题的识别及处理工作，降低其产前、产后不良心理反应发生率；做好妇女更年期心理健康咨询和指导工作。加强农村妇女心理行为问题的多学科研究，开展针对农村妇女的心理健康咨询和危机干预服务，采取有效措施降低农村妇女精神疾病患病率。

（3）开展老年心理健康宣传和精神疾病干预。利用现有精神卫生资源，建立老年性痴呆干预网络，普及老年性痴呆和抑郁等精神疾病的预防知识，开展心理健康咨询活动并提供有效的支持和帮助，提高老年人生活质量。

（4）加强救灾工作中的精神卫生救援。加快制定灾后精神卫生救援预案，从组织、人员和措施上提供保证，降低灾后精神疾病患病率。积极开展重大灾害后受灾人群心理干预和心理应激救援工作，评估受灾人群的精神卫生需求，确定灾后心理卫生干预的重点人群，提供电话咨询、门诊治疗等危机干预服务。

开展职业人群和被监管人群的精神卫生工作。针对不同地区、不同类别职业人群的具体情况制订适宜计划，疏导和缓解职工因工作、家庭生活等带来的压力。把被监管人员的精神卫生工作纳入本地区精神卫生工作计划，加强对公安机关监管民警，监狱、劳教部门民警和医护人员的精神卫生知识培训，根据被监管人员精神卫生流行病学特点，针对不同类型、不同特点的被监管人员开展心理治疗和心理矫正工作。

五、加强精神疾病的治疗与康复工作

（1）建立健全精神卫生服务体系和网络。地方各级人民政府要根据区域卫生发展规划，统筹规划本地区现有各级各类精神卫生机构，明确功能定位，实现资源整合。要按照精神卫生机构为主体，综合医院精神科为辅助，基层医疗卫生机构和精神疾病社区康复机构为依托的原则，建立健全精神卫生服务体系和网络。尚未建立精神卫生机构的省、自治区、直辖市要尽快建立，各市（地）应根据实际情况建立专门机构或指定综合医院承担本地区精神疾病和心理行为问题的预防、治疗与康复以及技术指导与培训工作。

（2）加强社区和农村精神卫生工作。各地区要充分发挥社区卫生服务体系在精神疾病患者治疗与康复中的作用，根据实际情况在社区建立精神康复机构，并纳入社会福利发展计划。要充分发挥各级残联的优势，与卫生部门共同推广社会化、综合性、开放式精神疾病治疗与康复模式，完善医疗转诊制度，帮助精神疾病患者早日康复。要加强基层卫生人员的培训，普及心理健康和精神疾病防治知识，提高农村卫生机构精神疾病的急救水平。

（3）加强重点精神疾病的治疗与康复工作。要采取措施为精神分裂症、抑郁症及双相情感障碍、老年性痴呆和抑郁等重点精神疾病患者提供适当的治疗与康复服务。加强精神疾病药品的管理和供给工作，积极开展以药物为主的综合治疗，不断提高治疗与康复水平。对精神疾病患者被关锁（以无理的办法限制其人身自由）情况进行普查摸底，从治疗、看护、资助等方面制订可行的解锁方案，积极进行监护治疗和定期随访。逐步提高精神疾病患者的社会适应能力，使其回归社会。把精神疾病患者中的贫困人群纳入医疗救助范围予以救助。

六、加快精神卫生工作队伍建设步伐

（1）逐步建立专业技术人员资格认定制度。卫生部要会同有关部门和单位研究建立心理治疗与咨询的执业资格制度，加强对从事心理治疗与咨询工作人员的执业准入管理。心理治疗与咨询工作人员上岗前必须接受专业教育，上岗后要保证必要的专业进修时间，不断提高专业技术水平和服务能力。

（2）加强人才培养和教育工作。要加强医学院校在校学生、现有精神专科和非精神卫生专业医护人员以及其他从事精神卫生工作人员的精神卫生知识的培训，提高对常见精神疾病的早期识别和有效处理的能力。加强医德医风建设，加强精神卫生从业人员职业道德、职业纪律和医学伦理学教育，增强法制观念和服务意识。改善精神卫生工作专业技术人员的工作条件和生活待遇，促进精神卫生工作队伍的发展。

七、加强精神卫生科研和疾病监测工作

重视和支持精神卫生的科学研究，积极鼓励把科研成果应用于防治工作实践，开展各种形式的国内外学术、人员交流与科研合作，提高我国精神卫生工作的整体水平。完善精神疾病信息监测网络，加强监测工作，有条件的地区要积极开展精神疾病流行病学调查，及时掌握精神疾病的流行情况和发展趋势。

八、依法保护精神疾病患者的合法权益

加快精神卫生国家立法进程，进一步完善地方性法规。实施精神疾病患者及其监护

人的知情同意权，保障精神疾病患者就诊的合法权益，任何人不得以任何借口或方式侵害精神疾病患者的合法权益。要经过司法精神病学鉴定，对精神疾病患者责任能力进行评估后，按照法律程序处理需强制住院患者的有关问题或有关案件的问题，加强对经鉴定无责任能力的精神疾病患者的监管和治疗工作。鉴定工作要严格依照法律法规和技术规范要求进行，确保鉴定科学、公正，保护精神疾病患者的合法权益。同时，要强化对精神卫生工作的行政执法监督，禁止各种形式的非法执业活动。

第三节　精神卫生防治康复管理网络与工作模式

我国精神病防治康复工作组织管理网络是自上而下建立的。国家成立由卫生部、民政部、公安部、中国残联等有关部门组成的全国精神病防治康复工作协调组；各省（自治区、直辖市）、市（县）、街道（乡镇）、居（村）委会及千人以上企事业单位层层建立协调机构——精神病防治康复领导小组，并指定专人负责日常工作，形成我国精神卫生防治康复工作组织管理网络。由于精神病防治康复工作是一项复杂的社会工程，涉及多个部门和社会的方方面面，需要各个部门相互合作，共同完成。因此，各级精神病防治康复领导小组必须在各级政府的统一领导下有序地开展工作，各级精神病防治康复领导小组由政府分管领导任组长，卫生、民政、公安、计划、财政、劳动和社会保障、残联等有关部门组成（视当地情况可扩大到教育、宣传等部门），综合协调和组织本地区精神病防治康复工作。有关部门各司其职、齐抓共管、协调运作，社会各界广泛参与，同时下设精神病防治康复工作办公室，具体组织开展日常工作。

组织管理网络的工作职能是对本地区精神病防治康复工作进行宏观管理，制订实施方案，确定相关政策，各部门之间的协调运作，对本地区精神病防治康复工作进行监督与指导。

精神卫生防治康复是一项业务广泛、多学科、跨部门的工作，具有很强的社会性、综合性；“社会化、综合性、开放式”是符合科学、体现人道、齐抓共管的有效模式，有深刻、丰富的内涵，是精神病防治康复工作的基本工作方针。这一方针渗透这项工作的各个方面，不仅体现在防治康复方法上，还体现在组织管理体系、治疗康复系统，乃至对患者的管理中。精神卫生防治康复工作模式为“社会化、综合性、开放式”。

“社会化、综合性、开放式”的精神卫生防治康复工作模式是指：建立以政府为主导，有关部门各尽其责、社会各界广泛参与的组织管理体系，完善以医疗机构为骨干、社区为基础、家庭为依托的精神病防治康复工作系统，宣传普及精神卫生知识，采取药物治疗、心理疏导、康复训练和社会服务等综合防治措施，推行体现人道、有利于患者参与社会生活的开放式管理，促进精神病患者康复，预防精神疾患发生。

“社会化、综合性、开放式”精神病防治康复工作模式的基础就是建立社会化的工作体系，精神病防治康复的社会化工作体系即自上而下建立组织管理网络、技术指导网络和治疗康复系统。其中，组织管理网络是开展精神病防治康复工作的根本保证；技术指导网络提供技术支持，是精神病防治康复工作的技术资源中心；落实患者的治疗康复措施主要依靠治疗康复系统。在这个工作模式中，组织管理体系、技术指导网络和治疗康复工作系统注重社会化，防治康复方法强调综合性，对患者管理方式突出开放式。可以简单地概括为“社会化的工作体系，综合性的防治措施，开放式的管理”。

第四节 中国精神卫生工作目标简介

一、我国精神卫生工作的总目标

不同时期的精神卫生工作目标会有所调整，《中国精神卫生工作规划（2002—2010年）》提出了到2010年我国精神卫生工作的总目标，包括以下五个方面：

（1）基本建立政府领导、多部门合作和社会团体参与的精神卫生工作体制和组织管理、协调机制；

（2）加快制定精神卫生相关法律、法规和政策，初步建立与国民经济和社会发展水平相适应的精神卫生工作保障体系；

（3）加强精神卫生知识宣传和健康教育，提高全社会对精神卫生工作重要性的认识，提高人民群众的精神健康水平；

（4）强化重点人群心理行为问题干预力度，改善重点精神疾病的医疗和康复服务，遏止精神疾病负担上升趋势，减少精神疾病致残；

（5）建立健全精神卫生服务体系和网络，完善现有精神卫生工作机构功能，提高精神卫生工作队伍人员素质和服务能力，基本满足人民群众的精神卫生服务需要。

二、我国当前精神卫生阶段性工作目标

《中国精神卫生工作规划（2002—2010年）》设定了阶段性的具体工作目标，包括以下六个方面：

（1）加强宣传和健康教育，提高群众精神卫生知识水平；

（2）开展重点人群心理行为问题干预，遏止精神疾病患病率上升趋势；

（3）完善精神卫生服务和保障措施，做好重点精神疾病的医疗和康复工作；

（4）建立、完善各级精神卫生工作体制和组织管理、协调机制，初步形成功能完善的全国精神卫生服务体系和网络；

（5）加强精神卫生工作队伍建设，提高医护人员的素质和服务能力；

（6）掌握精神疾病基本信息。

（黄　荣）

第二章　精神疾病社区防治概论

社区卫生服务（Community Health Service）是指由以全科医生（General Practitioner，GP）为主体的卫生组织或机构所从事的一种社区定向的卫生服务。社区定向的卫生服务方式与医院定向的专科服务方式有所不同，它是在政府领导、社区参与、上级卫生机构的指导下，以基层卫生机构为主体，合理使用社区资源和适宜技术，以人的健康为中心，以家庭为单位，以社区为范围，以需求为导向，以老年人、妇女、儿童、慢性病患者、残疾人、低收入居民为重点，以解决社区主要问题、满足基本卫生服务需求为目的，融预防、医疗、保健、康复、健康教育、计划生育技术指导为一体的，有效、经济、方便、综合、连续提供的基本卫生服务。2004 年 9 月 23 日至 24 日在北京召开的首届中美医学公共卫生整合行动研讨会上，众多预防医学、临床医学专家学者就有关问题达成了共识，并在形成的倡议书中明确指出："社区卫生保健服务是临床医学与公共卫生整合行动的切入点，健康促进不是医疗卫生部门独自的责任，而是一个综合的社会和政策活动过程，是一个增加个人和社区控制影响健康危险因素的能力，从而改善个人和社区群体健康的过程。"

随着我国卫生事业改革与发展的全面推进，基层卫生服务体系的改革和发展正在逐步深入。大力发展社区卫生服务、加强农村初级卫生保健是医疗卫生改革的一项重要内容。随着老龄化社会的到来和居民生活水平的提高，开展社区卫生服务已成为卫生保健事业发展的必然方向。社区卫生服务是以社区医院全科医生为实施主体，以保护和促进社区健康为目的的综合卫生服务模式，是为适应居民不断增长的健康需求而产生的。近年来，世界卫生组织提出一个新的观点："人人享有卫生保健是一个永恒的理想，而不是一个阶段目标。"

第一节　精神疾病社区防治的概念

社区精神医学（Community Psychiatry）是精神医学的一个重要分支。它是应用普通精神医学、社会医学、公共卫生管理学、社会心理学及其他行为科学的理论、技术和方法，研究和处理一定时期和一定区域社会人群中精神卫生需求的一门新兴的专业学科。

社区精神医学的工作，又称为"社区精神卫生服务"（Community Mental Health Service)，在服务范围上有广义与狭义之分。广义者，以社区中全体居民为对象，即包括目前心理状态正常者，指人们在一定的环境中健康成长，不断提高精神健康水平，从而更好地生活和适应社会，更有效地服务社会，需要政府及其各部门与全社会的共同参与；狭义者，主要服务对象为社区中的现症精神疾病患者，由卫生部门承担主要任务，同时也需其他部门的协同和配合，以加强对精神疾病广泛的防治，采取积极对策改善精神疾病患者的处境和待遇，促进其康复，减少复发率，对患者的安全实行必要的监护，对社会进行有关知识宣传，消除偏见。

社区精神医学包括：①社区中精神病患者的治疗；②社区中精神病患者的长期监护与管理；③社区中精神病患者的社会功能康复；④社区人群的精神卫生保健。社区精神医学的特点是为社区中全体居民服务，患者就近治疗，开放管理，为患者提供持续性的、以社区为基础的精神康复和预防的一条龙服务。因此，需要多学科的协作，包括精神医学的医生与护士、社会工作者、心理学工作者、教育工作者、行政机构的官员、各级医务人员及社会人群，特别是精神病患者家属的参与。

第二节 精神卫生防治工作历史与发展

社区精神医学的形成，既是医院精神医学的延伸，也是当代精神医学历史发展的必然趋势。在许多发达国家中，精神病的治疗和管理历程大体上经历了三个时期：第一阶段是工业化前期，即18世纪中叶以前，当时既没有精神病专科，也很少有精神病的诊疗机构，患者分散在社会上；第二阶段是工业化发展时期，即20世纪50年代以前，各国建立了许多精神病院，精神病患者主要集中到精神病院进行治疗；第三阶段是第二次世界大战以后，尤其自20世纪50年代起，提倡让患者重返社会，在社区中预防治疗及康复管理。因此，社区精神医学的历史并不太长，在世界上也是从20世纪60年代开始成型。继人道地对待精神病患者、精神药物的开发和应用以后，有人将之誉为精神医学发展的“第三纪元”（The Third Era）。

社区精神医学是精神医学领域内发展的必然产物。这是基于：①长期封闭式的住院治疗与管理患者，必然造成精神病患者社会功能的衰退，从而日益加重社会及家庭的负担。② 20世纪50年代抗精神病药物的应用，使精神病患者能较快地缓解症状，返回社会。但由于缺乏相应的长期医药监护，病情复发重返医院造成“旋转门”现象。这就需要社区中有专门的机构解决患者长期医药监护问题。③对精神医学观念的转变，由生物学模式转为生物—心理—社会学模式。对于患者更加注重的是环境中的人，而不仅仅是病人。除重视精神病患者的药物治疗外，还应注重患者的社会功能康复及社会适应问题。只有应用心理学及行为医学的技术，才能使精神病患者重返社会，成为对社会有用的人。④在第三世界发展中国家，由于精神专科医务人员的短缺，拥挤的精神病院大多集中在城市及近郊，边远山区及农村中大量病人不能获得及时的专科治疗，造成较重的精神残疾，从而给家庭和社会带来负担及危害。依靠基层医务人员，发展社区精神病患者的初级卫生保健，是解决精神病患者及时获得专科治疗的可行捷径。

精神疾病是一种常见病、多发病。根据世界卫生组织的估计，全世界有1%的人患有精神病，而按终生估算，约10%的人会成为精神病患者。以精神分裂症为例，美国和欧洲大部分国家中的患病率为10‰。再以精神发育迟滞为例，在美国，智力缺陷仅中度以上者，达3.5‰。美国65岁以上人群中老年期痴呆患者已达4.5%。在许多国家，每5个丧失劳动能力的人中，有2个是由精神病造成的。我国1993年7个地区抽样调查发现，精神病患病率为13.47‰（不包括神经症），由此推算，全国约有病人总数达1 600万。其中患病率最高的是精神分裂症（6.55‰），全国约有780多万人。精神发育迟滞（中度以上）为2.79‰，情感性精神障碍（主要是严重的抑郁症和双相障碍）为0.83‰，酒精依赖为0.69‰，药物依赖为0.53‰。比20世纪50年代、70年代和80年代的调查数据有所上升。1987年全国残疾人调查，智力残疾者占调查人数的9.65‰，精神残疾者占1.84‰，合计为11.49‰，这两种残疾者在5种残疾人中占23.5%，全国约有1 200万人。随着人口老龄化，还有增加的趋势，再加上心因性疾病、神经症、人格障碍及行为问题等，人口之多，危害之大，确实构成了危害人类健康的重大因素。由此可见，社区慢性精神病患者的社会康复任务越来越重，在我国开展精神疾病社区防治工作，是一项艰巨而迫切的任务。

以上情况使社区精神医学得到各国政府的重视，西方发达国家制定了相应的法律。例如，英国1958年制定的精神卫生法，强调推行社区精神卫生服务；美国于20世纪60年代把精神病患者转向社区治疗作为国策。法国、意大利、德国等国家也制定了精神病患者的收容法、监护法，鼓励患者在社区照管，在经济支持上倾斜于精神病患者的社区服务，而不是建立更多的精神病院。由于社区精神卫生服务的展开，已建立精神病院的床位数大幅度下降，患者生活质量获得改善，复发率降低，社会功能恢复明显，大大减轻了患者家庭的经济及精神负担。

社区精神医学的兴起，主要基于以下四方面的原因：

（1）医院服务的现状与实际需求不相适应。1993年，据美国国立精神卫生学院（NIMH）的一项流行学调查管理区域（ECA）研究发现，按DSM－Ⅲ的标准，对20 000名调查人群予以标准化诊断，结论是美国每年每4名成人就有1个以上患有精神障碍（占人群的28%）。而人群中20%实际患有符合DSM－Ⅲ标准的精神障碍者（72%的患者），在过去一年中并不曾去任何医疗机构求治。近3/4的患者不能及时就诊。单纯建造精神病院，扩大收容床位，被动等待病人上门是远远不够的。改善的主要措施便是发展社区精神医学。近年来，世界上许多发展中地区及国家，在发展其精神卫生事业方面，将社区服务作为优先发展之列，社区精神医学的兴起在全球范围方兴未艾。

（2）多数患者的多数时间实际生活在社区。直至20世纪50年代中期，美国政府曾花大气力发展精神科住院服务，全美精神科床位数曾达近56万张，至1980年缩减到13.8万张，约为1955年的1/4。扩大医院收容能力，实际能住院的患者仍仅为精神疾病患者中的少数（<10%）。像精神分裂症之类较为严重而需要住院的精神疾病患者，一等到急性期病情控制或缓解后，至少70%～80%的时间回到社区中长期生活；在缓解康复期需投入更多的人力及物力，提供出院后的长期社区服务。人为地延长患者的住院时间，将不利于多数慢性患者的康复。有研究发现，许多长期住院的精神病患者，由于长期脱离社会生活，反而导致进一步精神衰退和社会适应能力减退，难以重返社会。因此，从20世纪60年代开始，美国等发达国家逐渐重视发展社区精神医学，并通过立法等形式，促进社区精神卫生服务。

（3）发展社区精神医学的条件已经成熟。从国内的现状来看，由于多年来专业卫生人员的努力，向各级政府及社会大众宣传精神卫生服务的重要性，政府和群众对精神疾病及精神卫生的认识和态度有了较大改变，使社区精神医学的实践有了较广泛的社会基础；在各级政府的重视下，不少地区将精神卫生的社区服务纳入社区综合治理，培训了一批基层专业或兼职防治人员，组建了社区精神病防治管理队伍，各地在实践中也积累了丰富经验。随着精神科治疗手段的改善，特别是精神药物的发展和广泛应用，多数患者在多数时间能在社区内接受治疗和管理。随着医学模式的转变，精神病的管理也由集中封闭式管理朝着以社区为基础的开放式及以精神康复为目标的方向转变。现代康复医学的概念和手段正逐渐融入到社区服务之中。

（4）时代对精神卫生服务提出了新的要求。随着工业化、都市化及现代化的进程，精神科服务范围在逐渐扩大，精神疾病谱也发生了相应的变化。发达国家中的酒和物质滥用/依赖已成为重要社会问题，人口老龄化带来的老年期痴呆患者增多及其他老年精神卫生问题日趋显著。有资料显示，情感性精神障碍的患病率在有些国家（澳大利亚、韩国、印度、巴布亚新几内亚等）已高出精神分裂症3～4倍，因重症抑郁所致的自杀年死亡人数占整个人群自杀死亡人数的40%～60%，而自杀的危机干预主要是在社区开展。当代社会中，伴随物质生活的改善和发展，人们对精神生活提出了更高的要求，如儿童心理行为问题、青少年适应不良问题、成人应激应对及心身疾病问题，以及家庭心理卫生问题等，都已成为精神卫生的重点。在我国，既往社区服务的主要对象是精神分裂症、精神发育迟滞等慢性病患者，但随着社会的发展，社区服务范围必将进一步拓宽。

近几十年来，随着社会的发展，人们的工作和生活方式发生了急剧变化，情绪障碍患者也日渐增多，众多卫生和社会工作者更倾向于以预防为主，强调人们需要用健康的心理应付变化着的日常生活，通过健康教育使人们不断壮大自己的防御系统以抵御抑郁、焦虑情绪的产生，适应变化与交往的需要。为让人们获得良好的健康教育的机会，可通过公共卫生组织的作用在社区达到预防和促进精神健康的目的。

第三节　国外社区精神医学的发展及现状

国外社区全科医生主要负责常见病和慢性病的诊疗，指导病人进行疾病的预防和康复，约70%的疾病或健康问题是在社区卫生服务机构中解决，只有少数需要专科或高技术处理的病人才转诊到大医院。国外社区全科医生大学本科毕业后，一般要经过3～4年的全科医学规范化临床培训，以胜任社区常见病的诊疗工作。在美国还专门安排5～8个月的行为医学与精神卫生的培训。英国是最早开展社区医学的国家。早在1948年，英国就实行了国家卫生服务制度，建立了以全科医生为主体的社区卫生服务体系，全科医生作为国家有关部门具有契约关系独立行医的专业技术人员，不属于国家卫生服务系统的雇员。社区医疗机构在医疗保险政策上占据重要地位，担当“守门员”角色。保险规定，所有参保人都被要求指定一位全科医生做自己的家庭医生，只有经过全科医生转诊去大医院，才能获得保险费的支持。这种政策取向，不但稳固地承认了社区医疗机构的地位，而且鼓励了近一半医学院校毕业生选择全科医生作为自己的职业。全科医生与国家卫生部门是一种合同关系，其收入主要取决于注册病人的数量。由于他们掌握着病人转诊的权利，所以享有很高的社会地位，收入也相当可观。由于社区卫生经费主要来源于国家，因此国家对社区卫生服务有很强的计划调节作用。以德国、日本、澳大利亚、加拿大等国为代表，实行的是国家计划管理、私人提供服务的经营模式，其特点是社会健康保障的人群覆盖率很高。私人开业的家庭医生与社会、健康保险部门签订服务合同，提供社区卫生服务。社会健康保险是社会卫生服务的主要管理调节和控制方式。

几十年来，社区精神医学在许多国家都有较大发展，其重要性及必要性已成为发展中国家专业人员的共识，开展社区精神卫生服务已成为全球性趋势。

一、美国社区精神医学的发展和现状

当代社区精神医学的形成与发展主要源于美国。1946年，美国国会通过了国家精神保健法。20世纪60年代，美国国会成立了专门委员会，通过了社区精神卫生法规，在全国各州普遍建立社区精神卫生中心，让住院病人重返社区，在社区中进行治疗、护理和预防。“精神科非住院化运动”在美国全面开展，使全美国的精神病床总数由56万张减至14万张，并且还在不断下降，而院外服务由22.6%上升为71.6%。

美国全国性的“非住院化运动”始于第二次世界大战之后，战争期间各种精神疾

病的患病率直线上升，仅军队系统内不适于继续服役的200万人员中，就有85万人因患精神疾病而需退役，占整个退役军人的40%多。由此引起部队精神卫生诊所的开设，为士兵提供日常服务，全国兴办了多家服役军人精神卫生机构。战后，一些资深的精神科医生先后担任各州公共卫生部官员，进一步推动了精神卫生运动的发展。20世纪50年代初，Maxwell Jones提出了“治疗性社区”（Therapeutic Community）的全新概念，同时，也促进了社会工作者专业的发展。此后，诸如社区咨询、日间医院、孕妇保健干预及出院后社会康复俱乐部等社区活动蓬勃开展。当时几项有影响的研究也起到推波助澜的作用，例如，纽约州的一项有关应激事件与城市精神病高发病率关系的研究；有关社区无序状态、精神病患者社会阶层及精神卫生设施的几项调查研究；尤其是报道中涉及大医院内长期住院后的灾难性后果及医务人员对病人的冷漠态度，激起社会民众的轩然大波。1953年氯丙嗪的问世，有力地促进了非住院化运动的发展。

1946年、1955年、1961年美国政府先后制定及重修了《全国精神卫生法》（National Mental Health Act）。1963年肯尼迪总统在有关精神疾病和精神发育迟滞的国情咨文中提出：“一个国家的精神卫生措施要确定一种全新的为精神病患者提供照顾的方案，这是摆在我们面前无可争辩的事实……这个新措施的核心便是综合性的社区照管……如果我们从现在起就推行这一方案，在10至20年的时间内，住院病人的数量就会削减50%甚至更多……”1965年，美国国会通过了“社区精神卫生中心法案”（Community Mental Health Centers Act，CMHCsA），法案规定在7.5万至20万人口的地理区划内设置一所社区精神卫生中心，由联邦政府提供专项资金。这类中心为辖区居民提供5项基本服务：就地住院、门诊、部分住院、急诊及开展咨询教育服务。1975年，CMHCsA又规定增补至12项服务，包括儿童、老年、酒精中毒、药物成瘾、进入州医院前的筛查、出院后随访及提供临时性住宿7项内容。1980年，卡特专门签署了一份有关精神卫生的总统令，对CMHCsA中不适应的部分予以重新规定，并撤销了一项关于中止各州自行授权的提案。美国以国家立法的形式促进精神卫生运动的开展，是其社区精神医学得以兴起和发展的重要因素。

1955—1985年的30年间，在美国精神病学发展史上，还没有哪一个领域像社区精神医学的发展那样迅猛、具有挑战性，故有人称之为精神医学的“第三次革命”。具体表现在以下三方面：

（1）专业队伍的扩大及流向变化。仅以精神科医生计，由于人员分布流向社区服务，在1970—1977年间专业机构中全日工作的精神科医生，由每10万人口中6.8人削减至4.3人，尚未包括机构中专业医生人均约5%的时间用于社区服务。

（2）大医院病床数的剧减。20世纪50年代初，全美所有各类疾病病床数中，50%为精神科床位。随着社区服务的发展，各州立精神病院床位数急剧下降，由1955年的55.8万张下降到1980年的13.8万张左右。1955—1977年间，院内服务占全部精神科服务的比例，由77.4%下降到28.4%；同期，院外服务却从22.6%上升为71.6%。70年代中期，美国有8个州的12所州立精神病院关闭或撤并，服务重心明显由院内转向社区。

（3）社区设施的猛增。社区精神卫生中心及其他院外服务设施呈迅猛发展之势，至1985年，全美共有社区精神卫生中心约750个，占全国约1 500个社区之半，其覆盖区域人口也为全美国人口的半数以上。

经过50多年的实践，社区精神卫生服务取得良好的效果。接受社区治疗的精神病患者，每人每年的花费仅需 900 美元，比住院治疗每人每年 15 600 美元下降了 94%，这使精神疾病患者广泛获得了有效治疗。美国精神疾患社区治疗队伍由临床精神科医生、临床心理学医生、躯体疾病治疗医生、社会工作者、精神科护士及其他辅助人员组成。以社区为单位成立若干治疗组，每组成员 10 人以上，照顾约 120 位左右的精神病患者，每组中一般有临床精神科医生 1 ~ 2 人，临床心理学医生、躯体疾病治疗医生和社会工作者各多人，精神科护士若干人。临床精神科医生的主要职责是负责病人的药物治疗及整体疗效的判定，组中成员均接受过较好的专门训练，具有扎实的专业知识和丰富的社会经验，能处理好各种人际关系，善于发现问题并能有效解决问题。

二、英国社区精神医学的发展和现状

英国社区精神医学发展始于 20 世纪 50 年代，他们很早便主张：应该在社区中照料精神病人，而不是将他们隔离起来；发展综合医院中的精神科，少开设大的精神病院。在 1975 年颁布的《更好地为精神病人服务》白皮书中，提倡把精神科服务从大的隔离性医院转到社区中去。在 1981 年颁布施行的卫生法中，将促进社区精神卫生服务列为优先考虑项目。

由于推行社区精神卫生服务，全英国的精神病院床位占用率持续稳定下降，从 1964 年的 15.2 万张，约每 1 000 人口中有床位 3.2 张，到目前大约每 1 000 人口中有床位 0.4 张。在初建的 120 所精神病院中，有 30 所已经关闭，且计划在未来的几年中陆续关闭剩下的 90 所。约 160 个综合医院发展了精神科。精神病患者的住院时间大为缩短，93% 的病人可在 1 年内出院，其中绝大多数不到 3 个月便转到社区。同时，政府要求每一社区（7 万 ~20 万居民）都要有在地区行政管理和支持下的社区精神卫生服务，社区中精神科服务的医护人员随之迅速增加。为了提供出院后的过渡性设施，社区中建立了许多精神病患者居住中心及治疗中心，以促进病人的社区康复。这类设施，如病人公寓、中途住所（Half Way House）、白天医院、庇护性福利工厂、职疗/工疗中心等，在 20 世纪 70 年代总数增加了一倍。

英国社区精神卫生服务体系是由社区精神卫生中心、综合医院的精神病床、日间医院及日间中心和病人家庭支持共同构成的。社区精神卫生中心是社区精神卫生服务的工作基地，它为精神病患者及精神病患者家庭提供心理教育、干预治疗和危机住院服务，中心有3 ~4张床位，将处于危机状态的病人收住几天，危机期度过后便出院。

三、日本社区精神医学的发展和现状

20 世纪 50 年代以前，日本的精神病患者被强制监护在家庭或精神病院内，毫无人身自由。60 年代中期，日本出台了新的精神卫生法修订法案，强调社区精神卫生的一线机构是保健所，各都、道、府、县均设精神卫生中心，自此以医院为中心的精神病医疗体制逐步向社区服务转变。1995 年颁布的精神保障福利法进一步促进了精神障碍者回归社会，建立并充实精神病患者回归社会的设施，包括生活训练设施、职业技术训练设施、福利院及福利工厂等。1998 年，日本全国 47 个都、道、府、县实现精神科急救系统。急重病人将进入急性期治疗病房，慢性精神病患者症状缓解和基本缓解后进入福利设施。同时进一步普及日间医院及夜间医院。日本政府对社区投入也高度重视，1997 年财政预算中，2 409 亿日元用于精神疾病的社区预防及康复服务；而住院服务投入仅 313 亿日元，社区的投资是临床投资的近 8 倍。

四、瑞典社区精神医学的现状

瑞典的社区精神卫生服务是由精神保健服务所提供的，精神科门诊与具有各项规章制度的社区精神保健所相联系，社区精神保健所为所分管的居民提供一线诊疗及护理，每3万居民配备一名精神科医生，在社区各种类型的精神病患者均可得到照料。医护人员为病人提供服务质量高、家庭氛围浓、受纪律约束的整体诊疗护理。急重性患者由综合医院负责。值得一提的是，瑞典是一个高福利国家，在保健服务所就诊的病人每年仅需缴纳较少数量的会诊费和药费，最高不超过175英镑；其余部分免费，对儿童、老人及享受社会福利待遇的病人均实行免费。

五、亚太其他地区社区精神医学的发展近况

亚太地区社区精神医学的发展起步较晚，但近年来，社区精神卫生服务受到普遍重视。其中，多数国家和地区是通过政府立法及国家投资的方式，来保证和促进社区精神卫生服务的开展的。

以澳大利亚为例，经过十余年的反复研讨，1992年联邦政府颁布了一项新的精神卫生法案，在第一个5年中提供5亿多美元，主要用于加强社区服务基础设施及社区调查研究，加强公共教育，建立资料系统，扩大媒介影响，改进病例发现，以便对精神病患者早期识别及处理，对回归社会的慢性精神病患者予以优先照顾，提供支持性住宿及康复就业的系列服务。

韩国、新加坡等经济较发达国家，也已经将慢性精神病患者的社区康复列为亟待发展的首要问题，经费上也给予相当的投入。

印度于1981年公布了“精神卫生法案”（NMHP），此后又几经修订，并通过议会中有影响的议员，向国会呼吁要求增加财政对社区的投入，尤其是用于对慢性精神分裂症患者的社区照顾及纵向研究。1995年又颁布了最新的NMHP，目标定为：①减少精神病患者的机构性照顾，发展便利及实用的社区服务技术和方法；②向社会普及精神卫生知识；③提倡社区中的自助，强调基本照顾、协调及平衡地区资源，发展社区精神卫生服务。

菲律宾自1988年起，由政府和社团联合发起，逐步建立社区精神卫生综合服务网络，提供包括一级至二级干预在内的基础服务，宣传社区精神卫生的重要性，呼吁全民支持，逐步让精神残疾者在社区中享受福利及相关权利。

马来西亚的发展规划是：将精神卫生专业机构的发展与初级卫生保健相结合，在地区中设立精神疾病预防中心。

印度尼西亚在其精神卫生工作25年发展蓝图中，强调以社区康复为主，将精神科专业机构的改革转向社区服务。

台湾地区于1990年制定了一部精神卫生法，其中将社区精神卫生服务作为一项重要内容，并相应加大了对精神卫生的经费投入。

香港社区精神卫生服务系统由社会康复服务部、外展服务队、中途宿舍、庇护工场等组成。社会康复服务部隶属于香港几家大的精神病院护理部，其工作范围涵盖全香港。病人来源由医管局下属精神科医生介绍或病人家属申请。每位社区康复护士大约分管50～60名病人，其工作任务是将医院提供的护理及治疗延至病人家中，通过探访为病人提供适宜的护理及治疗，并向病人及家属宣传预防和急救知识，促进病人康复，减少复发。外展服务队是由精神科医生、护士及专业医疗人员组成的社区治疗小组，为社

区内有需要的病人及家属提供诊治、转介和辅导。中途宿舍接受从精神病院出院后家庭无法给予照顾，且精神状况稳定、生活能自理、能与人和睦相处、同时没有犯罪记录及暴力倾向的病人，他们一般可在中途宿舍住 2～3 年。庇护工场是香港心理卫生会专门向一些暂时或永久不能在社会上工作的精神病康复者及智障人士提供工作机会的地方。康复者在这里接受技能训练及工作实习，具有较佳工作能力的人可重返社会工作。

比利时、德国、意大利、前苏联及挪威等国的社区精神医学发展也不错。总的来说，以美国为代表的西方发达国家近些年来社区精神医学发展比较迅速，并逐渐完善。当然也存在一些问题。由于社区的治疗和服务由几个不同部门完成，如果协调不好或管理不当，常会使一些社区病人用药不规则，治疗不彻底、不系统，病情得不到很好的控制。

经过几十年的实践，社区精神医学在西方国家迅速发展，并逐渐完善，形成了以多种形式的社区精神卫生服务体系为主结合急重性精神病患者入院治疗的良好的精神疾病诊治模式。由于社区精神卫生服务的开展，精神病院病床数大幅度下降，病人及其家属的经济及精神负担大幅度减少，病人生活质量获得较大程度的改善，复发率显著减小，社会功能明显恢复。

第四节　我国社区精神卫生服务的历史及现状

在我国，社区精神卫生工作大体上经历了三个阶段：①建国初 15 年的初创时期；②“文革”十年的停滞及 20 世纪 70 年代后期的复苏；③社区精神医学在 80 年代的兴起和 90 年代的发展。

一、建国初期 15 年的概况

新中国成立前，全国精神卫生机构不足 10 所，精神科床位仅 1 100 张，专业医生仅 50～60 人。1957 年，全国精神卫生机构发展到了 70 所，分布在 21 个省（市），床位 11 000 张，精神科医生大约 400 多人，解放初期的精神卫生工作以建设精神病医院、发展医院精神病学为主要内容。1958 年 6 月，卫生部在南京召开“第一次全国精神病防治工作会议”，制定了 1958 年至 1962 年精神卫生工作 5 年计划，提出了“积极防治，就地管理，重点收容，开放治疗”的精神卫生工作指导原则，把在社区开展精神卫生服务列为工作重点之一。“南京会议”以后，各地以精神病院专科队伍为基础开展了不少工作：通过培训基层医院临床医生精神病学知识，增加基层精神病防治力量，使精神病患者能就地得到治疗。在城市建立市、区、街道三级防治网络，在农村建立精神病县、乡、镇三级防治网络；指导乡镇基层医院在农村建立精神病患者家庭病床。积极开展社区精神病防治工作，主要工作有：①不少地区（如南京、上海、长沙等地）开展大规模的精神病普查；②专业人员深入基层，送医送药上门，使不能住院诊治的精神病患者在社区得到医治的机会；③在社区培训基层卫生人员；④向社会宣传和普及精神疾病防治知识。“普查、普治、培训、宣传”是当时工作的主要特点，基本上属于打基础阶段，尤其是规模宏大的社区调查，尽管工作比较粗糙，但对了解严重精神病的分布，推动精神卫生机构的建设及引起政府重视方面起了很大的作用。

二、“文革”十年及 20 世纪 70 年代后期的复苏

1966 年 6 月开始的“文革”，使社区精神病防治管理工作几乎陷入瘫痪。当时受极

“左”思潮的影响，废除了一些合理的治疗，社区精神卫生事业的发展也停滞不前。但在20世纪70年代后期，通过专业人员的努力，社区精神病防治工作逐渐得以复苏。有些地区及单位，结合当地实情，摸索和创造出了适合我国国情的社区精神病防治办法及措施。山东省烟台市依托农村医疗预防保健网采取一网多用、一网多能，设立了县、乡、村精神疾病三级防治网。山东烟台市精神病院培训各乡镇基层医院医生，在农村建立精神病患者的家庭病床，在农村开展社区精神卫生服务，设立精神病患者档案，建立家庭病床，为患者提供社区医疗、预防服务，有效地降低了精神疾病复发率，被世界卫生组织命名为“农村精神疾病防治模式”。家庭病床是我国独特的医疗服务形式之一，也是我国农村最重要的精神病防治康复形式之一。

上海市精神病院自20世纪70年代起对上海市、区、街道及所属县、乡、镇千余万人口建立了三级防治网，他们的工作经验：一是市精神病院设立防治科，在政府有关部门（公安、民政、卫生）领导下，成立领导小组办公室。办公室的主要任务是了解动态、收集资料、向政府反映情况，研究和处理有关行政事务。二是专业技术辅导队伍由市精神病院防治科及所属各县基层精神病院防治组组成。据1985年统计，全市近95%的街道或乡、镇医院设立了精神科，开设了精神科门诊、家庭病床，制订病人的具体治疗和康复计划、开展宣传教育等工作，并设立了精神病患者福利工厂或工疗组以及以街道办事处为核心的看护小组。组织的健全及专业队伍的形成，使精神病患者能就地治疗，出院后能得到持续性服务。有一定机构能安置康复期精神病患者，减少复发率和再入院率，促进病人社会功能的康复。

在我国杭州、常州、广州等地也相继以精神病院为基础，开展了精神病患者的社区服务工作。沈阳正阳区精神病防治站，吸收出院后精神病患者及其他残疾人办工厂，以厂养站的方式，取得了显著的经济效益和社会效益。

三、20世纪80年代社区精神医学的兴起

我国幅员辽阔，人口众多，各类精神疾病的绝对数均相当高。精神科的机构数、病床数及专业人员数与病人数或人口数相比，所占比例较发达国家要低得多。怎样利用现有力量及资源，让更多的病人得到治疗和帮助？实践证明，发展社区精神医学是一条必由之路。

社区精神医学作为一门学科，在我国真正意义上的发展，应该是20世纪80年代以后的事。1980年，在国家政府的重视下，卫生、民政、公安三部联合在沪分别召开了“全国精神病防治管理工作经验交流会”。1985年成立了由三部门参与的“全国精神卫生协调组”和“精神卫生咨询委员会”。1986年10月，三部又在上海联合召开第二次全国精神卫生工作会议，主要介绍和交流了上海等地社区工作的经验和方法。会议要求各省、市积极开展精神卫生宣传和精神疾病社区防治工作。会后国务院批转了三部门共同签发的《关于加强精神卫生工作的意见》，制定了《精神卫生工作“七五”计划》。以此次会议为起点，全国各地社区精神卫生服务全面展开。在这期间，华西医科大学在四川新津县开展了农村社区精神卫生服务实践，并证明了它的可行性及有效性。

20世纪80年代中期到90年代，许多地方的街道或乡镇医院设立精神科，开展精神科门诊、家庭病床，为患者制订具体的治疗和康复计划，进行精神病知识的宣传教育。一些地方组织成立了精神病患者的福利工厂及以街道办事处为核心的看护小组。40多年来，我国的社区精神卫生服务不断发展，并逐渐成熟。姚继禹等（1990）总结山

东烟台农村为期 12 年的研究，发现家庭病床治愈率达 20% ~27%，参加劳动率约 75% ~80%；张文海等（1994）报告辽宁铁岭农村历经 7 年的实践，证明开设家庭病床是我国农村社区精神病防治的可行途径，对改变农村社区精神病的缺医少药局面，缓解精神病人住院难的问题起到了一定的作用。但我国幅员辽阔、人口众多，社区精神卫生服务体系发展得并不平衡，大城市及周边农村发展得好，小城市、偏远山区却基本没有什么发展。

四、20 世纪 90 年代社区精神医学的发展

进入 20 世纪 90 年代后，社区精神医学发展步伐愈加增快。区域间、国际的各类有关社区精神医学的学术研讨及交流活动日趋频繁，社区科研的报道文章也逐年增多。我国卫生部精神卫生政策的“八五”规划，将开展社区精神卫生服务列为重点内容。1991 年，国务院批转了残疾人事业“八五”纲要。次年，根据纲要精神，三部与中国残联联合颁布全国精神病防治康复“八五”实施方案，将康复工作扩展到精神疾病防治与康复、智力残疾预防与康复等方面上，各级残联在全国开展了社会化、开放式、综合性精神疾病防治康复工作。自此，社区精神病防治康复工作被正式纳入了国家发展计划。“八五”期间（1990—1995），在全国 64 个试点市、县，7 000 万人口中，对 70 多万名精神病人开展“社会化、开放式、综合性”的社区防治康复服务，经评估验收，整体成效十分显著：45 万名重性精神病患者的监护率达到 90%，显好率达 60%，肇事率下降 8%，社会参与率达到 50%，并使 6 000 人解除关锁。

1996—2000 年的“九五”纲要及其实施方案，使精神病防治康复工作的面进一步拓宽，在全国 200 个市县、2 亿人口、200 多万名精神病患者中，对 120 万重性精神病患者开展社区防治康复工作。目标是在社区施行开放式管理和综合性的康复措施，可望在 21 世纪初，建立全国性的精神病防治工作社会化体系。目前，我国社区精神医学的发展，正朝着有利于国家经济建设、解除社区中数以百万计精神残疾者痛苦的方向努力。2001 年召开的全国第三次精神卫生工作会议指出，精神卫生工作要推行有利于精神病患者参与社会生活的开放式管理，促进精神疾病患者康复，回归社会。

现在我国精神病的各类型防治机构、康复机构和收容机构有 600 多个，卫生系统的精神病床 11 万多张，卫生技术人员 7.7 万多人，其中专科医生约 1.5 万人。大部分地区在政府统筹规划下建立了多部门协作的精神卫生领导小组，积极开展社区精神卫生服务，建立防治网络，开展随访、家庭病床及工疗康复站等工作。完成了“八五”和“九五”精神病防治康复实施方案，在覆盖全国 1/6 的县市人口中取得社区康复的成绩和经验，今后逐渐向全国推广。

总结以上情况，均是以精神病院为基础开展的社区服务。50 余年来，虽然我国精神病院不断扩大，精神病医务人员不断增加，但大多数集中在城市地区及郊县。随着农村生活水平的提高、人们观念的改变、各级政府的重视，农村社区精神疾病的防治与管理也得到了进一步的发展。

第五节　我国社区精神卫生工作的内容与方法

发展我国社区精神卫生服务体系，要广泛借鉴国外社区精神卫生服务的成功经验，依托我国现有的精神疾病三级防治网络，在街道、乡镇等基层单位建立适合我国实际的

社区精神卫生服务体系。该体系应该包含社区精神卫生服务中心、观察看护医院、家庭病房、社会功能康复中心和精神病专科医院等机构。

社区精神卫生服务中心是社区精神卫生服务体系的主要机构，主要工作包括：指导中心内的患者进行药物治疗，病人服用的抗精神病药物应参考住院或门诊用药剂量适当调整，病情缓解时服维持量；由心理医生进行心理治疗；由精神卫生医护人员组成社会服务队深入病人家庭指导治疗；定期对社区内病人家庭进行随访；对病人和家属进行精神病知识的教育；对基层的社区服务人员进行专业知识培训；帮助病人进行日常生活功能训练，指导病人进行工作技能、就业的训练，培养其社交能力，提高其社会功能。参与社区精神卫生服务的工作人员由临床精神科医生、临床心理学医生、躯体疾病治疗医生、社会工作者、精神科护士及其他辅助人员组成。组中成员均应接受过较好的专门训练，除具有扎实的专业知识外，还有丰富的社会经验，能处理好各种人际关系，善于发现问题并能有效地解决问题。

观察看护医院类似国外的日间医院、夜间医院，主要接受需定期复诊的病人、精神状况不太稳定但又不需要住院的病人和刚出院未能立刻适应社会生活的病人。病人只在这里暂住一些时日，接受规则的药物治疗和精神病常规治疗，待病情稳定后即可返回社区。观察看护医院的任务可由目前县一级综合医院精神科或县级精神病院承担。家庭病床是指病人在家中生活，社区卫生服务中心经常派服务队到病人家中随访，指导用药和治疗，并给家属和病人宣教精神卫生常识，帮助病人家庭成员改变对患者的不良态度，营造良好的有助于患者康复的家庭氛围。

社会功能康复中心可由一些志愿组织及机构组成，诸如福利工厂、日间训练服务中心及辅导就业服务中心等，是暂时或永久为精神病康复者及智障人士提供工作训练机会的地方。康复者在这里接受技能训练及工作实习，具有较佳工作能力的人可重返社会工作。中心对病人的工作安排依据病人的实际能力，工作内容包括包装加工、汽车美容、办公室清洁、木工制作、纪念品加工及布艺制作等。中心也对病人开展就业前训练，包括生活技能、工作能力、市场需求等方面的训练，从而为其日后生活打下基础。

病情急重的病人需住院治疗时，应及时进入精神病专科医院，进行正规有效治疗，以控制病情。病情稳定后可出院转入社区卫生服务中心继续接受治疗。

各级政府要重视社区卫生服务的发展，建立组织管理体系，由卫生、民政、公安、残联、财政、教育、劳动等部门组成精神卫生防治领导组，协调组织社区精神卫生服务体系，合理设置精神卫生机构。对社区精神卫生服务应拨专款予以支持，保障参与社区精神卫生服务的工作人员的权利及利益，加强基层社区工作人员的培训，形成一支精干稳定的社区卫生服务队伍。

我国的精神疾病患者约2/3在农村，但农村卫生服务资源匮乏，农村中精神病患者得不到有效治疗，更谈不上精神康复。向孟泽等在四川省新津县（人口14万余）对精神残疾人进行抽样调查发现：精神病患者病程达10年以上者占54.2%，近半数的病人从未获得过任何治疗，送精神病院治疗的仅占1.9%，进行过迷信治疗者高达42.7%。近2/3精神病患者处于中度以上精神残疾。精神病患者的肇事率达38.2%，给家庭和社会带来沉重的负担。目前，随着农村经济的发展，乡（镇）工业的兴起，种植业、养殖业结构的改变，农民生活节奏加快，竞争意识增强，人口老龄化等影响农民精神卫生的因素日趋复杂，各类精神问题将更加突出。

农村社区精神疾病防治的内容包括以下两个方面：

（1）社区治疗和预防：①开展社区门诊服务，进行门诊诊治、门诊随访、门诊咨询及危机干预。②开展出诊工作，及时进行诊断和治疗，设立家庭病床，进行家庭访视。③设立社区住院部，收治症状明显、家庭照顾有困难，或具有自伤、伤人、影响社会秩序倾向的病人。④进行精神卫生知识宣传，普及防治知识，使社区人群产生预防疾病与自我保健的意识和责任感，并尽一切可能协助社会成员处理好各种精神刺激性生活事件，减少精神疾患的发生。沈渔村教授认为，县级精神卫生机构或乡卫生院，可以根据所在社区的居民人数，设立一定数目的精神病住院床位，以解决本社区急重病人的住院需要。

（2）社区康复：①训练生活、学习和工作等方面的行为技能。北京医科大学精神卫生研究所在北京市海淀区农村建立精神疾病三级防治网，主张病人在急性期后尽量安排家务和田间劳动。从 1976 年至 1989 年历时 14 年，由于基层医务人员定时照顾病人以及家属的配合，疾病显好率每年均保持在 67% 左右。②贯彻支持与心理教育。在实施各种康复措施时，需始终结合有效的心理治疗，从情绪上和理智上理解精神疾病患者的心理处境，进行必要的心理教育和干预，努力促进心理康复。③积极采用家庭教育和干预措施。它主要是向患者或其家属提供心理式教育、家庭支持、危机干预等，以降低患者的复发率及再入院率。

目前，农村社区精神疾病防治工作在国内比较具有代表性的几个地方（如山东烟台、北京海淀区、四川新津）都以农村基层三级卫生保健网络为依托，开展精神疾病防治康复工作。三级网络中，县级作为社区工作的中心，负责全县精神卫生工作。各地根据不同情况，有的新建精神病院，有的综合性医院设精神科，不设病床、只负责社区工作的精神病防治站或精神病防治办公室。乡和村两级不另设专门机构，乡、镇卫生院设一名专管或兼管“精神病防治”工作的医生。村卫生室作为农村三级网的网底，其主要任务是参加实施，如家庭访视、维持用药的检查、及时发现新病人和开展精神卫生知识宣传。实践证明，这种工作模式在人口众多、卫生资源相对贫乏、经济基础薄弱的农村，对解决人民群众的精神卫生需求确实起到了重要作用，符合世界精神病学领域对精神病人的治疗由院内向社区转移的趋势。

随着社会经济的发展，各种精神卫生问题仍将继续增多，其中包括儿童行为问题，大、中学生的心理卫生问题，老年期痴呆及抑郁症等，以及酒精和药物依赖、吸毒等问题。1993 年调查发现，我国的自杀死亡率为 22.2/10 万，比 1982 年调查数据（死亡率 8.5/10 万）有明显上升，各种精神病是引起自杀的主要原因之一。

当前，精神障碍已成为我国全部疾病中较为严重的一类疾病。按照国际上衡量健康状况的“伤残调整生命年”（DALY）评价各类疾病的总体负担，精神疾病在我国全部疾病当中总体负担占第一位，1990 年的估计值是 18%，预计 2020 年将达到 20%，已经超过心脑血管、呼吸系统及恶性肿瘤等疾患。中国最严重的精神卫生问题是抑郁症、双相情感障碍、精神分裂症、强迫性障碍、酒精滥用和痴呆。

当前我国精神卫生工作的主要任务是把精神卫生工作纳入社会和经济发展总体规划，在政策和资金上给予支持倾斜，增加对精神卫生事业的经济投入。加快精神卫生立法进程，使精神卫生工作有法可依，并依法保障精神病患者和精神卫生工作者的合法权益。

精神卫生既是全球性的重大公共卫生问题，也是较为突出的社会问题。2002 年资料显示，全球约有 4.5 亿人患有神经、精神疾病，占全球疾病负担的近 11%。前 10 位造成功能残缺的疾病中有 5 个属于精神障碍。此外，受到情绪障碍和行为问题困扰的 17 岁以下儿童和青少年约 3 000 万，妇女、老年人、受灾群体等人群特有的各类精神和行为问题，不容忽视。国内外研究显示，心理与行为问题增长的趋势还将继续。根据世界卫生组织推算，中国神经精神疾病负担到 2020 年将上升至疾病总负担的 1/4。

以精神病院为基础开展社区治疗的覆盖面，远远不能适应我国精神病患者的现状。1988 年，华西医科大学精神病学研究室在四川省新津农村以培训村医生掌握精神医学基础知识，开展社区精神卫生服务工作的研究表明：①农村由于现实环境条件及传统文化观念的影响，大多数病人家属不求治，他们认为精神病不是病，而是神鬼附身；精神病治不好，而且怕别人知道患精神病受歧视、影响婚姻。因此，开展社区医疗工作首先必须解决病人家属对治疗的依从性问题，否则将成为“愿者求治”，大多数病人仍在防治网外，得不到应有的治疗。②教育病人家属是解决依从性问题的重要措施，因为 90% 以上病人由家人监护。让家属理解精神疾病的本质，如何才能治好，如何预防复发，如何服用抗精神病药物，如何加强病人的社会功能锻炼，如何防止精神衰退等内容。采用家访讨论、病人家属座谈介绍有关病人的治疗经验等方式，能使治疗的依从率升高，有效率增加。利用有线广播、电视等向社区人群进行有关精神病的科普知识教育，能使社区人群正确对待精神病患者，早期识别病人。只有让社区人群及病人家属的态度从消极变为积极，参与防治网的治疗工作，才可能使病人获得专科治疗及长期正确的监护。

社区精神卫生服务体系是一个综合性体系，兼有管理、治疗、护理、康复、监督等多项功能。病人进入社区治疗组后，一般生活在较为自由的环境中，社区治疗组成员将 75% 的时间用在直接照顾病人方面上。社区治疗的显著特点是灵活性和实用性，除进行常规治疗外，还可以对病人开展有关工作技能、就业、社会交往能力方面的训练，甚至会对病人进行出门乘车、购物、洗衣和房间清理等日常生活方面的训练。在与病人接触过程中，要观察其症状、生活能力和社会功能等全面情况，以决定下一步的治疗重点。结合我国的实际情况，充分利用有限的服务资源，培训基层医务人员及社区人群和病人家属掌握精神病学基础知识，组建社区精神卫生服务队伍及机构，是一条解决广大社区缺乏精神病学专科治疗的可行途径。

在西方国家（美国、加拿大等），大多会设立社区精神卫生中心，下设日间照管站、病人居住宿舍、中途宿舍、庇护工厂、危机干预小组、病人俱乐部和职业培训站等，社区精神卫生中心由精神科医生、护士、社会工作者、心理工作者组成。综合各国经验，社区精神卫生服务的发展趋势有：①对精神病患者的服务，不仅要用精神病学的理论与技术，同时要重视心理学、社会学和康复医学的理论与技术措施。社区精神卫生服务强调精神病患者的治疗、康复与重新安置相结合，重视病人的心理与社会问题。因此，在社区中的精神病患者需得到精神病专科队伍、社会工作者队伍、职业治疗队伍、心理学工作者队伍的综合性服务。②以精神病院为基础，与社区精神卫生服务相结合，如法国巴黎的划区服务，即由 5 个大精神病院划区负责辅导各社区精神卫生服务机构，急症病人送医院治疗，出院后由社区精神卫生机构照管。社区精神卫生服务与全科医生（如英国的家庭医生）相结合，因 95% 的精神病患者首先由家庭医生就诊，再由他们介绍至各个社区的精神卫生服务机构。社区精神卫生服务系统与综合医院相结合，采用会诊、联络小组形式或综合医院门诊设立心理卫生科或精神科病房（一般为 30 张床左右）与社区精神卫生服务相结合。

《中国精神卫生工作规划（2002—2010年）》提出到2010年我国精神卫生工作的总目标，上一章已述及，本处不再重复。

精神疾病预防是社区精神医学的一项重要任务。Caplan（1964）提出的三级预防模式，对社区精神医学的实践产生过较大的影响。该模式的主要内容为：①在社区中减少精神疾病的发生（一级预防）；②对现症者早期发现、早期干预、缩短病程、减少复发（二级预防）；③做好患者的社会安排，施行针对性的康复措施，减少因病所致的功能残疾（三级预防）。

第六节　国内社区精神医学的工作特征及各种社区服务形式

英国学者John Wing曾对社区精神卫生服务的组织实施提出三点要素：①建立社区精神卫生委员会；②组成在专家领导下的工作队伍（Work Group）；③要有社区的支持网（Community Network）。这与我国社区精神病防治的经验和构思基本吻合。

社区精神病防治的组织管理工作，需要得到政府部门的领导和社会各方面的协作及支持。市、区（县）两级设立领导小组办公室，形成与地区行政级别相一致的组织管理体系。领导小组负责制订计划，组织发动，协调关系，检查督促，总结和推广经验。

社区工作强调全社会群众的参与和支持。社区中的全体居民、家庭和病人本身，既是精神卫生服务的对象，又是服务实施的参与执行者。在社区精神医学的实践中，应充分发动群众，协调各种有用的力量形成全社会关心和支持的局面。

社区精神病防治是一项专业性很强的工作，专业队伍起着相当重要的作用。从事该专业人员的基本任务包括：①进行精神卫生健康教育，宣传和普及精神卫生知识；②培训基层卫生人员，指导具体病人的药物治疗及社会心理康复；③协调社区各种力量，对重性精神病患者实行综合管理；④开启社区潜在资源，促进精神残疾者的社会康复；⑤提供社区心理咨询，满足社会人群心理卫生需求；⑥参与制定社区精神卫生规划，为社区卫生行政决策发挥参谋和顾问作用。

社区精神医学的实施，单凭专业人员的努力是不够的，必须得到社会的支持，才能真正提供持续的、整体的、系统的服务。要提高社区防治效果，就要形成理想的、有社会各阶层人士及团体参与的社区精神卫生服务网络。

我国现阶段的服务对象主要是慢性精神病患者，其中精神分裂症占70%以上（上海调查，1985）。1995年，上海康复试点区随机抽取两个街道的所有慢性精神分裂症患者176例，予以精神病社会功能缺陷筛选量表（SDSS）评定，结果发现，精神残疾率高达94%，其中主要为社会性残疾（Social Disability）。造成这类缺陷的原因，与疾病本身性质、社会偏见、难以就业和继发的不良心理反应等因素有关。防治康复的措施应为病人提供力所能及的劳动和就业机会，为康复期的病人及家属提供精神卫生咨询，给每个病人以个体化的康复措施。

社区精神卫生服务的社会性很强，许多问题并非卫生部门所能解决的，因而其工作队伍除了精神科医护人员外，还需要吸收公共卫生医生、心理学工作者、社会学工作者以及有关行政管理人员、工疗和娱疗的康复治疗者等，组成多学科、多专业的工作团队（Work Group Team）。采取分工明确、协同作战的工作方式，发挥各自专长，形成工作合力，以达到最好的服务效果。

随着社区精神医学的发展，国内外都创造了许多适合当地情况的防治组织形式。以下介绍几种较适合我国国情的社区服务形式。

国外精神病防治的主要措施之一是在综合性医院设立精神科，这方面在我国才刚开始。我国较多的是采取基层专科的形式，即让基层的医务人员，经过短期的专科培训，成为专职或兼职的基层精神科医生，在基层开展精神病防治工作。这对就近早期诊断、早期治疗，提供持续的综合性服务起着重要作用。

经过短期（如2～4个月）专科知识训练的基层医生，通过实践，是可以胜任他们所承担的防治任务的。上海市曾对274名街道及乡镇医院的兼职医生进行了一次精神科专业知识的测试，结果表明，他们多数能正确地识别各类精神症状，掌握精神分裂症的诊断原则，熟悉各类精神药物（特别是抗精神病药）的常用剂量，正确地识别和处理精神药物的不良反应，对急性精神症状能作出合适的应急处理。他们具有的专业知识水平和他们的社区防治任务是相适应的。

福利工厂及工疗站是作业治疗的重要形式，一般由地区的民政部门主办，吸收闲散在社会中的具有一定劳动能力的精神病患者参加。考虑到病人的精神状况，作业治疗多数选择较为简单且病人力所能及的工作，工作时间相对较短。根据病人的劳动情况，发给一定的补贴或报酬。一些地区的医务人员，定期地访视病人，按病人情况调整治疗方案。这样，病人的维持治疗基本得以保证，有利于病情的稳定和好转；通过作业治疗，他们的职业功能也可得到康复；组内的集体活动和相互交往，有助于社交功能的改善；得到的报酬虽不一定高，却有利于病人自信心及自尊心的恢复；同时，病人集中活动，便于加以管理。所以，这是受病人、病人家属及社会各界欢迎的一种防治形式。

根据上海市调查，工疗组对精神分裂症患者的康复起着积极的作用。调查375名参加工疗组一年以上的精神分裂症患者，在比较入组前后的相同年限内，住院次数减少了70%以上。其社会适应功能，即入组后他们的自我照顾、家庭活动、社会活动等功能都有了明显提高。

工疗组的另一类主要对象是精神发育迟滞者，教育治疗对其起着特别重要的作用。上海市对入工疗组一年以上的1 040例成年精神发育迟滞患者进行调查，发现入组以后，不但肇事率大大下降，如外出乱跑率减少50%、伤人毁物率减少约80%，而且其智能和社会适应能力也有不同程度的提高。

我国许多地区，特别是农村，家庭病床的设立能使更多的病人得到及时而合理的治疗。北京海淀地区、山东烟台、辽宁铁岭地区的防治工作，都以家庭病床为主体。他们把精神病防治工作纳入农村卫生保健体系，训练乡镇医院的医生，让他们承担精神病家庭床位的建立和综合性防治计划的落实，按病情定期随访病人。乡村医生则根据治疗计划，指导病人家属做好护理工作，督促病人配合治疗，效果十分显著。其近期效果，如北京海淀地区显效率达64.9%，与住院疗效相仿。而且，由于病人不脱离家庭和社会，还有助于其社会功能的保持和恢复。

家庭随访也是我国社区常用的服务形式。除了对家庭病床病人采用外，基层精神病防治人员，对辖区内定期随访的主要对象是需长期服药的慢性或稳定期的病人，根据情况，定期上门访视，指导维持用药和康复实施。以上海为例，1995年对4个区县473例慢性精神分裂症患者的家访研究显示，由于家访员耐心细致的解释宣传和因人而异的心理疏导，随着家访次数的增多，病人自觉服药的总体依从性逐次提高为85%、90%和92%，由此保证了个体化康复方案的施行。

家庭看护小组和由之形成的群众性看护网，也是按照我国国情发展起来的一种社区服务形式，即由病人家属、邻居及地区群众组成的一类志愿团体和自助组织。其主要工作有：①观察病情，及时和医务人员联系；②督促病人按时就诊和服药；③加强对重点病人的看管，防止肇事；④关心病人及其家属，协助解决具体困难；⑤向群众宣传教育，关心和爱护病人。

1995年以来，上海市在看护小组的基础上，实行监护责任书的签订，即由设定的监护人（家属或委派指定）与地区防治组织及街道/乡镇政府，签订具有法律约束力的监护责任书。目的是：促使家庭、地区对精神病患者的社区监护工作，逐步走上法制化的轨道，更好地依法保障精神病患者的合法权益，增进其社区康复。监护责任的落实，也有利于减少因病所致的肇事、肇祸，对病人、家庭及社会都有良好效果。

病人家属的自助社团，在国外已有多年历史。我国的此类形式尚处于萌芽状态，如残联系统的精神残疾亲友会、智力残疾亲友会等，都是近几年才开展起来的。上海市于1992年率先成立了“心理康复协会”，这是以病人家属为主体的独立法人社团。其主要任务包括：①保障和维护精神病患者的合法权益；②使精神病患者及其家属得到社会的尊重、理解和关心；③动员社会力量为病人及其家属排忧解难。数年来，该协会在社区已做了许多工作，受到病人及其家属的欢迎。

近年来，社区精神卫生服务的范围已趋扩大，从病人扩大到病人家属，因而发展了许多以家庭干预为主的防治康复措施。

家庭教育的干预目标为：①传授有关的疾病知识，使家庭能更好地帮助病人；②降低家庭成员中因缺乏疾病知识而致的高情感表达（HEE）；③介绍有关精神疾病药物治疗的知识，提高病人对药物治疗的依从性；④减轻家庭成员的内疚自罪感，减少他们的心理负担；⑤提供对病人病态行为和非适应性行为的应对技巧，提高病人家属照料病人的能力。

家庭教育的方法主要采取集体讲课及讨论的形式，提供系统的、有计划的教育和训练。实施过程中，可参照下述要点：①从实际出发，有选择地提供知识；②重点内容反复讲；③提倡听课者的主动参与，鼓励提问、讨论和发表意见；④要求讲解风格深入浅出，多举实例，简明扼要，通俗易懂；⑤采用视听结合的形式增进效果。实践表明，病人家属乐于接受，集体参与有利于亲属间的相互支持和相互帮助，这有利于减轻他们的自罪感、无助感和孤立感。同时，也帮助他们建立有利于病人康复的家庭环境，减轻照料负担，促进病人康复。

家庭教育是一种适合我国国情的有效的精神病防治康复手段，应予推广，以使更多的病人及家庭获得帮助。

我国社区精神医学的发展，已取得了相当显著的成效，当然也存在着不少问题。首先是全国的发展不平衡，有些地区做得较好，有些地区做得不够好；而且在同一地区内也不够稳定，大起大落的情况并不少见。在服务形式上，较多地局限于治疗和管理，对康复和生活质量等还较少顾及。目前我国的社区精神医学，主要是重性精神病的防治，离广义的社区精神卫生服务还差很远。

社区精神医学，是当代精神医学发展的重要方向，也是我国精神医学的优势和特色。我们相信，随着时代的进步，这门学科必将日趋成熟和迅速发展。

（唐牟尼）

第三章　精神疾病的流行病学相关知识

第一节　精神疾病的流行病学概述

流行病学是研究疾病和健康状况、卫生事件在人群中的分布及其影响因素，以及制定和评价预防、控制和消灭疾病及促进健康的策略与措施的科学。它既是一门方法学，又是一门应用性很强的学科，目前广泛应用于预防及临床医学的各个领域。

精神疾病流行病学是近年发展起来的一个流行病学新的交叉学科，由传统的流行病学和精神病学、行为科学、社会学、心理学等学科交叉融合而成，是流行病学的一个分支，它是以人群为研究对象，探讨精神疾病的发生和现患状况、分布特点及其相关因素，实施干预措施和评价干预效果。

精神疾病流行病学的研究内容：描述精神疾病在不同时间、地区、人群中的发病率、患病率和死亡率，以及精神状况、社会功能缺陷等情况；通过比较疾病在不同时间、地区和人群中的分布，寻找影响分布的原因，探讨疾病的危险因素、流行因素和病因；根据人群研究的结果估计某因素使个体罹患某病的危险性；通过对精神疾病自然史的研究评价涉及精神病的易感因素、保护因素（社会因素、家庭因素）、预后因素和生活事件等问题；在上述研究的基础之上研究制定对精神疾病的预防对策和措施，并评价其效果。

第二节　精神疾病流行病学常用的研究方法

流行病学研究方法的类型按设计特点一般分为四类：描述性研究、分析性研究、实验性研究和理论性研究。

描述性研究：是流行病学研究中最基本、最常用的一类方法，包括现况研究（也称横断面研究）、历史常规资料的分析、生态学研究等。它是根据专门调查所获得的资料或通过收集常规记录的各类资料进行整理、归纳，描述疾病、健康状况或卫生事件在不同时间、地点和人群中的分布特点，不仅为疾病控制或健康促进工作提供基础资料，同时也为分析性研究或其他研究提供进一步研究的线索。它既是疾病、健康及卫生事件流行病学科研工作的需要，也是较大规模的、以地区为基础的防病工作的需要。例如，1982 年和 1993 年的全国两次大型的精神疾病流行病学调查均属现况研究（横断面调查研究）方法，其调查分析结果为制定我国精神卫生规划和进一步探讨精神疾病的病因提供了重要的依据。

分析性研究：是假设、检验和研究疾病病因或危险因素的一类方法，包括病例对照研究、队列研究。它是根据描述性研究所提出的假设在选择的人群中对假设进行检验或验证。如中学生抑郁症危险因素的病例对照研究（宫建玲等，2007），研究结果表明学习因素、家庭环境因素、家庭负性生活事件及个性特征的差别是引起中学生抑郁症状的主要危险因素。

实验性研究（又称干预性研究）：按随机分配原则将研究对象随机分为实验组（或

叫干预组）和对照组，随机地对一组施加干预措施，另一组不给以这种措施，观察实验效果。如食盐加碘对预防地方性甲状腺肿流行区由克汀病所致的儿童发育迟滞有显著作用。

理论性研究：在对疾病的发生规律了解清楚之后，用数学模型反映疾病的流行规律，揭示疾病分布与各因素之间的关系，达到预测疾病的目的。

具体选择什么方法，首先并主要依据研究的目的而定，如目的是想描述精神疾病的分布及特点，可采用描述性研究；如果是检验假设，那只能用分析性研究、实验性研究。其次依据各种主客观条件，如技术能力、经费、合作者及研究对象的可获性等来选择。近年在精神疾病流行病学研究方面，我国主要以描述性研究较多，分析性研究、实验性研究则相对较少。

第三节　研究资料的来源与收集

资料的收集是流行病学研究中最基本、最重要的步骤，它不仅构成了统计分析的基础，而且也是决定调查研究成败的关键所在。《中国精神卫生工作规划（2002—2010年）》中所提出的各目标和指标的实现，均离不开流行病学调查研究、资料收集与分析的过程。

一、资料收集的要求

它应尽可能达到真实、可靠、完整及具有可比性、时间性等要求。

（1）资料的真实性：是指能反映疾病或所调查、研究事件的真实情况的程度，即我们所收集到的资料、得出的数据是否与实际情况相符合，符合的程度如何，它要求要做到尽量减少偏倚。

（2）资料的可靠性：是指在相同条件下，重复调查可获得相同结果的稳定程度。为保证资料的可靠性，一般在收集资料、开展现场流行病学调查前，应制订质量控制方案，保证质量控制措施在调查研究全过程中的每一环节均得到实施，如对调查员进行培训，统一调查或检验方法（包括问卷、检测仪器、试剂、检测方法、判断标准等）；在调查收集资料过程中常常会对所收集的资料进行抽查，检查错漏情况，对部分研究对象重复调查或采取 MP3 录音核实；资料数据录入过程采用双录入，并对录入资料进行查错等措施，保证所收集的资料分析数据尽量准确和可靠。

（3）资料的完整性：是使资料得以正确分析，达到预期研究目的的基本保证。在原始资料收集过程中，应特别予以强调，否则调查资料漏项、错填，会给最后资料数据的整理分析带来困难。加强质量控制，及时核对、检查，及时纠正，是保证资料完整、准确最有效的办法。

（4）资料的可比性：按照统一标准、统一的方法、统一的判断指标进行，以便研究对象的组间及不同地区、不同人群的比较。1982 年和 1993 年进行的全国精神疾病流行病学调查两次均是采用相同的抽样方法、调查程序、检查工具、诊断分类系统。

（5）资料的时间性：要求按照规定时间完成调查登记和填报工作，不能任意拖延时间。

二、资料的来源与收集的途径

流行病学研究资料涉及范围较广，既涉及人类的各种疾病资料、死亡资料及健康资料，也包括自然环境、社会环境等资料。这些资料来源包括两个方面：一是常规积累的各种记录或统计报表资料，称为经常性资料；二是通过专门调查所获得的资料，称为一时性资料。

（一）经常性资料

它是指各有关部门按照有关规定日常工作收集掌握的资料，不需要专门调查即可获得。

1. 经常性资料主要包括的内容

（1）日常医疗卫生工作记录及其有关报告卡表：其中主要包括日常医疗卫生工作记录，如门诊病历、门诊日志、住院病历、健康检查记录、各实验室检测结果、有关科室的工作记录等；报告表卡，如广州地区精神疾病报告卡、全国精神病防治康复统一表卡、广州市居民健康档案、精神疾病专档、死亡医学证明等。这些资料可从医院病案室或相关的科室（如信息科、检验科、心理卫生科、体检科、保健科等）获得。在收集和使用这些资料时要注意资料的完整性和准确性，有否漏填、重复和填写不清等，为此要制定工作规范且落实措施，加强培训和监督，提高填报人员的责任感及对填报这类资料意义及重要性的认识，尽可能减少错填、漏填、重复及填写不清等。另外，使用这些资料时还应注意医院收集的资料有一定局限性，如资料可能存在选择性偏倚，医院的病史资料代表性问题，不同时期对医院病史资料的影响，病史记录的格式、项目内容是否一致等问题。

（2）统计报表：主要包括医疗卫生工作（如广东省精神疾病防治统计报表、广州市居民死伤统计报表、医院工作报表等）和非医疗卫生工作（如气象报表等）统计报表两大类，有日报表、月报表、季报表、年报表等。通过报表可让有关部门了解精神疾患的基本情况及医疗卫生机构工作情况，为制订医疗卫生工作计划和措施、检查和总结工作提供科学依据；统计报表要求及时、完整、准确无误。

（3）疾病监测资料：包括疾病、行为危险因素、环境、药物不良反应监测等，如收集精神疾病发病及死亡资料、社区精神疾病患者随访资料、行为（吸烟、饮酒、伤害等）方面的资料，可及时、动态地了解疾病及有关卫生问题的变动趋势，了解和掌握各种与疾病发生发展有关的因素及评价防治措施的效果。

（4）人口资料：流行病学研究（如抽样框架、数据分析等）均离不开人口统计学的有关资料，正确收集、掌握人口资料是保证流行病学研究工作成败的重要环节。人口资料可通过当地派出所或公安局及人口普查获得，不但要掌握人口总数，而且还需要掌握户数及其人群特征分组（如年龄、性别、职业、文化程度、经济收入、居住情况、常住还是流动等），人口数及其变动情况。

2. 经常性资料的优缺点

（1）优点：原始资料容易获得，可用于动态分析及多项目的分析比较。

（2）缺点：与专题调查相比，有些资料的可靠性、完整性较差，且随着年代变迁使用标准不一致，给资料的统计分析和比较造成一定的困难，同时反映的情况不够及时，提供信息的范围有一定限制，不可能完全满足研究的需要。

3. 常规资料收集的途径

（1）全国性的常规报告及其相应的经常性资料，如国家统计局人口资料及经济发展资料，统计年鉴、卫生部门有关疾病报告资料、卫生年鉴等。

（2）地方性部门或医疗卫生机构的资料信息，如广州市年鉴、广州卫生年鉴、疾病报告、监测资料等。

(3) 各企事业、行业、机关团体、学校资料，如医保资料中有关疾病、健康及卫生经济学等方面的资料；企业工厂中有关职业病、工人健康状况和生产环境监测资料，学校学生生长发育、健康状况资料等。

(4) 从因特网获取有关资料，如 WHO、MOH 网站信息。

(5) 利用国内有关刊物收集有关信息资料，如中国神经精神病杂志、国外医学精神病学分册等。

(二) 一时性资料

它是指专门通过专题调查、现场调查或实验研究来收集的资料，如精神疾病流行病学调查、基于人群的癫痫患者发生精神分裂症与分裂症样精神病风险的队列研究，某药品的疗效观察等。

1. 内容

它主要根据研究的目的和需要而定。

2. 优缺点

(1) 优点：可根据研究的目的与需要，收集所需的较系统、完整的资料，并且通过一定的质量控制措施，保证资料的可靠性。

(2) 缺点：需要专门组织，且花费较多的人力、物力和财力方能完成。

3. 资料收集的途径

(1) 问卷调查。可选择有关的精神卫生评定量表或自行设计的问卷，通过面访询问、通信、电话调查的方法来获取有关信息。

(2) 现场观察。

(3) 必要的实验室检查。

4. 精神卫生评定量表的选择与应用

由于精神疾病尚无客观的实验室检查方法，评定量表是精神卫生研究的重要工具，应用评定量表可使结论具有客观性、可比性和重复性。

(1) 评定量表的分类：根据评定量表的内容可分为诊断量表和症状量表；依评价方法可分为自评和他评量表；依测试对象分为成人、儿童、老人量表等；依量表的功能分为抑郁、焦虑、躁狂量表等。

(2) 量表的选择：主要根据研究目的、测试对象、调查时间，可利用的人力、物力和财力，量表的信度和效度、安全性和可施行性来选择量表。

(3) 流行病学调查常用的评定量表有：

精神病筛选表：用于筛选各种功能性和器质性精神病、中度及重度精神发育迟滞、人格障碍、心理障碍、酒精和药物依赖的可疑病人。它可作为精神疾病流行病学调查时的筛选工具。

抑郁自评量表（CESD）：用于筛查有抑郁症状的对象，以便进一步检查确诊，也有人用于临床检查，评定抑郁症状的严重程度。

社会功能缺陷筛选表（SDSS）：临床研究中用以评定慢性精神病患者社会功能受损程度以及好转病人社会功能恢复情况的量表。在流行病学研究中主要用于调查已确诊的各类功能性精神病、神经症患者及人格障碍者。

酒精使用障碍筛查表（AUDIT）：用于酒精依赖和酒精中毒的筛查。

症状自评量表（SCL-90）：用于心理卫生调查。

焦虑自评量表（SAS）：用于成人焦虑症状的筛查。

抑郁自评量表（SDS）：用于成人抑郁症状的筛查。

老人抑郁量表（GDS）：用于老人抑郁症状的筛查。

儿童孤独症评定量表（CARS）/孤独儿童行为检查量表（ABC）：用于儿童孤独症的早期评估。

第四节 常用的测量分析指标

流行病学研究工作常涉及有关疾病和健康状况的测量，利用所收集到的资料进行定量分析。例如，根据疾病在人群中的发生、发展和消退现象，描述疾病在什么时间发病多、发病少，在什么地区发病多、发病少，在哪些人群中发病多、发病少等都需要用数量来反映，这样才能互相比较，发现差异。

常用的指标包括发病指标（包括发病率、罹患率、累积发病率、患病率、感染率、续发率等）、死亡指标（包括死亡率、累积死亡率、病死率、生存率等）和残疾失能指标（包括病残率、潜在减寿年数、质量调整寿命年、伤残调整寿命年、健康寿命年等）。以下介绍几个与精神疾病分析有关的常用指标。

一、发病指标

（1）发病率：表示在一定期间内，一定人群中某病新病例出现的频率。计算公式如下：

$$发病率=\frac{一定期间内某人群中某病新病例数}{同时期暴露人口}\times K$$

$K=100\%$，1 000/千，10 000/万，100 000/10 万……

需注意的是，分子表示新发病例数，但对于发病时间难于确定的一些疾病（如精神疾病、恶性肿瘤等）可将初次确诊的时间作为发病时间。如 2002 年越秀区报告初次确诊精神疾病病例数为 2 696 例，当年越秀区年平均人口为 429 000 人，则计算 2002 年越秀区精神疾病发病率为 628. 4/10 万。

$$越秀区\ 2002\ 年精神疾病发病率=\frac{2\ 696}{429\ 000}\times\frac{100\ 000}{10\ 万}=628.4/10\ 万$$

有些疾病主要在一定的年龄、性别和职业等特征中发生，这时用发病专率较一般发病率更能反映实际情况，按不同特征（如年龄、性别、职业、婚姻状况、疾病种类等）分别计算的发病率称发病专率；在比较不同地区人群的发病率时，考虑年龄、性别等构成的不同，应进行发病率的标化。

在流行病学研究中，发病率常用于描述疾病的分布，它可反映疾病发生的比率。通过比较不同人群的某病发病率来帮助确定可能的病因，探讨发病因素，提出病因假设，评价防治措施的效果。发病率的准确性取决于疾病报告、登记制度是否健全，漏报情况以及诊断的水平，诊断是否正确等。

（2）患病率（现患率）：表示某特定时间内总人口中某病新旧病例所占的比例。依观察时间不同分时点患病率（≤1 月）和期间患病率（≥1 月）。

$$时点患病率 = \frac{某一时点一定人群中现患某病新旧病例数}{该时点人口数（被观察人口数）} \times K$$

$$期间患病率 = \frac{某观察时间一定人群中现患某病新旧病例数}{同期的平均人口数（被观察人口数）} \times K$$

$K = 100\%$，1 000/千，10 000/万，100 000/10 万……

终生患病率：反映了某一时点已患或者曾经患病的情况。

患病率通常用来表示病程较长的慢性病的发生或流行情况，可为社区防病工作重点、医疗设施规划、估计医院床位周转、卫生设施及人力需要量、医疗质量的评估和医疗费用的投入等提供科学依据。

二、死亡指标

（1）死亡率：表示在一定期间内，一定人群中死于某病的频率。它是测量人群因病死亡危险大小最常用的指标，其分子为死亡人数，分母为发生死亡事件的总人口数（通常为年平均人口数）。其计算公式为：

$$死亡率 = \frac{一定期间内某人群中因某病死亡总数}{同期平均人口数} \times K$$

$K = 100\%$，1 000/千，10 000/万，100 000/10 万……

如 2004 年广州市 7 个区报告的因精神障碍死亡人数为 115 例，同期 7 个区年平均人口数合计 3 687 324 人，则计算 2004 年广州市（七区）精神障碍死亡率为 3.12/10 万。

$$广州市2004年（七区）精神障碍死亡率 = \frac{115}{3\,687\,324} \times \frac{100\,000}{10万} = 3.12/10万$$

死亡专率，按不同特征（年龄、性别、职业、婚姻状况等）分别计算。

$$广州市2004年（七区）男性精神障碍死亡率 = \frac{54}{1\,898\,972} \times \frac{100\,000}{10万} = 2.84/10万$$

（标化率 1.72/10 万）

$$广州市2004年（七区）女性精神障碍死亡率 = \frac{61}{1\,788\,397} \times \frac{100\,000}{10万} = 3.41/10万$$

（标化率 3.41/10 万）

对于严重疾病，病死率较高的疾病，该病的死亡专率可以代替发病水平，如恶性肿瘤。

在对比不同资料时，应进行死亡率的标化。

如收集多年死亡资料可看出该疾病死亡趋势（见下图）。

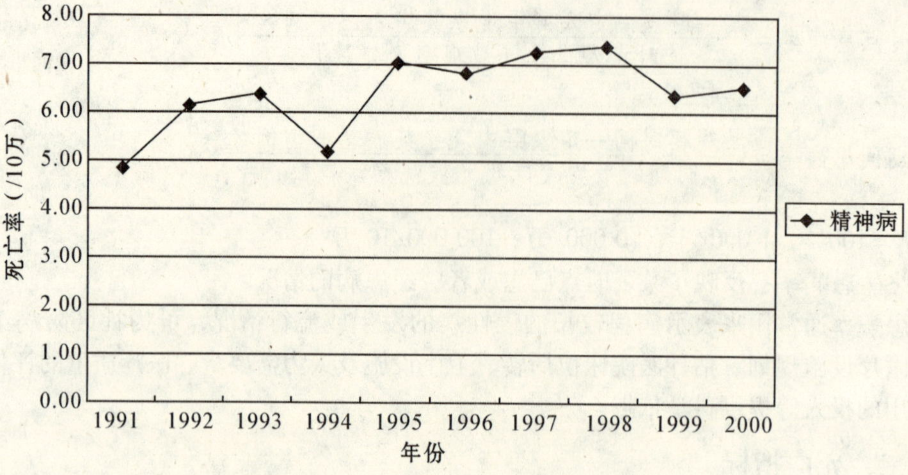

广州市区1991—2000年精神病死亡趋势图

死亡率用于探讨病因和评价防治措施，可反映一个地区不同时期人群健康状况和卫生保健工作水平，为该地区卫生保健工作的需求和规划提供科学依据。

（2）病死率：表示在一定时期内（通常为1年），患某病的全部病人中因该病死亡者的比例。它表明该疾病的严重程度，可反映医疗水平及诊断能力。病死率多用于急性传染病，较少用于慢性病；在比较不同医院的病死率时需考虑其可比性问题，如医疗水平、就诊病人病情严重程度等问题。

$$病死率=\frac{一定期间内因某病死亡人数}{同期患某病的病人数}\times K$$

$K=100\%$

（3）生存率：是指在接受某种治疗的病人或患某病的人中，经过若干年随访（1、3、5年）后，尚存活的病人数所占的比例。它反映了疾病对生命的危害程度，可用于评价某些病程较长疾病的远期疗效（慢性病、癌症）。其计算公式为：

$$生存率=\frac{随访满\ n\ 年尚存活的病例数}{随防满\ n\ 年的病例数}\times K$$

$K=100\%$

三、残疾失能指标

（1）病残率：是指某一人群中，在一定期间内实际存在的病残人数。通过询问调查或健康检查，确诊的病残人数与调查人数之比，是人群健康状况的评价指标之一，可说明病残在人群中发生的频率。其计算公式为：

$$病残率=\frac{病残人数}{调查人数}\times K$$

$K=100\%$，1 000/千，10 000/万，100 000/10万……

（2）潜在减寿年数（PYLL）：是指某病某年龄组人群死亡者的期望寿命与实际死亡年龄之差的总和，即死亡所造成的寿命损失。它是人群中疾病负担测量的一个直接指标，也是评价人群健康水平的一个重要指标，可用于衡量某种死因对一定年龄组人群的危害程度，也适用于防治措施效果评价和卫生政策的分析。通过比较不同原因所致的寿命减少年数，以综合估计导致某人群早死的各种病因的相对重要性，可为确定不同年龄组重点卫生问题或重点疾病提供科学依据。其计算公式为：

$$\mathrm{PYLL}=\sum_{i=1}^{e}a_id_i$$

e：预期寿命（岁）；i：年龄组（通常计算其年龄组中值）；a_i：剩余年龄；d_i：某年龄组的死亡人数。

根据广州市七区居民死亡报告资料计算，2004 年广州市居民精神障碍减寿年数为 770，平均减寿年数为 6.7 年，减寿率顺位居全死因第 15 位（见下表）。

广州市 2004 年七区主要疾病死因构成与 PYLL

病种（死因）	死亡数	死亡率	死因顺位	减寿年数	减寿率	减寿率顺位
恶性肿瘤	6 018	163.21	1	48 019	13.02	1
心脏病	4 628	125.51	2	12 670.5	3.44	3
呼吸系统疾病	4 257	115.45	3	8 073	2.19	5
脑血管病	2 976	80.71	4	8 439.5	2.29	4
损伤和中毒等外部原因	1 083	29.37	5	24 855.5	6.74	2
精神障碍	115	3.12	12	770	0.21	15

（3）质量调整寿命年（QALY）：是一种健康状态和生命质量的正向综合测量指标，反映在疾病状态下或干预后剩余的健康的寿命年数，可用于对一些慢性病或具有死亡威胁的疾病进行控制和干预时的评价。

（4）伤残调整生命年（DALY）：是指从发病到死亡所损失的全部健康寿命年，包括因早死所致的寿命损失年（YLL）和疾病所致伤残引起的健康寿命损失年（YLD）两部分。DALY 是一个定量地计算因各种疾病造成的早亡与残疾对健康寿命年损失的综合指标，是用于测量疾病负担的主要指标之一。应用 DALY 可了解一个地区疾病负担的动态变化及监测其健康状况在一定期间的变化情况；对已有的防治措施进行初步的评价及成本、效果分析；对不同地区、人群、病种进行 DALY 分布的分析，可以帮助确定危害严重的病种、重点人群和高发地区，为确定防治及研究重点提供依据。

WHO、世界银行和哈佛大学对全球疾病负担的调查，即采用 DALY 作为指标。神经、精神疾病在 DALY 中所占的比例逐年上升，1990 年为 10.5%，1998 年为 11.5%，推测到 2020 年将上升至 14.5%。

（5）健康寿命年（HeaLY）：测量疾病负担的指标之一，将疾病的致死效果及致失能效果结合在一起，对宏观地认识疾病和控制疾病十分重要。

总而言之，我们利用所获得的资料描述精神疾病的三间分布（时间、地区、人群）及其流行特征；探讨疾病病因与影响流行的因素，对疾病诊断、治疗与预防措施、卫生服务决策与评价，可为政府及有关部门制定卫生策略、疾病的预防、控制措施、健康促进规划提供科学依据。

近年来，我国流行病学调查资料如 1982 年、1993 年两次全国大型精神疾病流行病学调查、全国死因监测、行为危险因素监测等调查资料分析结果显示：

（1）精神疾病谱发生变化。两次全国调查中按各种精神障碍终生患病率高低排序：前三位病种相同，均为精神分裂症、精神发育迟滞和情感障碍，第四、五位有所不同，酒精依赖、药物依赖位次前移，1993 年上升至第四、第五位。这提示精神疾病防治工作的重点。

（2）患病率不断上升。1993 年我国 15 岁及以上居民精神障碍时点患病率为 11.18 ‰，终生患病率为 13.47 ‰，均高于 1982 年相同 7 个区的时点患病率 9.11 ‰和终生患病率 11.30 ‰，差异有显著性；经标化，1993 年终生患病率与 1982 年相比，差异无显著性。城乡比较，差异亦无显著意义，但单一病种比如精神分裂症、阿尔茨海默病城市高于农村；而酒精依赖、精神发育迟滞则农村高于城市，差异显著。

（3）疾病负担重。精神疾病的发病高峰在成年早期，但低龄化和老龄化两个发展趋势逐渐明显，疾病负担排序无论在个人、家庭和社会精神疾患中均排列前五位。疾病总负担中居首位，预测仍有上升趋势。

（4）精神障碍患者自伤、自杀和伤人事件时有发生，提示精神卫生问题已成为我国重要的公共卫生问题和较为突出的社会问题之一，政府及各部门应加强精神疾病的防治工作。

（罗不凡）

第四章　社区精神病防治医生应掌握的基本知识

第一节　精神疾病常见症状

对精神症状进行描述、命名、归类，并研究其产生机制的学科，称为精神障碍症状学，又称精神病理学（Psychopathology）。它是精神病学中的重要基础，对临床工作有着非常重要的意义。精神病理学主要有描述性精神病理学和动力性精神病理学之分。本节所要讲授的是前者，又可称为现象学的精神病理学（Phenomenological Psychopathology）。尤其是K. Jaspers于1913年出版的《普通精神病理学》，代表临床精神病学发展的一个里程碑。

一、感知觉障碍

感觉（Sensation）是客观刺激作用于感觉器官所产生对事物个别属性的反映。

知觉（Perception）是对事物各种不同属性的综合判断。

（一）感觉障碍（Disorders of Sensation）

多见于神经系统器质性疾病和癔症。

感觉过敏（Hyperesthesia）：感受性增高，多见于神经症和更年期综合征。

感觉减退（Hyporesthesia）：感受性降低，多见于抑郁状态、木僵状态等。

内感性不适（Senestopathia）：又称体感异常。它是指躯体内部产生的各种不适感，无固定的部位。

（二）知觉障碍（Disturbance of Perception ）

错觉（Illusion）：对客观事物的歪曲，如杯弓蛇影。

幻觉（Hallucination）：指没有现实刺激作用于感觉器官而出现的知觉体验，是一种虚幻的知觉。幻觉是临床上最常见、最重要的精神病性症状（Psychotic Symptoms），常与妄想并存。

1. 按幻觉涉及的器官来分

（1）幻听（Auditory Hallucination）：最常见。多为言语性幻听（Verbal Auditory Hallucination），常具有诊断意义。其中，幻听的内容是与评论患者有关的，称为评论性幻听（Commentary Auditory Hallucination），患者或笑或骂皆有；幻听的内容是命令患者的，称为命令性幻听（Command Auditory Hallucination）。评论性幻听与命令性幻听是诊断精神分裂症的重要症状。

（2）幻视（Visual Hallucination）：常见。如患者常看见别人看不见的东西。在意识清晰下多见于精神分裂症，在意识障碍下多见于谵妄状态。

（3）幻嗅（Olfactory Hallucination）：如患者闻到一些难闻气味。需要注意的是，单一出现的幻嗅需考虑颞叶癫痫等。

（4）幻味（Gustatory Hallucination）：患者尝到食物内有某种特殊的怪味道，因而拒食。多见于精神分裂症。

（5）幻触（Tactile Hallucination）：患者感到皮肤或黏膜上有某种异常的感觉。如患者感到虫爬感、针刺感。多见于精神分裂症或器质性精神病。

（6）内脏性幻觉（Visceral Hallucination）：患者对躯体内某一部位或脏器有一种异常的感觉。如患者感到肠扭转、肝破裂等。多见于精神分裂症与抑郁症。

2. 按幻觉体验来分

（1）真性幻觉（Genuine Hallucination）：特点为幻觉形象生动鲜明，来源于外部空间，通过自己的感官而获得。

（2）假性幻觉（Pseudo Hallucination）：特点为幻觉形象不生动鲜明，来源于内部空间如大脑、体内，不通过自己的感官而获得。

3. 按幻觉产生条件来分

（1）功能性幻觉（Functional Hallucination）：是一种伴随现实刺激而出现的幻觉。如当患者听到钟表的滴答滴答声，就出现"你死，你死"的声音。多见于精神分裂症等。

（2）反射性幻觉（Reflex Hallucination）：当某一感官处于功能活动时，出现涉及另一感官的幻觉。如患者听到关门声，就看到一个人的形象出现。多见于精神分裂症等。

（3）入睡前幻觉（Hypnagogic Hallucination）：该幻觉出现在入睡前。如患者闭上眼睛就出现幻觉。多见于酒精中毒者、谵妄状态。

（4）心因性幻觉（Psychogenic Hallucination）：是在强烈心理因素影响下出现的幻觉，幻觉内容与心理因素密切相关。如患者反复看见丢失的儿子。多见于心因性精神病等。

（三）感知综合障碍（Disturbance of Psychosensory）

它是指患者对客观事物的整体能正确感知，但对某些个别属性如大小、形状、颜色、距离、空间位置等产生错误的感知。常见的有如下几种：

视物变形症（Metamorphopsia）：患者感到周围的人或物体的大小、形状、体积等发生了变化。如视物显大症（Macropsia）、视物显小症（Micropsia）。

空间知觉障碍：患者对空间距离的远近不能正确感知。如患者想把杯子放到桌上，但由于杯子距离桌上实际还远，结果把杯子掉在地上。

时间知觉障碍：患者对时间的快慢不能正确感知。

非真实感（Derealization）：患者感到周围事物和环境发生了变化，变得不真实。如患者感到周围一切都是假的。多见于抑郁症、神经症、精神分裂症。

二、思维障碍

思维（Thinking）是人脑对客观事物间接概括的反映，是人类认识活动的最高形式。其特点包括：①目的性；②连贯性；③逻辑性；④实践性。

（一）思维形式障碍（Disorders of the Thinking Form）

（1）思维奔逸（Flight of Thought）：联想速度加快、数量增多。多见于躁狂症。特点：可出现随境转移，音联，意联。

（2）思维迟缓（Inhibition of Thought）：联想速度减慢、数量减少。多见于抑郁症。

（3）思维贫乏（Poverty of Thought）：联想数量减少，概念与词汇贫乏。多见于精神分裂症等。

（4）思维散漫（Looseness of Thought）：联想松弛，内容散漫，缺乏主题。特点：段与段之间缺乏联系。多见于精神分裂症等。

（5）思维破裂（Splitting of Thought）：概念之间的联想断裂。特点：句与句之间缺乏联系。多见于精神分裂症。

（6）词的杂拌（Words Salad）：严重时言语支离破碎。特点：词与词之间缺乏联系。

（7）思维不连贯（Incoherence of Thought）：在意识障碍的情况下出现的言语支离破碎。

（8）病理性赘述（Circumstantiality）：思维活动停滞不前，有过分的赘述。多见于癫痫、脑器质性及老年性精神障碍。

（9）思维中断（Blocking of Thought）：患者无意识障碍及在外界干扰下，思维过程突然中断。需要注意的是，如患者感到当时的思维被某种外力抽走时，称思维被夺（Thought Deprivation）。二者均为精神分裂症的重要症状。

（10）思维插入（Thought Insertion）：患者感到某种别人的思想插入脑内。为精神分裂症的重要症状。

（11）强制性思维（Forced Thinking）：患者体验到强制性地出现大量无现实意义的联想，又称思维云集（Pressure of Thought）。为精神分裂症的重要症状。

（12）思维化声（Thought Hearing）：患者思考时感到自己的思想同时变成了声音，自己和别人均能听到。多见于精神分裂症。

（13）思维扩散（Diffusion of Thought）：患者体验到自己的思想一出现，即为大家知道。为精神分裂症的重要症状。

（14）思维被广播（Thought Broadcasting）：患者认为自己的思想是通过广播传播出去的。

（15）病理性象征性思维（Morbid Symbolic Thinking）：属于概念转换，以无关的具体概念代替抽象概念。多见于精神分裂症。

（16）语词新作（Neologism）：指概念的融合、浓缩、拼凑等。多见于精神分裂症青春型。

（17）逻辑倒错性思维（Paralogism Thinking）：推理缺乏逻辑性，不可理解。多见于精神分裂症等。

（18）强迫观念（Obsessive Idea）：又称强迫性思维。它是指患者脑中反复出现的某一想法，明知没有必要，但又无法摆脱。其中包括强迫性回忆、强迫性穷思竭虑、强迫性怀疑。多见于强迫症。

（二）思维内容障碍（Disorders of the Content Thinking）

妄想（Delusion）是一种在病理性基础上产生的歪曲的信念。其特点有：①信念的内容与事实不符，没有客观现实基础，但患者坚信不移，不能通过教育、事实来纠正。②与自己的利害有关。③具有个人的独特性。④妄想内容与文化背景和时代有关。

1. 按妄想的起源来分

（1）原发性妄想（Primary Delusion）：突然产生的妄想，内容不可理解。其特点是可有妄想知觉、妄想心境、妄想回忆。该妄想是精神分裂症的特征性症状。

（2）继发性妄想（Secondary Delusion）：它是发生在其他病理心理基础上的妄想。见于多种精神障碍。

2. 按妄想的内容来分

（1）被害妄想（Delusion of Persecution）：最常见。多见于精神分裂症和偏执性精神病。

（2）关系妄想（Delusion of Reference）：又称牵连观念（Idea of reference）。多见于精神分裂症。

（3）物理影响妄想（Delusion of Physical Influence）：又称被控制感。该妄想是精神分裂症的特征性症状。

（4）夸大妄想（Grandiose Delusion）：见于躁狂症和精神分裂症等。

（5）罪恶妄想（Delusion of Guilt）：主要见于抑郁症等。

（6）疑病妄想（Hypochondriacal Delusion）：多见于精神分裂症、更年期及老年期精神障碍等。

（7）虚无妄想（Delusion of Negation）。严重时患者认为自己“内脏烂了”、“脑子空了”，称为虚无妄想。多见于精神分裂症、更年期及老年期精神障碍等。

（8）钟情妄想（Delusion of Love）：坚信自己被异性钟情。主要见于精神分裂症。

（9）嫉妒妄想（Delusion of Jealousy）：坚信自己的配偶不忠，有外遇。见于精神分裂症、更年期精神障碍。它又名奥赛罗综合征（Othello Syndrome）。

（10）思维被洞悉妄想（Delusion That Thoughts are Being Read）/内心被揭露感（Experience of Being Revealed）：患者认为自己内心所想的事，未经语言文字表达就被别人知道了，又称读心症（Mind Reading）。该妄想是精神分裂症的特征性症状。

（三）超价观念（Overvalued Idea）

它是一种错误观念，有一定的事实根据，内容比较符合客观情况，伴有强烈的情绪体验。多见于人格障碍和心因性障碍。

三、注意障碍

注意（Attention）是指个体的精神活动集中指向一定对象的过程。

常见的注意障碍有：

（1）注意增强（Hyperprosexia）：主动注意的增强。多见于神经症、精神分裂症偏执型等。

（2）注意涣散（Aprosexia）：主动注意的不集中。多见于神经衰弱、精神分裂症等。

（3）注意减退（Hypoprosexia）：主动与被动注意的减弱。多见于神经衰弱、脑器质精神障碍等。

（4）注意转移（Transference of Attention）：主动注意不能持久。多见于躁狂症。

（5）注意狭窄（Narrowing of Attention）：注意范围显著缩小。多见于意识障碍、智能障碍。

四、记忆障碍

记忆（Memory）为既往事物经验的重现。它包括识记、保持、再认、回忆四个基本过程：①识记是事物或经验在脑子里留下痕迹的过程；②保持是使这些痕迹免于消失的过程；③再认是现实刺激与以往痕迹的联系过程；④回忆是痕迹的重新活跃。

常见的记忆障碍有：

（1）记忆增强（Hypermnesia）：病态的记忆增强。对病前微不足道的事情都能回忆起来。主要见于躁狂症、偏执性精神病。

（2）记忆减退（Hypomnesia）：临床常见。多见于神经衰弱、老年期痴呆、正常老年人等。

（3）遗忘（Amnesia）：是指部分或全部不能回忆以往的经验。有两种常见类型：①顺行性遗忘（Anterograde Amnesia）：是指疾病发生以后一段时间的经历不能回忆。多见于脑震荡等。②逆行性遗忘（Retrograde Amnesia）：是指不能回忆疾病发生之前的一段经历。多见于脑外伤、脑卒中发作后等。

（4）错构（Paramnesia）：是指记忆的错误，对过去经历的事情张冠李戴。多见于老年期精神障碍和酒精中毒性精神障碍。

（5）虚构（Confabulation）：是指由于遗忘，而用未亲身经历过的事件来填补记忆缺损。多见于痴呆。当虚构与近事遗忘、定向障碍同时出现时称作柯萨可夫综合征（Korsakoff Syndrome），又称遗忘综合征。多见于慢性酒精中毒性精神障碍等。

五、智能障碍

智能（Intelligence）是指用既往获得的知识、经验来解决新问题、形成新概念的能力，包括观察力、记忆力、注意力、思维能力和想象力等。

常见的智能障碍有：

（一）精神发育迟滞（Mental Retardation，MR）

精神发育迟滞是指在18岁以前（包括先天或围生期），由于各种原因导致大脑发育不良或受阻。

（二）痴呆（Dementia）

痴呆是指在18岁以后，由于各种原因导致智能、记忆和人格的损害。

1. 按大脑病理变化的性质、范围来分

（1）全面性痴呆：多见于阿尔茨海默病和麻痹性痴呆。

（2）部分性痴呆：多见于脑外伤后和血管性痴呆的早期。

2. 按临床来分

（1）真性痴呆：大脑组织结构有器质性损害。多见于阿尔茨海默病和麻痹性痴呆等。

（2）假性痴呆：在强烈精神创伤出现的类似痴呆表现，大脑组织结构无器质性损害。多见于癔症和反应性精神障碍等。有以下几种形式：①刚塞综合征（Ganser Syndrome）：又称心因性假性痴呆，即对简单问题给予近似而错误的回答，但对某些复杂活动尚能完成；②童样痴呆（Puerilism）：以幼稚的言行为特征，如见人就叫叔叔、阿姨；③抑郁性假性痴呆（Depressive Pseudodementia）：是指严重抑郁症患者出现的类似痴呆表现，随抑郁缓解而缓解。

六、定向障碍

定向力是指一个人对时间、地点、人物以及自身状态的认识能力。定向障碍（Disorientation）多见于器质性精神障碍。需要注意的是，定向障碍是意识障碍的一个重要标志，但有定向障碍不一定是意识障碍。

七、情感障碍

情感（Affection）/情绪（Emotion）是指个体对客观事实的态度，以及由此产生的内心体验。心境（Mood）是指一种较微弱而持续的情绪状态。

常见的情感障碍有：

（一）情感性质的改变

（1）情感高涨（Elation）：表现为不同程度的病态喜悦。常见于躁狂症。在脑器质性精神障碍和醉酒状态下出现的病态喜悦，称欣快（Euphoria）。

（2）情感低落（Depression）：严重时可出现自杀观念与企图。常见于抑郁症。

（3）焦虑（Anxiety）：指在缺乏相应的客观刺激下，患者出现担心、紧张，伴心悸、手抖、出汗等自主神经功能紊乱。严重时可出现濒死感，伴呼吸困难，称为惊恐发作（Panic Attack）。多见于焦虑症、恐怖症等。

（4）恐惧（Phobia）：是指面临不利的或危险处境时的情绪反应。常见于恐怖症等。

（二）情感波动性的改变

（1）情感不稳（Unstable Emotion）：患者喜怒无常，心情变化莫测。常见于脑器质性精神障碍。

（2）情感淡漠（Apathy）：对外界刺激缺乏相应的情感体验。常见于精神分裂症。

（3）易激惹（Irritability）：因小事而引起强烈的情感反应。常见于人格障碍、躁狂症等。

（三）情感协调性的改变

（1）情感倒错（Parathymia）：指情感表现与其内心体验或处境不相协调。多见于精神分裂症。

（2）情感幼稚：指成人的情感反应如同小孩，变得幼稚。多见于癔症和痴呆。

八、意志障碍

意志（Will）是指人们自觉确定目标，并克服困难用自己的行动去实现目标的心理过程。

常见的意志障碍有：

（1）意志增强（Hyperbulia）：指病态的意志活动增多。常见于精神分裂症等。

（2）意志减弱（Hypobulia）：指意志活动减少。常见于抑郁症、慢性精神分裂症。

（3）意志缺乏（Abulia）：指意志活动缺乏，行为孤僻、退缩。常见于精神分裂症衰退期。

（4）矛盾意向（Ambitendency）：表现为同一事物，同时出现两种完全相反的意向和情感。如见到熟人，一面想去握手，一面却把手缩回来。多见于精神分裂症。

九、动作和行为障碍

动作（Act）是指简单的随意和不随意行动，称动作。

行为（Behavoiur）是指有动机、有目的而进行的复杂随意运动。

动作和行为障碍又称为精神运动性障碍。

常见的动作和行为障碍有：

（一）精神运动性兴奋（Psychomotor Excitement）

精神运动性兴奋是指动作、行为增多。

（1）协调性精神运动性兴奋：多见于躁狂症。

（2）不协调性精神运动性兴奋：多见于精神分裂症青春型。

（二）精神运动性抑制（Psychomotor Inhibition）

精神运动性抑制是指动作、行为减少。

（1）木僵（Stupor）：动作行为和言语活动完全抑制。多见于精神分裂症紧张型、严重抑郁症、应激相关障碍和脑器质性精神障碍。

（2）蜡样屈曲（Waxy Flexibility）：指在木僵的基础上，患者的肢体任人摆布。可出现“空气枕头”。多见于精神分裂症紧张型。

（3）缄默症（Mutism）：患者缄默不语。多见于癔症、精神分裂症紧张型。

（4）违拗症（Negativism）：患者对于要求他做的动作，不但不执行，反而抗拒或做出相反的动作。仅抗拒的，称为被动性违拗症（Passive Negativism）；做出相反动作的，称为主动性违拗症（Active Negativism）。多见于精神分裂症紧张型。

（三）刻板动作（Stereotyped Act）

患者机械、刻板、反复重复某一单调动作，常与刻板言语同时出现。多见于精神分裂症紧张型。

（四）模仿动作（Echopraxia）

患者无目的地模仿别人的动作，常与模仿言语同时出现。多见于精神分裂症紧张型。

（五）作态（Mannerism）

患者做出古怪的、愚蠢的、幼稚的动作、姿势等。多见于精神分裂症青春型。

十、意识障碍

意识（Consciousness）是指患者对周围环境及自身的认识和反应能力。

常见的意识障碍有：

（一）意识清晰度的降低

（1）嗜睡（Drowiness）：意识清晰度降低极轻。患者在安静环境下经常处于睡眠状态，能进行正常的交谈。见于多种疾病。

（2）意识混浊（Confusion）：意识清晰度轻度降低。患者反应迟钝，思维缓慢等。此时吞咽、角膜、对光反射存在，病理反射阳性。多见于躯体疾病所致精神障碍。

（3）昏睡（Sopor）：意识清晰度中度降低。患者的环境意识和自我意识均丧失，言语消失。角膜反射减弱，吞咽、对光反射仍存在，病理反射阳性。

（4）昏迷（Coma）：意识完全丧失，以痛觉反应和随意运动消失为特征。对任何刺激均不能引起反应，吞咽、对光反射消失，可有病理反射。多见于严重的脑部疾病和躯体疾病的垂危期。

（二）意识范围的缩小

蒙眬状态（Twilight State）是指患者意识范围的缩小，同时又有意识清晰度的降低。表现为联想困难，表情呆板，可有定向障碍，片断的幻觉、错觉、妄想等。多见于癫痫性精神障碍、癔症等。

（三）意识内容的变化

谵妄状态（Delirium）是指患者在意识清晰度降低的同时，出现大量的错觉、幻觉，以幻视多见，幻觉的内容多为生动、鲜明的情景，带有恐怖性。患者思维不连贯。

患者常感紧张、恐惧。多有不协调性精神运动性兴奋。存在定向障碍。谵妄状态多有昼轻夜重的特点。

十一、自知力缺乏

自知力又称领悟力、内省力，是指患者对自己精神疾病的认识和判断能力。在临床上一般以精神症状消失，并认识到自己的精神症状是病态的，愿意接受治疗，即为自知力恢复。需要强调的是：①临床上将有无自知力以及自知力恢复的程度作为判定病情轻重和疾病转归的重要指标；②自知力完整是精神病患者临床痊愈的重要指标；③有无自知力是判断精神病与神经症的重要指标。前者一般缺乏，不主动求医；后者一般存在，主动求医。

（李　洁）

第二节　精神科病史采集及精神检查

一、精神科病史采集

（一）病史格式与内容

包括一般资料、主诉、现病史、既往史、个人史、家族史。

（1）一般资料包括姓名、性别、年龄、婚姻、民族、籍贯、职业、文化程度、住址、电话号码、入院日期、病史提供者及对病史资料可靠性的估计。

（2）主诉：主要精神症状及病程。

（3）现病史为病史的重要部分。其主要包括以下内容：①发病的可能原因：询问病人发病的环境背景及与病人有关的生物、心理、社会因素，以了解病人在什么情况下发病。如有社会心理因素，应了解其内容与精神症状的关系，是发病原因还是诱因，有无感染、中毒、躯体疾病等因素的作用。②起病形式及早期症状：一般临床上将从精神状态大致正常到出现明显精神障碍，时间在2周之内者称为急性起病，2周到3个月为亚急性起病，3个月以上为慢性起病。如谵妄多为急性起病，而痴呆多为慢性起病。③疾病发展及演变过程：可按时间先后分段作纵向描述。内容包括发病前的正常精神活动状况；疾病的首发症状、症状的具体表现及持续的时程、症状间的相互关系、症状的演变及其与生活事件、心理冲突、所用药物之间的关系；与既往社会功能比较所发生的功能变化；病程特点为进行性、发作性还是迁延性等。如病程较长，可重点对近一年社会功能、生活自理的情况进行详细了解。④病时的一般情况：如工作、学习、睡眠、饮食的情况，生活自理如何。⑤既往与之有关的诊断、治疗用药及疗效详情。

（4）既往史：询问有无发热、抽搐、昏迷、药物过敏史，有无感染、中毒及躯体疾病史，特别是有无中枢神经系统疾病如脑炎、脑外伤。应注意这些疾病与精神障碍之间在时间上有无关系，是否存在因果关系。有无酗酒、吸毒、性病、自杀史及其他精神病史。

（5）个人史：一般指从母亲妊娠到发病前的整个生活经历，但应根据病人发病年龄或个体情况进行重点询问。如是儿童及青少年应详细询问母亲怀孕时健康状况及分娩史，病人身体、精神发育史，有无神经系统病史，学习及家庭教育情况以及与双亲的关系等；女性的月经、分娩、绝经期是精神疾病的好发时期，应明确其与精神症状有无关系。青春期发育过程亦应了解等。

(6) 家族史：包括双亲的年龄、职业、人格特点，家庭结构、经济状况、社会地位，家庭成员之间的关系特别是双亲相互关系、亲子关系以及家庭中发生过的特殊事件等。

（二）采集病史应注意的事项

(1) 病史采集应尽量客观、全面和准确，可从不同的知情者处了解病人不同时期、不同侧面的情况，相互核实，相互补充。

(2) 采集病史时，如何收集有关人格特点的资料是初学者比较难以掌握的问题。一般可以从以下几个方面加以询问：①人际关系；②习惯；③兴趣爱好；④占优势的心境；⑤是否过分自信或自卑，是否害羞或依赖；⑥对外界事物的态度和评价。

(3) 采集病史时询问的顺序，在门诊由于病人和家属最关心的是现病史，且受时间限制，一般先从现病史问起。住院病史的采集则多从家族史、个人史、既往史谈起，在对发病背景有充分了解的情况下更有利于现病史的收集，但可根据具体情况灵活掌握。

(4) 记录病史应如实描述，但应进行整理加工，使条理清楚、简明扼要，能清楚反映疾病的发生发展过程以及各种精神症状特点。

二、精神状况检查

（一）精神状况检查的内容

1. 外表与行为

(1) 外表：包括体格、体质状况、发型、装束、衣饰等。严重的自我忽视如外表污秽、邋遢，提示有精神分裂症、酒精或药物依赖及痴呆的可能。躁狂病人往往有过分招摇的外表。明显的消瘦除了考虑伴发严重的躯体疾病外，在年轻女性病人身上也应考虑神经性厌食的可能。

(2) 面部表情：从面部的表情变化可以推测一个人目前所处的情绪状态，如紧锁的眉头、哀怨的神情提示抑郁的心情。

(3) 活动：躁狂病人总是活动过多，不安分；抑郁病人少动而迟缓；焦虑的病人表现出运动性的不安，或伴有震颤。有些病人表现出不自主的运动，如抽动、舞蹈样动作等。

(4) 社会交往：了解病人与周围环境的接触情况，是否关心周围的事物，是主动接触还是被动接触，合作程度如何。躁狂病人倾向于打破社会常规，给人际交往带来种种麻烦；而精神分裂症患者在社交行为上是退缩的，有的痴呆病人会出现显著的社交障碍。

(5) 日常生活能力：病人能否照顾自己的生活，如自行进食、更衣、清洁等。

2. 言谈与思维

(1) 言谈的速度和量：有无思维奔逸、思维迟缓、思维贫乏、思维中断等。

(2) 言谈的形式：有无思维松弛、破裂、象征性思维、逻辑倒错或词语新作。

(3) 言谈内容：是否存在妄想，妄想的种类、内容、性质、出现时间、是原发还是继发、发展趋势、涉及范围、是否成系统、内容是荒谬还是接近现实、与其他精神症状的关系等。是否存在强迫观念及与其相关的强迫行为。

3．**情绪状态**

情感活动可通过主观询问与客观观察两个方面来评估。客观表现可以根据病人的面部表情、姿态、动作、讲话语气、自主神经反应（如呼吸、脉搏、出汗等）来判定。主观的体验可以通过交谈，设法了解病人的内心世界。可根据情感反应的强度、持续性和性质，确定占优势的情感是什么，包括情感高涨、情感低落、焦虑、恐惧、情感淡漠等；情感的诱发是否正常，如易激惹；情感是否易于起伏变动，情感是否脆弱；有无与环境不适应的情感，如情感倒错。如果发现病人存在抑郁情绪，一定要询问病人是否有自杀观念，以便进行紧急危机干预。

4．**感知**

有无错觉，错觉的种类、内容、出现时间和频率，与其他精神症状的关系；是否存在幻觉，幻觉的种类、内容，是真性还是假性，出现的条件、时间与频率，与其他精神症状的关系及影响。

5．**认知功能**

（1）定向力：包括自我定向，如姓名、年龄、职业，以及对时间（特别是时段）的估计，对地点、人物及周围环境的定向能力。

（2）注意力评定：是否存在注意减退或注意涣散，有无注意力集中方面的困难。

（3）意识状态：根据定向力、注意力（特别是集中注意的能力）及其他精神状况，判断是否存在意识障碍及意识障碍的程度。

（4）记忆评估：瞬时记忆、短时记忆和长时记忆的完好程度，是否存在遗忘、错构、虚构等症状。

（5）智能：根据病人的文化教育水平适当提问，包括一般常识、专业知识、计算能力、理解能力、分析综合能力及抽象概括能力，必要时可进行专门的智能测查。

6．**自知力**

经过病史的采集和全面的精神状况检查，医生还应大致了解病人对自己精神状况的认识。可以就个别症状询问病人，了解病人对此的认识程度；随后医生应该要求病人对自己的整体精神病况做出判断，可由此推断病人的自知力，并进而推断病人在今后诊疗过程中的合作程度。

（二）特殊情况下的精神状况检查

1．**不合作的病人**

病人可能由于过度兴奋、过度抑制（如缄默或木僵）或敌意而不配合医生的精神检查。医生只有通过对以下几个方面的细心观察，才能得出正确的诊断推论。

（1）一般外貌可观察病人的意识状态、仪表、接触情况、合作程度、饮食、睡眠及生活自理状况。

（2）言语有无自发言语，是否完全处于缄默；有无模仿言语、持续言语。缄默患者能否用文字表达自己的思想。

（3）面部表情有无呆板、欣快、愉快、忧愁、焦虑等，有无凝视、倾听、闭目、恐惧表情。对医务人员、亲友的态度和反应如何。

（4）动作行为有无特殊姿势，动作增多还是减少；有无刻板动作、模仿动作；动作有无目的性；有无违拗、被动服从；有无冲动、伤人、自伤等行为。

2．**意识障碍的病人**

如果一个病人呈现神情困惑、言语无条理、行为无目的、睡醒节律紊乱，高度提示该病人存在意识障碍。应从定向力、瞬间记忆、注意力等几个方面对其进行评估。要估计意识障碍的严重程度，并推测造成意识障碍的原因，以便紧急采取有可能挽救病人生命的措施。

3. 风险评估

在精神科只有两种情况需要做出紧急风险评估，一种是病人存在伤人行为，另一种是病人可能存在自伤的危险。一般来说，严重的抑郁症患者、老年男性、支持系统差者、社会经济地位低者、以往出现过自伤史者等，都是自伤或自杀的高风险因素；而精神分裂症、命令性幻听、男性、既往暴力史等，提示伤人风险性较高。可针对不同情况采取相应措施降低风险。如事先警告患者的监护人，对患者可能出现的行为采取防备；在人身安全受到威胁时通知警察；入院前严格检查病人随身携带的物品；在紧急情况下强制病人住院治疗等。

第三节　精神疾病诊断方法

经过详尽的精神检查，病人还需要躯体及神经系统检查、实验室检查、脑影像学检查和神经心理学评估的资料，医生可以对患者当前的精神状态做出初步判断，再进一步结合完整的病史资料，特别是个人生活史、发病史、相关社会心理因素，进行分析归纳，得出“目前诊断”，这就是精神科诊断过程。在精神科诊断思维过程中，要考虑到以下几个因素。

一、横向诊断过程

横向诊断包括了精神科现状检查与精神活动的动态观察两个方面。精神现状检查目的是要发现占优势的精神活动。一个抑郁症患者占优势的临床表现一般会是“情绪低落、兴趣减退、精力下降、丧失快乐体验”，如果我们发现一个病人以此为主要临床综合征，“抑郁状态”的诊断就不难做出。同样，如果一个人总是喋喋不休地对医生叙说遭受别人迫害的体验，但又毫无事实根据，且对任何不同意见都激烈反驳，甚至对不同意见者本人也产生怀疑，应首先考虑“偏执状态”的诊断。然而，只是横断面、静态地观察病人的精神状态肯定是不够的。如一位病人在夜晚表现行为紊乱、动作毫无目的性、目光茫然、应答不切题，而白天却表现相对正常，如果不了解谵妄本身就具有波动性，特别是夜间加重的特性，临床医生很可能会对这一病人的诊断产生困惑。

二、纵向诊断过程

纵向诊断过程即要结合病人的年龄、性别、职业、生活环境、既往人格特点、疾病史、家族史以及起病形式、病程特点来考虑诊断。如年老的初发病例首先要考虑脑器质性精神障碍；接触有毒工种者应考虑是否为中毒性精神障碍；强迫症患者病前多有过于刻板迂腐、过分追求完美、行事谨小慎微等性格特点；阿尔茨海默病有较高的家族发病史等。前文讲过，起病有急性、亚急性和慢性，病程发展有发作性、周期性、间歇性、进行性等几种形式。急性起病常为感染、中毒所致的精神障碍以及癔症和应激性障碍；精神分裂症多起病隐匿，进行性进展；阵发性或反复发作性的病程可见于情感性精神障碍。

三、诊断过程中还应注意的几个问题

（1）医生应经过横向与纵向的诊断过程，在全面掌握了病人的精神状态及其动态

变化，详细了解了病人的生活方式、发病前的相关社会心理因素，综合分析了生物学因素如遗传、躯体疾病、药物等在起病中的作用之后而作出诊断。

（2）要根据等级诊断，首先确定病人是否有器质性因素，只有排除了器质性问题，才考虑功能性精神障碍。

第四节　常用的精神障碍诊断分类系统

一、国际精神障碍分类系统

世界卫生组织编写了《疾病及有关健康问题的国际分类》（International Statistical Classification of Diseases and Related Health Problems，ICD），简称国际疾病分类。此书目前已出到第10版（1992年），简称ICD－10，包括各科疾病。第五章是关于精神障碍的分类，在精神科文献中，ICD－10通常是ICD－10第五章的简称。

ICD－10主要分类类别如下：

F00－F09器质性（包括症状性）精神障碍；

F10－F19使用精神活性物质所致的精神及行为障碍；

F20－F29精神分裂症、分裂型及妄想性障碍；

F30－F39心境（情感性）障碍；

F40－F49神经症性、应激性及躯体形式障碍；

F50－F59伴有生理障碍及躯体因素的行为综合征；

F60－F69成人的人格与行为障碍；

FT0－F79精神发育迟滞；

F80－F89心理发育障碍；

F90－F98通常发生于儿童及少年期的行为及精神障碍；

F99待分类的精神障碍。

二、美国精神障碍分类系统

美国的精神障碍分类系统称为精神障碍诊断与统计手册（Diagnostic and Statistical Manual of Mental Disorders，DSM），DSM－Ⅲ于1980年出版。其分类框架与前两版有较大的修订，如取消了精神病与神经症的严格划分，取消了神经衰弱的诊断类别，肢解了神经症，并对每个诊断都定出了一个明确的诊断标准，使诊断的一致性大为提高等。另外还提出了多轴诊断的概念（但仍以临床轴为主）。1994年出版了第4版（DSM－Ⅳ）。

DSM－Ⅳ系统将精神障碍分为17大类：

（1）通常在儿童和少年期首次诊断的障碍；

（2）谵妄、痴呆、遗忘及其他认知障碍；

（3）由躯体情况引起、未在他处提及的精神障碍；

（4）与成瘾物质使用有关的障碍；

（5）精神分裂症及其他精神病性障碍；

（6）心境障碍；

（7）焦虑障碍；

（8）躯体形式障碍；

（9）做作性障碍（Factitious Disorder）；

(10) 分离性障碍 (Disacciative Disorder);
(11) 性及性身份障碍;
(12) 进食障碍;
(13) 睡眠障碍;
(14) 未在他处分类的冲动控制障碍;
(15) 适应障碍;
(16) 人格障碍;
(17) 可能成为临床注意焦点的其他情况。

三、中国精神障碍分类系统

我国自1986年以来，制定出了我国的诊断分类系统及诊断标准（Chinese Classification and Diagnostic Criteria of Mental Disorders，CCMD）。根据应用CCMD上两版，特别是CCMD-2使用过程中存在的一些争议以及与国际接轨的需要，中国精神障碍分类与诊断标准第3版工作组在1996—2000年期间，对17种成人精神障碍及部分儿童有关精神障碍的分类与诊断标准，开展现场测试与前瞻性随访观察，完成了CCMD-3的编制。CCMD-3兼用症状分类和病因病理分类方法，例如，器质性精神障碍、精神活性物质和非成瘾物质所致的精神障碍、应激相关障碍中的某些精神障碍按病因病理分类，而“功能性精神障碍”则采用症状学的分类。

CCMD-3主要分类类别:

(1) 器质性精神障碍;
(2) 精神活性物质与非成瘾物质所致精神障碍;
(3) 精神分裂症和其他精神病性障碍;
(4) 心境障碍（情感性精神障碍）;
(5) 癔症、严重应激障碍和适应障碍、神经症;
(6) 心理因素相关的生理障碍;
(7) 人格障碍、习惯和冲动控制障碍、性心理障碍;
(8) 精神发育迟滞与童年和少年期心理发育障碍;
(9) 童年和少年期多动障碍、品行障碍、情绪障碍;
(10) 其他精神障碍及心理卫生情况。

第五节　广州市社区精神科门诊病历的书写

社区精神科门诊病历与其他科的门诊病历有很大的区别，精神病防治医生要熟悉其内容，并按要求书写。

一、社区精神科门诊病历的主要用途

社区精神科医生为精神疾病患者就诊时需记录病史、病情变化、治疗经过及疗效等内容。它是医疗、教学、科研及卫生保健的重要资料，而且具有法律效用。

二、社区精神科门诊病历的使用范围

(1) 建立社区精神科家庭病床;
(2) 社区精神科免费门诊;

（3）社区精神科门诊。

三、如何写好社区精神科门诊病历

（一）病历书写的基本原则

（1）以认真负责的态度对待病历书写。病历不仅是医务人员对疾病诊断、治疗及预防复发的重要依据，也是临床实践的经验总结；病历的质量也体现着某医疗机构的医疗质量、管理水平和医务人员的业务素质。因此，医务人员应以认真负责的精神与严谨的科学态度来对待病历书写。

（2）病历的内容要完整，实事求是，重点突出，主次分明，条理清楚，语句通顺，字迹清楚，文字规范，不随意涂改。

（二）填写封面的要求

（1）按内容逐项填写。

（2）药物过敏史：有则填写药物的名称，无则填写“无”。

（三）首页填写的要求

病历号：按建立病历的顺序排列，5 位数字。

病历内容包括以下方面：

1．一般资料

姓名→首次发病年龄。

该部分内容按要求逐项填写，即使内容相同也要详细书写，如地址、邮政编码、电话等。曾入住精神病科（院）次数（指累计数），从来没有住院者填“00”。

2．主（代）诉

起病形式＋主要表现＋病程时间（30 字以内）。

3．现病史

描述首次发病到现在建立病历时的病程，按时间先后描述临床表现、治疗经过、诊断与治疗情况、疗效。

现病史要体现出与主诉相关并能反映出疾病的诊断和鉴别诊断的重要内容，具体包括：

（1）起病时间。

（2）病前因素。病因：产生该病的原因。它与疾病的发生、症状、病程及预后有重要的意义。诱因：产生该病的辅助原因。其中包括生物学因素（如分娩、外伤、一般感染或中毒）、心理因素、社会因素，这些有害因素对一个内源性精神病起促发作用。不明原因：没有找到明确的原因。

（3）起病形式。临床上通常把起病形式分为三种。急性：少于 1 个月；亚急性：1～3 个月；慢性：多于 3 个月。

（4）主要症状及症状演变过程。客观描述病态表现，注意病程的连贯性或规律性。症状的变化用反复、复发、周期性、间歇性、发作性或持续性等来描述。

（5）诊治经过。无治疗：可以用一句话来概括，如“起病以来无任何治疗”。有治疗：记录诊治医院名称、诊断及治疗经过、疗效。

（6）发病后的一般情况、精神科的特殊情况及社会功能。记录患者饮食、睡眠、生活自理的能力、工作及人际关系的情况，有无伤人、毁物、自伤、自杀等行为。

(7) 鉴别诊断的主要内容。

4. **既往史**

从出生到目前的健康状况，按项目内容填写。

5. **个人史**

按项目内容填写。

6. **家族史**

家庭结构：按精神疾病流行病学资料来分。

核心型：指一户中，只有一人生活；一对夫妻生活；一对夫妻与未婚子女生活。

大家庭：指三代人或四代人在一户共同生活。

中间型：已婚的两代人或弟妹与兄嫂在一户共同生活。

7. **家族成员中的神经、精神病史**

记录父母双方三代直系亲属有无精神病、神经症、人格障碍、癫痫、精神发育迟缓等病史。有则记录与患者的关系和疾病名称，无则记录未获精神病史。

8. **精神检查**

运用症状学标准来判断病人目前属于哪种症状，采用画“√”或文字的形式记录。

9. **自知力的评定**

自知力指患者对其自身精神病状态的认识能力。自知力缺失：患者否认有精神失常，拒绝就诊及治疗。自知力不全：患者口头上承认有精神病，但对病态表现没有正确的分析和批判力。自知力完整：需具备三个指标：①知道自己患了精神病；②能指出哪些是病态的表现，并有深刻的分析和批判力；③主动求医，积极治疗与康复。

10. **精神检查异常和不合作病人的具体描述**

主要记录有诊断意义的阳性、阴性症状；对不合作的患者主要从以下方面记录：

一般表现：接触的合作程度，姿态，生活是否能够自理；

言语：吐字是否清晰，声音高低，是否能用手势或表情示意。缄默不语的人能否用文字表达其内心体验和要求，有无失语症。

表情与情感反应：表情有无变化，对亲友、工作人员的态度；询问其个人情况时有无情感流露。观察患者是否精神恍惚、茫然及伴随的动作。

动作及行为：有无本能活动亢进现象，动作增多或减少，有无蜡样屈曲、刻板动作、模仿动作或重复动作；对命令是否服从；有无冲动、伤人、自伤行为；有无抗拒、违拗、攻击及被动服从等。

11. **精神科诊断**

按《中国精神障碍分类与诊断标准第三版》(CCMD-3) 的诊断标准进行诊断，并正确书写诊断名称。

更改诊断：以后诊断有修改才填写。

12. **目前疗效**

痊愈：精神病症状完全消失，自知力完整，恢复社会功能。

显好：精神病症状大部分消失，对病态有一定的认识，但自知力不全。

好转：精神病症状有所减轻，对病态有模糊认识或无认识。

无效：病情无改善，精神病症状仍存在。

复发：疗效达到治愈 3 个月以上，又出现新的精神病性症状，或既往症状重现。

恶化：病情显著好转后，又出现原症状或残余症状显著加重。

13. **目前主要残留症状**

用精神科的症状学术语来描述。

14. **治疗**

有八项选择，根据目前病人情况在相应栏目中画“√”。

15. **防治康复计划**

医生制订防治康复计划时，应根据患者目前病情，结合实际情况来制订。

例如，一位中年精神分裂症患者痊愈出院一个月，目前病情稳定，身体状况良好。防治康复计划（供参考）：①按医嘱服药，坚持治疗；②定期复诊；③看书、读报；④积极参加家务劳动或社会活动；⑤参加工疗站或康复中心训练；⑥做力所能及的工作。

（四）填写续页的要求

1. **右上角**

书写患者姓名、病历号。

2. **首次病情记录**

（1）年、月、日。

（2）目前病情表现。

（3）阳性体征及阳性结果。

（4）医嘱和注意事项。

（5）医生签名。

3. **复诊记录**

（1）年、月、日。

（2）记录病情变化及诊疗情况，内容包括：①病人自觉症状、心理活动、睡眠、饮食等情况，新症状的出现及体征的改变，是否有并发症；②对现病史或其他方面资料的补充；③实验室检验结果、特殊检查结果及判断意见；④家属及有关人员所反映的情况及要求，向患者家属或患者单位及精神病防治干部反映情况及特殊处理的意见；⑤修正诊断的依据；⑥医嘱。

（3）医生签名。

4. **设立家庭病床**

（1）建立家庭病床的时间、原因。

（2）疾病的诊断、治疗方案及医嘱。

（3）记录内容与复诊雷同。

（4）撤床或转诊的时间、原因。

（5）撤床后的治疗、康复措施。

第六节　“十一五”全国精神病防治康复工作统一表卡的使用说明

一、表卡的作用

在社区精神病防治康复工作中使用全国统一表卡，是推行精神病防治康复工作科学化、规范化管理的重要措施。表卡的作用规范了自摸底调查到评估的每一个环节的操作，确保精神病患者数和资料的准确性、完整性，有利于各级精神病防治康复工作的管理和业务指导。

二、表卡的种类

表卡的种类包括：精神疾病线索调查问卷（表一），线索调查登记表（表二），精神病患者情况变动报告卡（表三），精神病患者防治康复登记表（表四），精神病防治康复记录手册（表五），精神病防治康复工作报表（表六）。

具体内容将在后文详细介绍。

三、表卡的内容、用途及使用说明

（一）精神疾病线索调查问卷（表一）

1. 精神疾病线索调查问卷的内容

指导语：我们需要了解您身边的人（居委会的居民、村里的人、家中的人）是不是患有精神疾病，不论何时有过以下任何一点症状，现在或没好，都请您提出来。您提供的情况我们将会保密，请您合作。谢谢。

现在请问您，有没有人发生过以下情况：

（1）变得孤僻少语，不愿与别人接触。

（2）经常无目的乱走，出现一些别人无法理解的行为，甚至不知羞耻。

（3）无缘无故伤自己，或伤别人，或毁坏东西。

（4）动作非常缓慢，做什么事情都很慢，甚至整天躺在床上不动不说话。

（5）爱管闲事，整天忙碌不停，或花钱。

（6）毫无原因地大发脾气，什么都不顾忌。

（7）哭笑无常，或独自发笑，或出怪像做鬼脸。

（8）兴奋、话多，说个不停，或吹嘘自己脑子特别聪明。

（9）情绪低落，或常独自流泪，或厌世想死，或焦虑不安。

（10）话少、冷淡、对任何事都不关心，对家中亲人也毫无感情。

（11）胡言乱语，或自言自语，或说些别人听不懂的话。

（12）认为自己的脑子不受自己控制。

（13）多疑，或没有根据地认为别人害自己，控制自己。

（14）极不现实地吹嘘自己才智过人，权重位高。

（15）乱说别人追求自己，或怀疑配偶有姘头。

（16）听到别人听不到的声音，或乱说有人在谈论自己。

（17）看到或闻到不存在的东西、气味，或尝到水里或饭里有怪味、毒药味等。

（18）生活工作能力明显下降，或变得呆滞、傻乎乎的。

（19）记忆力非常差，甚至记不住子女的年龄，或常忘记东西，或出门后找不到回家的路。

（20）变得衣着不整或穿戴怪异，或不知饥饱，或不知清洁，甚至大小便也不知避人。

（21）有“羊癫风”（癫痫），后来出现过精神不正常，如说糊涂话，躁动不安，行为反常，痴呆，凶狠任性等。

(22) 吃药成瘾，或吸毒，或经常大量饮酒，不喝就受不了。

(23) 脾气特别古怪，变得幼稚、自私，连亲人也不相信，或认为别人偷他的东西，或胡乱说子女不给他吃穿。

(24) 自幼呆傻，不能上学，不会自理生活，或虽能勉强读书，但又出现过行为反常，胡言乱语，吵闹毁物等。

2. 用途

此问卷是发现精神疾病线索的工具，由专业技术人员和经过专业培训的调查者使用，用于发现各种功能性、器质性精神病，中、重度精神发育迟滞，以及人格障碍和药物、酒精依赖等患者。

3. 使用说明

在使用此问卷时，调查人员必须认真地向被调查人（一般是居、村委会干部，熟悉当地情况的居民、民警等）说明开展精神病防治康复工作的目的和意义，努力消除其种种顾虑，争取他们的合作。

对"精神疾病线索调查问卷"的内容要逐条逐句地讲解，在讲解每一条症状表现时，尽量用通俗易懂的语言描述清楚，让被调查人尽可能提供线索。当被调查人提供某人符合问卷某一条中的某一个症状时，就使用线索调查登记表（表二）。

（二）线索调查登记表（表二）

1. 线索调查登记表的内容

_____市（县）_____区________街道（乡镇）________居（村）委会

编号	姓名	性别	年龄	单位及职业	家庭详细地址	户主姓名	与户主关系	符合表一第几条	诊断结果	备注

2. 用途

用于标记已经发现的精神病患者线索，以便于调查者循线索入户确定病例。

3. 使用说明

调查人员在讲解每一条症状表现时，被调查者提供的每一条线索都应登记在本表中，要写清线索人的姓名、性别、年龄、单位及职业、家庭详细地址、户主姓名以及户主与线索人的关系，特别需要注意的是，要填写该线索人的表现符合《精神疾病线索调查问卷》（表一）的第几条。

由摸底调查区域内的户籍管理人员、居（村）民委员会干部填写，为专业人员入户诊断提供参考。

调查结束之后，此表统一装订，由区县精神病防治办公室保存。

（三）精神病患者情况变动报告卡（表三）

1．精神病患者情况变动报告卡的内容

编号：

新发现□ 迁入□ 迁出□ 走失□ 死亡□

> ________街道（乡镇）____________居（村）委会
> 姓名____________性别______年龄______
> 单位____
> 家属姓名____________与患者关系____________
> 家庭详细地址____
> ____
> 主要情况说明：（说明新发现患者符合线索调查问卷第几条、从何处迁入、迁往何处、走失及死亡时间等相关情况）
>
> 报告人：__________
> 报告日期：____年____月____日

2．用途

建立报告制度，居、村委会向街道、乡镇精神病防治康复办报告精神病患者的变更情况时使用，如新发现、迁入、迁出、走失、死亡。

3．使用说明

居委会、精神病防治人员一旦发现可疑患者，或精神病患者迁入、迁出、走失、死亡的情况，在一周内报至街道、乡镇精神病防治医生。

精神病防治医生接到报告卡后应尽快对新发现的患者进行诊断，确诊为精神病患者的要建档立卡，纳入管治中。

填写此卡时，根据患者的实际情况，在相应的“□”内画“√”，其他的如实填写。

“新发现”记录符合线索调查问卷第几条。

“迁入”何时何处迁入及患者的主要表现。

“迁出”记录何时迁往何处，如迁往广州市应由街道、乡镇或区县精神病防治办将患者档案转交患者居住地相关单位，继续纳入社区精神病防治康复工作管理中。

“走失”记录走失时间。

“死亡”死亡时间及原因等相关情况。

（四）精神病患者防治康复登记表（表四）

1．精神病患者防治康复登记表的内容

编号：

________市（县区）__________街道（乡镇）__________居（村）委会（社区）

姓名__________性别______出生日期________年______月______日 出生地________

民族______婚姻状况（未婚、已婚、丧偶、离婚）文化程度________职业________

医疗费用（城镇职工医疗保险、农村合作医疗、其他医疗保险、自费、医疗救助、其他____________________）

户口所在地＿＿＿＿＿＿＿＿＿＿＿＿＿＿＿＿居住地址＿＿＿＿＿＿＿＿＿＿＿＿＿＿＿
邮编＿＿＿＿＿＿电话＿＿＿＿＿＿＿工作单位＿＿＿＿＿＿＿＿＿＿＿＿＿＿＿＿＿＿＿
看护人姓名＿＿＿＿＿地址＿＿＿＿＿＿＿＿＿＿＿＿＿＿＿＿＿＿
邮编＿＿＿＿＿＿电话＿＿＿＿＿＿看护人与患者的关系＿＿＿＿＿＿
初发病日期＿＿＿＿＿＿＿＿＿＿

以往主要症状：（请在符合的项目上打"√"）耳闻人语、猜疑、思维混乱、言语文字难以理解、情绪不稳定、欣快、忧愁、烦躁、兴奋、悲伤、紧张、恐怖、平淡、呆滞、健忘、冲动、睡眠障碍、饮食紊乱、性欲异常、闭门不出、不修边幅、行为退缩、孤独不合群、不能有效工作学习、生活不能自理、人际关系紧张、不承认自己有病、拒绝看病和治疗，其他＿＿＿＿＿＿＿＿＿＿＿＿＿＿＿

以往治疗情况：（1）无；（2）有（①门诊 ②住院 ③家庭病床 ④社区）
用过何种药物＿＿＿＿＿＿＿＿＿＿＿＿＿
治疗效果＿＿＿＿＿＿＿＿＿＿＿＿＿

目前病情：（1）症状明显；（2）好转；（3）稳定

发病对家庭、社会的影响：（1）无；（2）有（妨害或攻击他人、毁坏物品、追逐异性、扰乱正常秩序、纵火、杀人、自残、自伤、自杀、其他＿＿＿＿＿＿＿＿＿＿＿＿＿＿＿＿＿）

有无其他疾病：（1）无；（2）有（曾患＿＿＿＿＿＿＿＿＿＿＿＿＿＿＿＿；
现患＿＿＿＿＿＿＿＿＿＿＿＿＿＿＿＿）

有无精神病家族史：（1）无；（2）有，疾病名称＿＿＿＿＿＿；与患者关系＿＿＿＿＿
诊断＿＿＿＿＿＿＿＿＿＿＿＿确诊医院＿＿＿＿＿＿＿＿确诊日期＿＿＿＿＿＿
更改诊断＿＿＿＿＿＿＿更改诊断医院＿＿＿＿＿＿更改诊断日期＿＿＿＿＿

患者社会功能状况：（1）个人生活料理（①良好 ②一般 ③较差）
（2）家务劳动（①良好 ②一般 ③较差）
（3）生产劳动及工作（①良好 ②一般 ③较差）
（4）学习能力（①良好 ②一般 ③较差）
（5）社会人际交往（①良好 ②一般 ③较差）

治疗康复意见：
（1）治疗形式（①门诊 ②住院 ③家庭病床 ④社区家庭）
（2）药物治疗　药物名称：＿＿＿＿＿＿＿＿＿＿＿＿＿＿＿＿＿＿
剂　　量：＿＿＿＿＿＿＿＿＿＿＿＿＿＿＿＿＿＿
（3）康复措施（①生活自理能力 ②体能训练 ③劳动技能或职业技能训练 ④社会适应能力）

填表人：＿＿＿＿＿＿＿＿　　填表日期：＿＿＿年＿＿＿月＿＿＿日

2. 用途

由专业机构或街道乡镇精神病防治医生在确定病例后填写，相当于患者的"病历"，是精神病防治康复工作对象的最主要的原始资料。

3. 使用说明

由精神病防治医生填写。

"以往治疗"栏目下的记录，如"门诊"，应写清定期门诊或不定期门诊；门诊用药的名称、剂量与效果。"住院"需写起止时间、次数、地点、治疗情况及疗效等。

"社区"应记录家庭照顾的好坏、是否定期随访、有无参加工疗等。"个人生活料理"是指保持个人衣饰、住处的整洁，保持正常的大小便习惯，进食、作息习惯等。"家务劳动"是指整理房间、洗衣、做饭、购物、照顾他人等。"生产劳动及工作"是指工作和职业活动的能力、质量和效率，遵守劳动纪律和规章制度，完成生产任务，在工作中与他人合作等。"学习能力"是指了解和关心单位、周围、当地和国内外重要消息和新闻，读书、看报、看电视，能理解、评论或讨论其内容，对新事物有学习的愿望和兴趣等。"社会人际交往"是指承担社会和家庭角色，与他人保持良好的合作关系，参加社会活动，与人进行恰当的交谈，举止得当等。"劳动技能或职业技能训练"包括劳动或职业技能的训练、劳动习惯、劳动态度等；"社会适应能力"包括参加社会和家庭活动，与他人友好相处，待人接物等。

（五）精神病防治康复记录手册（表五）

1．精神病防治康复记录手册的内容

姓名________性别____年龄_____联系电话__________

诊断____________发病时间______________

家庭地址________________________

看护人姓名__________与患者关系__________

随访记录（治疗情况） 　　　　**年度**_______

随访日期（月/日）	目前病情		治疗情况				服药情况				药物及剂量（包括用法）
	发病	稳定	门诊	住院	家庭病床	社区家庭	服药	医嘱停药	自动停药	未服药	

注：在相应栏目中画"√"，如有特殊情况，请在"记录纸"中说明。

随访记录（康复及其他情况） 年度：______

随访日期	康复措施					参与社会	变动情况					关锁	解锁	肇事次数	随访人员签名
	生活自理训练	工农疗	体能训练	社会交往训练	其他	能够参与社会生活（包括参加正常工作生产劳动、工疗站及临时性工作、参与公共娱乐活动或从事简单家务劳动等）	否	走失	住它处	迁出	死亡				

注：在相应栏目中画“√”，如有特殊情况，请在“记录纸”中说明。

记录纸

年度评估表

项目		项目实施前
治疗情况	服药治疗情况	未服□ 偶尔□ 间断□ 按时□
	病情稳定情况	复发加重□ 偶有波动□ 稳定□
患者康复情况	生活自理能力	丧失□ 差 □ 一般□ 正常□
	与人相处能力	丧失□ 差 □ 一般□ 正常□
	参与家庭生活能力	丧失□ 差 □ 一般□ 正常□
	体能	丧失□ 差 □ 一般□ 正常□
	社会交往能力	丧失□ 差 □ 一般□ 正常□
	职业劳动能力	丧失□ 差 □ 一般□ 正常□
	肇事、肇祸情况	无□ 有□
家庭影响	家庭经济负担	加重□ 无变化□ 减轻□
	家属满意度	不满意□ 比较满意□ 非常满意□
年度评估		
建议		

说明：①在“□”中画“√”；

②本表由社区精神病防治医生填写，每年对精神病患者评估一次。

评估单位：______________________

评估人：____________评估时间：______年______月______日

2．**用途**

该手册是精神病防治康复工作的记录，从中也可了解患者的动态情况，故也是统计填写工作报表、总结精神病防治康复效果的原始依据。

3．**使用说明**

在相应栏目中画“√”，如有特殊情况，在“记录纸”中说明。

手册由两部分组成：

（1）精神病防治康复随访记录表。

真实记录患者的治疗、康复情况，体现患者的病情动态情况。记录的内容必须符合两次随访期间患者的实际情况，若两次间隔时间过长，且其间患者的情况前后有变，则以近期情况为主，当然，若能将其情况的变化概括反映出来更好。如两次随访间隔期的前一阶段无明显行为紊乱，随访时却有行为紊乱，则应加以记录；某患者在两次随访间歇期间既有抑郁又有躁狂，或先抑郁后躁狂，记录时就尽量全部反映。

“随访记录”栏中，什么时候随访，什么时候记录，切忌超前记录或延迟记录。

“目前病情”栏中，“发病”患者出现精神症状，或精神症状更明显，处于发病状态。“稳定”是指患者病情好转，或患者的精神症状基本消失，自知力基本恢复，或精神症状消失，自知力恢复。

“治疗情况”栏中，“社区家庭”是指在社区或家庭中，按照医嘱对病情相对稳定的病人进行日常监护，主要由监护小组成员督促其按时服药，观察其病情变化。

“服药情况”栏中，主要指服用精神科药物。“服药”是指遵医嘱服药；“医嘱停药”指遵照医生的指示停止服用药物；“自动停药”是指未经医生允许擅自停药；“未服药”是指没有用药或一些特殊情况的病人不需要服药。

“药物及剂量”（包括用法）：药物名称、剂量及用法。

“康复措施”栏中可多选，“生活自理训练、体能训练、社会交往训练”是指遵照医嘱，有目的、有计划地对患者进行生活劳动能力、体能锻炼、社会交流方面的训练；除“生活自理训练、体能训练、社会交往训练”外，如采取其他的康复措施，在“其他”栏中的横线上注明，并在相应的格子中画“√”；在“参与社会”栏中，每个患者只能选择一项画“√”，“能够参与社会生活”中已说明包括参加正常工作生产劳动、工疗站及临时性工作、参与公共娱乐活动或从事简单家务劳动等，“否”是指没有参与任何社会和家庭活动。

“关锁”是指不以治疗为目的，对精神病患者加以束缚，限制其行动自由，及采取不人道的手段，使其身心受到严重伤害。在随访时，患者处于关锁状态，画“√”，如没有关锁，此栏不填；“解锁”是针对关锁而言，如已采取有效措施对发现的关锁患者进行治疗与康复，使其脱离关锁状态，此栏画“√”，此栏仅在患者解锁后第一次随访时填写。

“肇事次数”有则记之，无则不记。

（2）年度评估表。①由居（村）委会精神病防治管理干部与街道（乡镇）精神病防治医生共同对患者进行本年度总体评估；②根据患者一年来的情况，在年度评估表的“□”中画“√”；③年度评估：根据患者的治疗情况、康复情况及家庭影响三方面内容，用文字描述；④建议：根据患者目前情况，提出下一步治疗与康复的意见及措施。

（六）精神病防治康复工作报表（表六）

1. 精神病防治康复工作报表的内容

______省______市（县、区）______街道（乡镇）______居（村）委会

填表日期：______年___月___日

单位名称	覆盖总人口（万人）	现有精神病患者数	监护精神病患者数	显好精神病患者数	参与社会精神病患者数	肇事人次数	治疗情况	康复训练情况	精神康复机构		贫困患者救助			关锁情况		培训情况	变动情况				经费投入款数（万元）
							治疗人数（含服药、住院、家庭病床接受治疗人数）	接受康复训练人数（含接受生活自理、体能训练、生产/职业技能训练、社会适应能力训练人数）	机构数	精神病患者数	贫困患者数	接受医疗救助人数	国家彩金项目救助人数	发现关锁患者数	解除关锁患者数	实际培训人数	迁入（人）	迁出或住他处（人）	走失（人）	死亡（人）	
总计																					

2. 用途

该报表是上级精神病防治康复管理机构掌握精神病患者的动态情况和分析防治康复效果的依据。

3. 使用说明

填报时居委会以登记在册的患者资料为准（记录手册中末次随访记录为资料来源），汇总后填报。

“覆盖总人口数”（万人）是指辖区内覆盖人数。

“现有精神病患者数”是指辖区内本年度末所掌握的实际患者数。

现有精神病患者数＝原有患者数（指上一年度末所掌握的实际患者数）＋新增患者数（指年度内新发现和迁入患者数）－减少患者数（指年度内迁出、走失、死亡患者数）

“监护精神病患者数”是指接受各种治疗形式（门诊、住院、家庭病床、社区家庭）和康复措施（生活自理训练、工农疗站、体能训练、社会交往训练）的精神病患者数。

“显好精神病患者数”是指稳定病患者数。

"参与社会精神病患者数"是指"参与社会"一栏中"能够参与社会生活"的人数。

"肇事人次数"是根据表五"随访记录"中"肇事次数"统计得来的。

"发现关锁患者数"和"解除关锁患者数"是指一年来辖区内发现关锁患者数和解除关锁患者数的统计数，年度内未发现关锁患者，则此栏不填。

"培训情况"指年度内实际参加培训的人数。

"精神康复机构"一栏中包括在工疗站、农疗站、社区精神康复日间照料站、长期托养机构或其他康复机构，精神病患者参加文化、体育活动，参与力所能及的生产劳动和参与社会活动等进行治疗和康复活动。

"贫困患者救助"是指本年度内接受治疗、生活救济的贫困精神病患者。

"经费投入款数"是指本年度内用于精神病防治康复工作投入的专项经费。

(1) 此表由居（村）委会精神病防治康复人员或社区精神病防治医生填写，一式两份，每年填报一次。一份报送至街道、乡镇精神病防治康复机构，一份留存。

(2) 街道（乡镇）精神病防治康复管理机构依据各居（村）委会上报的精神病防治康复工作报表，一式两份，一份留存，一份报送至县（市、区）精神病防治康复办公室。

(3) 区（县、市）精神病防治康复工作办公室则依据街道（乡镇）填报的精神病防治康复工作报表，再行汇总统计通过中国残联信息网上报至省（自治区、直辖市）。

(4) 各省（自治区、直辖市）残疾人康复工作办公室核实各县（市、区）精神病防治康复工作统计数据后，上报中国残联。

四、表卡的填写与保管

（一）居（村）委员会

(1) 填写的表卡包括：精神病患者情况变动报告卡（表三）；精神病防治康复记录手册（表五）；精神病防治康复工作报表（表六）。

(2) 保管的表卡包括：精神病防治康复记录手册（表五）；精神病防治康复工作报表（表六）。

（二）街道（乡镇）精神病防治康复办

(1) 填写的表卡包括：精神病患者防治康复登记表（表四）；精神病防治康复工作报表（表六）。

(2) 保存的表卡包括：精神病患者情况变动报告卡（表三）；精神病患者防治康复登记表（表四）；精神病防治康复工作报表（表六）。

（三）区（县市）精神病防治康复办

(1) 填写的表卡：通过中国残联信息网上报精神病防治康复工作数据［汇总街道（乡镇）报表］。

(2) 保存的表卡：精神病防治康复工作报表（表六）［注：街道（乡镇）报表］。

（四）省（自治区、直辖市）残疾人康复办公室

核实由市、区（县市）上报的精神病防治工作数据。

（黄杏梅）

第五章　社区常见精神疾病的诊治

第一节　脑器质性精神障碍

一、概述

脑器质性精神障碍是指由于脑部疾病引起的精神障碍，包括脑变性疾病、脑血管病、颅内感染、脑外伤、脑肿瘤、癫痫等所致的精神障碍。精神疾病通常分为器质性精神障碍和功能性精神障碍两大类。但需注意器质性与功能性的区分只是相对的、有条件的，随着科技的发展，已经在许多功能性精神障碍，如精神分裂症和心境障碍等的遗传学、生物化学和病理学等研究中，发现了神经系统的病理变化。

（一）常见的临床综合征

1．谵妄

谵妄也称为急性脑综合征或意识障碍综合征，是一组表现为急性、一过性、广泛性的认知障碍，尤以意识障碍为主要特征。

（1）病因及发病机制。导致谵妄的原因很多，包括急性感染、中毒、代谢及内分泌紊乱、电解质紊乱、颅内损伤、手术后的状态、药物等。

心理社会应激对谵妄的发生具有诱发作用。有人曾提出胆碱能假说，发现血浆抗胆碱药物浓度与谵妄密切相关，还发现谵妄病人脑脊液中有内啡肽、乙酰胆碱等神经递质异常。另外，谵妄病人脑氧化代谢的降低，可导致乙酰胆碱合成的减少。除了颅内病变外，其他原因引起的谵妄一般只造成脑组织的非特异性改变，如充血、水肿，这些是可逆的，多数预后较好。

（2）临床表现。在社区中，谵妄较少见，但在住院病人中，特别是在老年病房、急诊室和重症监护病房中，谵妄很常见。

谵妄临床表现为不同程度的意识障碍，同时有注意、知觉、思维、记忆、情绪和精神运动性障碍，睡眠—觉醒周期的功能紊乱。临床表现常因病情和个体差异有所不同，恢复后往往遗忘。意识障碍有明显的昼夜节律变化，表现为昼轻夜重。意识障碍时除定向障碍外，其他心理活动的基本过程，即知、情、意三方面也有不种程度的障碍。感知障碍尤其常见，包括感觉过敏、错觉和幻觉，以错觉和幻觉较常见，可因此继发片断妄想和冲动行为；情绪波动常见，包括焦虑、抑郁和愤怒等。自知力常受损，病程短暂，严重程度有波动。多数病人在4周或更短的时间内恢复，但持续达6个月的波动性意识障碍也不少见（如在慢性肝病、癌症或亚急性细菌性心内膜炎基础上所发生的谵妄），且可能演变成痴呆。

2．痴呆

痴呆是指较严重的、持续的认知障碍。由急性脑病综合征（谵妄）转化而来或由病程缓慢的病变发展形成，临床上以缓慢出现的智能减退为主要特征，伴有不同程度的人格改变，但没有意识障碍。

（1）病因包括中枢神经系统变性疾病（如阿尔茨海默病、帕金森病、亨廷顿病等）、颅内占位病变、颅内感染、脑外伤、脑血管病、中毒、缺氧等。

（2）临床表现。通常具有慢性或进行性的病程特点，意识清晰，出现多种高级皮层功能紊乱，如记忆、思维、定向、理解、计算、学习能力、语言和判断功能障碍。有时以情感症状和社会功能损害为前驱症状。记忆减退是常见症状，短时记忆和长时记忆均可能受损，严重的患者常以虚构的形式来弥补记忆方面的缺损。患者可出现人格改变，通常表现为兴趣减少、主动性差、情感淡漠、社会性退缩，亦可表现为脱抑制行为，如冲动、幼稚行为等。可出现情绪症状，包括焦虑、易激惹、抑郁和情绪不稳，并可能有“灾难反应”，即当患者对问题不能作出响应和不能完成工作时，可能会出现突然放声大哭或愤怒的反应。患者可出现坐立不安、尖叫、漫游，甚至攻击性行为。也可出现妄想和幻觉等精神病性症状。

3．遗忘综合征

遗忘综合征又称柯萨可夫综合征，以短时记忆障碍为主要特征，无意识障碍，智能相对完好，它是由脑部病理改变所导致的一种选择性或局灶性认知功能障碍。

（1）病因。常见原因是下丘脑后部和近中线结构的大脑损伤，双侧海马结构受损偶尔也可出现。酒精滥用导致维生素 B_1 缺乏是最常见的病因，另外，心脏停搏所致的缺氧、一氧化碳中毒、血管性疾病、脑炎、第三脑室肿瘤等也可出现。

（2）临床表现。主要表现为严重的记忆障碍，特别是短时记忆障碍，但是注意和瞬时记忆正常。患者记不住新近发生的事情。在智能检查时，当要求患者立即回忆地址或 3 件物品时常问题不大，但 10 分钟后却难以回忆。其他认知功能和技能保持相对完好。因此患者可以正常对话。

（二）其他

器质性精神障碍还有与功能性精神障碍相类似的表现，如神经衰弱综合征、人格改变、幻觉妄想、抑郁焦虑、睡眠障碍。

二、常见脑器质性精神障碍

（一）阿尔茨海默病

阿尔茨海默病（Alzheimer Disease，AD）是病因未明的原发性退行性脑变性疾病。多起病于老年前期或老年期，潜隐起病，缓慢进展，以智能损害为主。病理改变主要为皮层弥漫性脑萎缩，神经元大量减少，并可见老年斑、神经元纤维缠结、颗粒性空泡小体等病变，胆碱乙酰化酶及乙酰胆碱含量显著减少。起病在 65 岁以前者（老年前期），多有同病家族史，病变发展较快，颞叶及顶叶病变较显著，常伴有失语和失明。

1．流行病学

阿尔茨海默病的发病率与年龄呈正相关，女性多于男性。本病约占全部痴呆病人的 55%，目前已成为发达国家主要保健和社会问题之一。我国亦将该病列为“九五”重点攻关研究的疾病之一。流行病学资料显示，65 岁以上人群中痴呆患病率为 4% ~6%，并随年龄增长而增高，80 岁以上老人的患病率为 20% 左右。阿尔茨海默病的发病危险因素包括年老、痴呆家族史、21 – 三体综合征家族史、脑外伤史、抑郁症史、低教育水平等。

病因和发病机制的研究有以下三方面：

（1）阿尔茨海默病的神经病理。阿尔茨海默病的神经病理学改变是脑皮层弥漫性萎缩，脑沟增宽，脑室扩大。病理组织学改变为额、颞叶皮质细胞大量凋亡脱失。细胞外老年斑（SP）或轴突斑（NP），细胞内神经元纤维缠结（NFT）和颗粒空泡变性称为三联病理改变。

（2）神经生化研究。生化研究发现，阿尔茨海默病患者脑内乙酰胆碱、去甲肾上腺素及5-羟色胺均减少，乙酰胆碱的减少在海马部位最明显。阿尔茨海默病患者的皮质和其他脑区还发现有生长抑素水平下降，促皮质激素释放因子及其他肽类异常。其中，胆碱能系统缺陷在阿尔茨海默病患者中起重要作用。前脑基底核内胆碱能神经元有70%～80%变性死亡，突触前乙酰胆碱的合成、乙酰胆碱酯酶和胆碱乙酰转移酶活力下降，突触前M受体减少和胆碱摄取功能下降。

（3）分子遗传学研究。近年来，阿尔茨海默病的遗传病因研究取得了很大进展。到目前为止，被阐明的与阿尔茨海默病相关的基因有4种，分别是21号染色体21q11.2～21q21区域的β淀粉样蛋白前体（APP）、14号染色体的14q24.3区域的早老素1（Presenilin 1，PS1）基因、1号染色体1q31～42区域的早老素2（Presenilin 2，PS2）基因和19号染色体19q13～13.2区域的载脂蛋白E（ApoE）基因。其中，APP、PS1、PS2基因突变是早发家族性阿尔茨海默病的主要病因，而ApoE基因则构成了晚发阿尔茨海默病的主要危险因子。

2. **临床表现**

阿尔茨海默病起病缓慢，表现为智能损害（痴呆）综合征。60岁以后发病率高。女性多于男性，约2∶1。

（1）早期有健忘，逐渐表现记忆障碍。检查发现短时记忆损害，如隔5分钟复述3件物品有困难，学习新知识困难。可有顺行性遗忘，以后健忘加重，做事丢三落四，随做随忘。长时记忆也逐渐受损，记不清过去发生的重大事件。定向力障碍较明显，如在原来熟悉的环境中走失。严重时连亲人姓名、年龄都忘记。智能损害，如计算、判断、分析、综合、理解、推理、概括、创造能力减退，不能适应社会环境，不能从事脑力劳动，严重时连简单劳动都不能做，如不会做饭。经常出错，如忘记关煤气、锁门等。可出现被害、被盗观念甚至妄想。

（2）情感常淡漠，也可表现欣快、焦虑或抑郁。

（3）早期人格与自知力相对完整，病情进展时可见人格改变，如自私、固执、不修边幅、收集破烂，甚至不知羞耻地当众手淫、随地大小便等。

（4）行为被动，动作单调刻板、笨拙。

（5）可有颞叶功能障碍（如视觉失认，不能识别亲人或镜子中的自我，反复触摸眼前的物品），进食过多，随便乱吃等。

（6）睡眠节律常紊乱，夜间兴奋不眠甚至吵闹，白天精神委靡、昏昏欲睡。

（7）少数患者的神经系统损害可导致失语、失用等，也可出现帕金森症和强握、吸吮等原始反射。严重者可大小便失禁，癫痫发作。

3. **诊断和鉴别诊断**

阿尔茨海默病病因未明，目前诊断首先主要根据临床表现做出痴呆的诊断，然后对病史、病程的特点、体格检查及神经系统检查、心理测查与辅助检查的资料进行综合分析，排除其他原因引起的痴呆，才能诊断为阿尔茨海默病。心理测查包括简易智能状态检查（Mini Mental State Examination，MMSE）、阿尔茨海默病评定量表（Alzheimer's Disease Assessment scale，ADAS）等。另外，头颅CT、MRI检查显示皮质性脑萎缩和脑室扩大，SPECT和正电子发射断层成像（PET）可显示阿尔茨海默病的顶—颞叶联络皮质有明显的代谢紊乱，额叶亦可能有此现象。

在鉴别诊断方面，应注意与血管性病变、维生素B缺乏、恶性贫血、神经梅毒、正常压力脑积水、脑肿瘤以及其他脑原发性退行性病变如匹克氏病和帕金森病所引起的痴呆相鉴别。另外，亦要注意与假性痴呆及谵妄状态相鉴别。

4. 治疗原则

（1）智能损害（痴呆）治疗原则：①目前大部分智能损害患者无法根治，但治疗能延缓病情进展，减轻病症和心理社会性不良后果，并减少伴发疾病的患病率及死亡率。②应加强对智能损害的心理社会影响的了解和调整。识别疾病的促发或延续因素，提倡早期发现、早期治疗。应用恰当的药物、心理治疗、心理社会康复等。③确定药物及其他治疗，制订全程的综合性治疗计划，并根据病情不断调整综合性的治疗、护理。一般治疗：注意饮食、营养、水电解质平衡，鼓励患者适当活动和锻炼，预防感染，尤其是肺和尿道感染。对症治疗：正确应用益智药与脑代谢改善药，镇静安眠药以苯二氮卓类较好；大小便潴留均可引起患者不安、失眠，应详细检查，及时处理；精神病性症状（如幻觉、妄想等）可用抗精神病药小量渐增系统治疗；由于阿尔茨海默病患者的胆碱能系统活性低下，应避免长期使用抗胆碱能药；必须兼顾其他躯体疾病，如高血压病、高血脂症、糖尿病、青光眼以及前列腺肥大等。另外，心理治疗、社会干预、适合患者及家属的健康教育应贯穿整个治疗过程。

（2）益智药与脑代谢改善药简介：①提高胆碱能活性药物，按在突触的作用部位分为：突触前药物，包括胆碱和卵磷脂；突触药物，通过抑制胆碱酯酶活性，减少Ach降解，如四氢氨基吖啶、多奈哌齐、卡巴拉汀、加兰他敏、石杉碱甲等。②非胆碱能系统的改善脑代谢药：针对脑结构破坏与功能减退的相关药物较多。其中包括：抗缺氧类，如都可喜、脑复康、阿尼西坦、阿屈非尼、吡硫醇、左旋肉碱、氯酯醒、羟癸醌、二甲胺乙醇等；钙离子拮抗类，如尼莫地平、尼卡地平等；长春花衍生物，如长春花碱、长春西碱等；其他，如双氢麦角碱、麦角溴烟脂、氟桂利嗪、脑益嗪、噻氯匹定、脑活素、胞二磷胆碱等；中药如丹参、当归、赤芍、川芎等。

（3）蛋白酶抑制剂。由于阿尔茨海默病的神经病理学表现为体淀粉样斑块的形成，进而导致中枢神经系统胆碱能神经元退行性的病变和死亡，因此治疗手段之一就是阻止体淀粉样蛋白的产生，进而防止老年斑的形成。目前，一些丝氨酸蛋白酶抑制剂和天冬氨酸蛋白酶抑制剂已相继被证实能抑制相关酶的活性，阻断异常体淀粉样蛋白的产生。

（4）基因治疗。神经营养因子是神经细胞存活的关键因素之一。神经营养因子治疗脑部疾病的最大障碍是大分子蛋白难以通过BBB入脑。因此，近年来有人用单纯疱疹病毒载体与神经生长因子基因构建成重组载体，直接注入作为阿尔茨海默病模型的活体鼠脑内，观察到其有防止胆碱能神经元退行性病变的作用，明显提高阿尔茨海默病活体鼠的学习记忆能力，为基因治疗阿尔茨海默病开辟了新途径。

[病例]

周某，男，79岁，退休教授，因“渐起记忆差，性格改变两年”于2006年7月18日入院。两年前无明显诱因逐渐出现记忆差，做事丢三落四，同时性格改变，出现多疑，心情差。曾在省中医院行MR示“脑萎缩，多发性脑梗死”。近一年患者出现发作性神志不清，目光呆滞，面红，持续十几秒至一分钟可自行缓解。在省中医院诊断为“血管性痴呆，继发性癫痫”。入院前一个月症状加重，外出不知归，刚说的话转眼就忘记，性格改变，易发脾气，凭空看见已故的妻子。无肢体乏力，无高血压、糖尿病史，无烟酒嗜好。

神经系统检查：无面、舌瘫，四肢肌力5级，共济正常，感觉无异常。病理征阴性，吸吮反射阳性。

MMSE：15 分；IQ：55 分；记忆测验：49 分。

脑电图：轻度异常。

头颅 MR 报告：①脑萎缩；②多发性脑梗死。

诊断：阿尔茨海默病（混合型）。

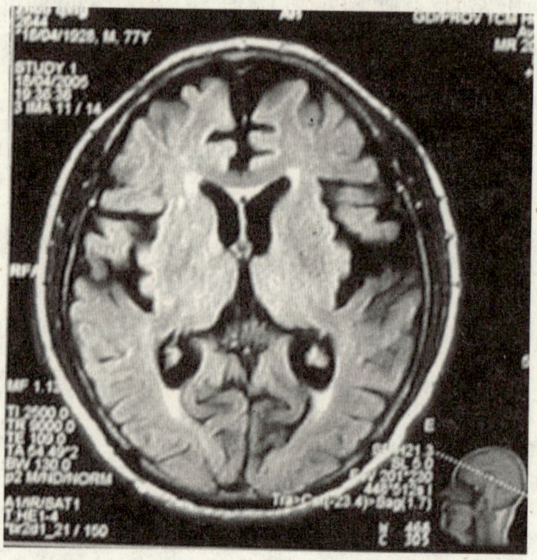

（二）脑血管病所致精神障碍

脑血管病所致精神障碍是在脑血管壁病变基础上，加上血液成分或血液动力学改变，可造成脑出血或缺血，导致的精神障碍。一般发病急，进展缓慢，常因卒中引起病情急性加剧，代偿良好时症状可缓解，病程波动呈阶梯样，临床表现多种多样，但最终常发展为痴呆。

1．病因和发病机理

（1）病理机制。脑血管病所致精神障碍的发病机理中，脑血流量降低的程度与痴呆严重程度呈正相关，如多发性梗死数量对痴呆发生有重要作用。脑梗死是由于脑供血障碍使脑组织缺血、缺氧引起脑软化。临床上最常见的类型为脑血栓形成、脑栓塞。①脑血栓形成：最常见的病理机制是脑动脉粥样硬化，而高血压、高血脂均可促进动脉硬化。在血管壁病变的基础上，加上睡眠障碍、脱水、休克、心力衰竭、心律失常、红细胞增多等因素，引起血压下降、血流缓慢、血黏度增加或血凝固性异常等，最终导致血栓形成。②脑栓塞：由于栓子经血循环流入脑动脉，引起阻塞而导致的脑机能障碍。根据栓子的来源分为心源性、非心源性及来源不明三种。

（2）病理分类。脑血管病所致精神障碍的病理分类很多，根据病损广泛性可分为：①弥漫性病变引起的痴呆：以大脑基底节多发性梗死较多见。病理解剖常见不同病期的多发性腔隙性梗死灶，血管可见广泛性粥样硬化。②局限性病变引起的痴呆：与病变大小和部位有关。主要病理所见为脑动脉硬化。除了脑实质及脑血管病变外，也可累及视网膜与心肾等脏器。随着脑动脉硬化的严重发展可产生弥漫性脑萎缩。

2．临床表现

（1）早期症状。脑血管病所致精神障碍早期症状主要为脑衰弱综合征，包括躯体和精神的虚弱状态。精神方面主要表现为注意力涣散，记忆力减退；常有内感性不适，感觉过敏，容易紧张，不能忍受高声和亮光，易疲劳、倦怠；思维迟钝，理解困难；情绪不稳，易激动或焦虑不安；睡眠浅、噩梦多；躯体方面表现为头痛、眩晕、肢体麻木、无力、酸痛、出虚汗、心悸等。

（2）局限性神经系统症状体征。局限性神经系统症状体征较常见的有假性球麻痹、构音困难、吞咽困难、中枢性面瘫舌瘫、程度不同的偏瘫、失语、失用或失认、癫痫发作、尿失禁等。不同部位的脑出血或脑梗死产生的局限性症状不同。

（3）智能损害（痴呆）。早期为局限性，即认知功能损害不平均，尽管有记忆障碍、智能损害，但自知力和判断力保持较好。常突然起病，呈阶段性退化，有的病人由情感脆弱逐渐发展为情感迟钝、强制性哭笑，少数发生情感爆发。随着病情进展，若出现躯体合并症、精神创伤、急剧环境变化，特别在发生急性脑血管意外的情况下，痴呆症状会呈阶梯式加重，晚期可发展为全面性痴呆。

（4）脑血管病所致精神障碍。急性发作的脑血管病所致精神障碍通常在一系列脑血管血栓形成、栓塞或出血引起的卒中后迅速发展，极少数病例可由一次大的梗塞引起。多发脑梗死性脑血管病所致精神障碍起病较缓，继发于一系列轻微脑缺血发作所导致的累积性脑实质梗死。皮层下动脉硬化性脑病（又称 Binswanger 脑病）所致精神障碍常慢性起病，CT 或 MRI 检查可发现大脑半球白质深层弥散性白质脱髓鞘变。脑血管病所致精神障碍可表现为感知觉障碍及思维障碍，产生各种妄想，如关系、被害、疑病、嫉妒、被窃妄想等。短暂抑郁心境的情绪不稳、哭泣或爆发性大笑、短暂意识混浊或谵妄发作等症状也很常见，并因进一步的梗死而加剧。人格相对保持完整，但也可出现明显的人格改变，如淡漠、缺乏自控能力，或原有人格特点更突出，如自我中心、偏执或易激惹。多数患者的病程呈阶梯性、波动性变化，有的因脑卒中而恶化，部分患者病情可缓解。患者常因反复出现急性脑血管病发作或冠心病发作或继发感染死亡。

3. 辅助检查

CT 或 MRI 检查可发现皮质、皮质下有大小不等的多发的缺血病灶，或（和）发现大脑半球白质深层弥散性白质脱髓鞘变。

4. 治疗

治疗原则：①首先要控制血压和其他危险因素，如高血脂、糖尿病、吸烟、酗酒和肥胖等，注意其他危险因素，如房颤和动脉狭窄等。②既往有短暂性脑缺血发作（TIA）或非出血性疾病致卒中的患者，使用抗血小板聚集疗法可减少发病的危险性，可使用小剂量阿司匹林（Aspirin）。③精神障碍的对症治疗：可根据症状应用苯二氮卓类药物、抗抑郁药、抗精神病药。④ 益智药与脑代谢改善药等，应尽早使用。

（三）颅内感染所致精神障碍

颅内感染所致精神障碍是由病毒、细菌、螺旋体、真菌、原虫或其他微生物、寄生虫等直接侵犯脑组织引起的精神障碍。本节主要讨论病毒性脑炎所致精神障碍。

1. 病因和病理

应用病毒学检查技术，如病毒分离、免疫荧光及血清学检查技术，发现病毒性脑炎病人的血与脑脊液及脑组织中，可分离出腺病毒和单纯疱疹病毒等。免疫研究又发现病人的血与脑脊液中免疫球蛋白 G（IgG）含量均高于正常人，并且脑中存在以 T 细胞为主和体液免疫参与的免疫反应，近似多发性硬化等脱髓鞘病的脑脊液所见。因此，一般认为病毒性脑炎所致精神障碍是指一组由原发病毒性脑炎的不同病毒和感染后脑脊髓炎，以及与之有关的炎性脱髓鞘脑炎组成的脑部感染所引起的精神障碍。单纯疱疹脑炎是重症病毒性脑炎的主要原因。单纯疱疹病毒分Ⅰ型和Ⅱ型：Ⅰ型从口腔黏膜感染，通过嗅神经和三叉神经进入脑内，病变以颞叶和额叶为重，并以成人为多；Ⅱ型多由生殖器黏膜感染，以婴儿为多，引起皮肤疱疹和脑炎。

2. 病毒性脑炎临床表现

（1）起病：急性或亚急性起病。部分病人病前有上呼吸道或肠道感染史。一般具有弥漫性脑损害症状体征，少数可有局灶性病变的临床表现。

（2）前驱期：早期可表现为脑衰弱综合征，继而出现程度不等的意识障碍；部分病人在早期产生癔症样或轻度分裂症样躁狂、抑郁样症状，意识障碍不明显，但仔细检查可发现脑器质性损害症状或体征。

（3）躯体及神经系统症状体征：急性起病者常有头痛，部分病例可有轻度或中度发热；如果累及脑膜可出现脑膜刺激症状阳性；常有椎体束轻度受损的表现，如多变的肌张力增高、深反射亢进、掌—颏反射阳性、病理反射阳性，少部分病人出现轻瘫；常有各种类型的癫痫发作，或自动症；也可能出现震颤，共济失调；常有吸吮反射阳性；植物神经症状多见，尤以出汗、颜面潮红常见，可有唾液增多、面油脂增多、大小便失禁等。

（4）精神症状：①意识障碍最常见，其程度深浅不一，以意识蒙眬、谵妄和精神错乱较多见。可有明显的精神运动性紊乱。意识障碍在早期多呈波动性，一天之中时轻时重，病情加重时意识障碍加重，可呈持续性昏迷。②精神病性及情感症状。可出现临床表现类似各型分裂症的精神症状，如以幻觉、妄想为主类似偏执型，或缄默、违拗、木僵呈精神运动性抑制类似紧张型，或表现自言自语、联想障碍、情绪不稳，伤人毁物等精神运动性兴奋又类似青春型。情感可表现为幼稚、情绪不稳、强哭或强笑。可因精神运动性癫痫发作出现异常行为。③智能及记忆障碍。程度不一，理解能力下降，从轻度记忆障碍，注意力涣散，到错构，虚构，甚至可能发生严重的痴呆。

3. 实验室检查

（1）白细胞（WBC）计数和中性 WBC 轻度到中度升高。

（2）脑脊液正常或蛋白质轻度升高，糖和氯化物正常。血和脑脊液 IgG 可增高。

（3）脑电图（EEG）可有明显异常。主要为弥漫性高波幅慢波，可在弥漫性异常的背景上产生局限性改变，有时出现棘波、尖波或棘—慢波复合，或周期性复合波等，多数为持续性、轻重不等的异常。随着临床症状好转而恢复正常。

4. 诊断与鉴别诊断

诊断主要依据：病前有呼吸道或消化道感染史；有意识障碍伴精神运动性抑制或兴奋症状；神经系统有恒定的或不恒定的症状和体征；脑脊液正常或蛋白质轻度升高，脑电图弥漫性异常。少数病例发病早期脑损害体重常不明显，临床上需与分裂症、有精神病性症状的情感障碍、癔症等功能性精神病鉴别。

5. 治疗

（1）抗病毒和激素治疗。

（2）促脑代谢剂。

（3）对症和支持治疗：①高热、脑水肿病人，应用物理降温、脱水治疗，也可使用地塞米松、甘露醇等药物；②控制精神症状；③控制癫痫发作；④出现急性呼吸衰竭时可能需要气管切开，予呼吸机辅助呼吸。

（4）在慢性期及后遗症期进行特殊教育，劳动和功能锻炼，促进康复。

（四）梅毒所致精神障碍

麻痹性痴呆（Dementia Paralytica）是由梅毒螺旋体侵犯大脑引起的慢性脑膜炎，主要为脑实质的病理改变。临床特征为进行性智能损害和人格改变，伴有中枢神经系统受损的体征和躯体功能的衰退，最后导致痴呆和全身性麻痹，故又称为进行性麻痹。感染梅毒后到发病的潜伏期为 10～20 年，发病年龄以 40～50 岁较多见，男性多于女性。在新中国成立前本病约占住院精神病患者的 10%。新中国成立后由于杜绝了梅毒感染的来源，并采取了积极防治措施，本病几乎已绝迹。20 世纪 80 年代后期以来，性病包括梅毒的感染在一些地区又有增多的趋势，本症亦再现并呈增多趋势。

1. **病因及发病机制**

梅毒螺旋体感染是本病的病因，约有 1% ~5% 的梅毒患者可发展为麻痹性痴呆。多数学者认为，感染梅毒后是否发生本病，主要取决于机体对梅毒螺旋体的免疫反应。病理变化主要是梅毒感染引起的炎性反应，软脑膜混浊、增厚；大脑皮质萎缩，以额、颞叶以及顶叶前部最明显，蛛网膜下腔扩大；脑室系统对称性扩大，脑室壁有颗粒性室管膜炎表现，以第四脑室底部最明显。显微镜下可见大脑皮质内神经细胞弥漫性变性、坏死及脱失。皮质纤维有斑状脱髓鞘，白质内也有局灶性脱髓鞘，伴有胶质细胞增生。脑实质中可发现梅毒螺旋体。

2. **临床表现**

常起病隐袭，缓慢发展，早期常表现为类神经衰弱症状，如头痛、失眠、易激惹、注意力不集中、易疲劳。但是，通过细致的观察和检查，可发现患者工作能力减退、认知功能病退、人格改变。随着病情的发展，精神障碍日益明显，特别是智能障碍和人格改变，记忆力显著减退。出现各种妄想，以夸大妄想最为多见，其内容既荒谬怪诞，又愚蠢。情绪不稳，极易激惹，或情感脆弱、强哭强笑。

神经系统症状和体征，可能出现中枢神经各系统的症状和体征：如累及椎体外系可出现震颤；累及小脑或发生脑积水，可出现肢体和躯干性共济失调；累及椎体束可出现瘫痪；如果合并脊髓痨，出现脊髓后部脱髓鞘和脊髓背侧根部萎缩，表现为下肢闪电样痛，深感觉障碍，感觉性共济失调及膀胱直肠功能障碍；累及中脑背盖部可出现阿罗瞳孔（Argyll-Robertson Pupils），即瞳孔对光反射迟钝或消失，而调节反射存在；可因梅毒性脑血管炎出现缺血性脑卒中。

3. **辅助检查**

实验室检查：脑脊液检查可发现淋巴细胞为主的白细胞增多，蛋白增高。常用的血清和脑脊液梅毒诊断试验有：荧光梅毒螺旋体抗体吸收试验（FTA - ABS）；梅毒螺旋体血球凝集试验（TPHA）；梅毒螺旋体明胶凝集试验（TPPA）；梅毒血浆快速反应试验（RPR）。

4. **治疗**

（1）病因治疗。首选大剂量青霉素。

（2）对症治疗。抗精神病药和抗抑郁药对症治疗相应精神症状，卡马西平对症治疗脊髓痨闪电样疼痛，有癫痫发作者按发作类型给予抗癫痫药。

（五）脑外伤所致精神障碍

脑外伤所致精神障碍是指颅脑遭受外伤造成脑组织损伤所致的精神障碍，除器质性因素外，个体素质、外伤后的社会心理因素在疾病的发生和发展中起一定作用。

1. **病因和发病机制**

颅脑外伤后存活者中出现精神障碍者超过 1/4。脑外伤精神障碍与脑损伤的程度、部位、急性期的病理改变和修复期的后遗病理改变有关。脑外伤越严重，损伤的部位越广泛，越容易引起精神障碍。广泛性脑损伤会引起精神脑功能的全面障碍，如急性期出现谵妄或昏迷，慢性期可能出现痴呆。颞叶损伤常出现精神障碍，其次是前额叶眶部。前额叶、颞叶损伤常引起人格障碍；顶叶损伤易引起认知功能障碍；脑基底部损伤易引起记忆损害。脑外伤后遗病理改变，如瘢痕、粘连、囊肿、脑积水等也常引起精神症状。外伤后社会心理因素及受伤前的人格特征对临床表现、病程和预后有一定影响。

2．临床表现

（1）急性精神障碍：①脑震荡。临床上主要表现为意识及近事遗忘。典型表现是外伤后有短暂意识完全丧失（昏迷），伴有面色苍白、瞳孔散大、对光反射及角膜反射迟钝或消失，脉搏细弱、呼吸缓慢、血压降低，然后逐渐清醒。一般昏迷时间不超过30分钟。意识恢复后患者对受伤前后的经历遗忘。脑震荡后患者出现头昏、头痛、恶心、对声光刺激敏感、易激惹、易疲劳、注意力不集中、失眠、多梦等症状。神经系统检查通常没有阳性体征。上述症状在1~2周内消退。若迁延3个月而不愈则称为脑震荡后综合征。②外伤性谵妄。在严重颅脑损伤后常产生一段较迁延的意识模糊期，有时伴有定向障碍、情绪和行为紊乱、幻觉和妄想。若谵妄持续1周以上则表示脑损害已相当严重。

（2）慢性精神障碍：①神经症。神经症可见于各种颅脑外伤患者。主要表现为头昏、头痛、乏力、易激惹、注意力集中困难、失眠等。有的患者可伴有焦虑、抑郁，或伴有癔症样发作。体格检查大多没有异常，但可能有眼球震颤；部分患者可有不恒定的神经系统软体征，如腹壁反射不对称等。②持久性认知功能障碍。颅脑外伤后遗忘症持续超过24小时，则容易导致持久性认知功能障碍，其严重程度与脑组织损伤程度成正比。③人格障碍。外伤后的人格障碍多发生于较严重的脑外伤，特别是额叶、颞叶损伤，常与痴呆并发。患者丧失原有的性格特征，表现为情绪不稳、易激惹、性格乖戾、粗暴、固执、自私和丧失进取心，有时可有发作性暴怒、冲动与攻击行为等。④外伤后精神病性障碍。精神障碍可在外伤后立即出现或外伤后经历数月后出现。脑外伤后可出现分裂症样症状。另外，脑外伤亦可能诱发分裂症，需与之作鉴别。

3．诊断与鉴别诊断

本病主要根据病史，特别是有无脑外伤史进行诊断。若有脑外伤史，应进一步了解外伤的性质、严重程度、有无意识障碍及其持续的时间、有无遗忘及外伤后治疗情况，结合脑电图、CT及MRI，可明确诊断。

［病例］

黄某，男，75岁，工人。因“头颅外伤1月余，乱语、行为紊乱20余天”于2005年6月13日入院。患者于2005年5月4日被摩托车撞倒，致右侧面部淤肿，并感到头痛，但无恶心、呕吐；无不省人事；无骨折。在外院作头颅CT检查，报告“脑萎缩”。2005年5月19日（半月后）出现精神异常，夜间失眠，乱语，凭空看到树上有鱼，易发脾气，记忆力明显下降，白天言行基本正常；近两天晚上很兴奋，大叫，乱跑，凭空看到有人拿刀杀他，一见进他房间的人就拿东西砸，辨别不出家里人。

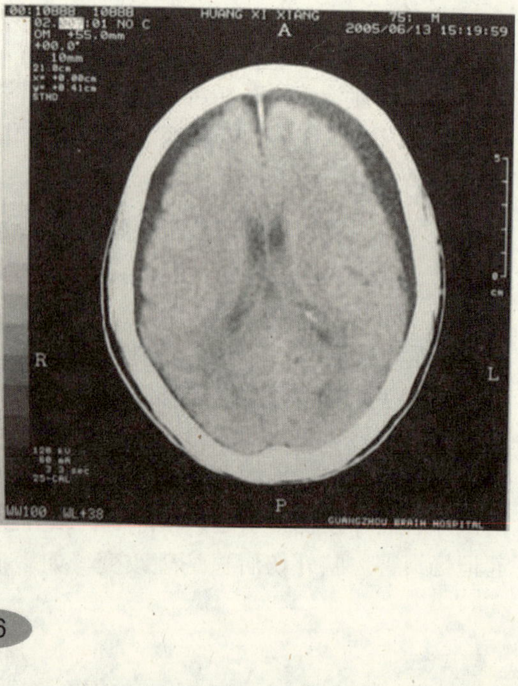

过去史：2005年4月白内障手术。

神经系统体查：颈无抵抗，克氏征及布氏征阴性；颅神经无异常；无肢体瘫痪、共济无异常，无感觉障碍；巴氏征阴性，吸吮反射阳性。

精神及智力、记忆：对于夜间的病态行为不能回忆，未引出幻觉、妄想；理解力、计算力下降，记忆明显下降，以短时记忆下降为主。

血常规：血红蛋白为102 g/l；其余异常。

脑电图：异常脑电活动，各区出现较多散在中副 deta 波。

头颅 CT：脑萎缩并外周性脑积水。

诊断：①闭合性颅脑损伤；②硬膜下积液；③谵妄状态；④轻度贫血。

（六）颅内肿瘤所致精神障碍

颅内肿瘤可损害正常脑组织、压迫邻近脑实质或脑血管，造成颅内压增高，出现神经系统的病理症状、癫痫发作或精神症状。但有部分颅内肿瘤患者早期缺乏神经系统的定位体征而只有精神症状，易导致误诊而延误治疗。

1. 临床表现

（1）精神症状。颅内肿瘤患者精神症状常见。肿瘤的性质、部位、生长速度、有无颅内高压及患者的个性特征等因素均可影响精神症状的产生与表现。可出现智能障碍、幻觉、焦虑、抑郁、躁狂、分裂样或神经症性症状。

（2）局限性症状。精神症状的表现与颅内肿瘤的位置有关，但并非绝对。颅内某个区域的肿瘤不一定都会产生特定的精神症状。但若表现为特定的精神症状，有助于定位诊断。

①额叶肿瘤：大部分额叶肿瘤患者会出现精神症状，而且精神症状较其他部位肿瘤多见，症状出现亦较早。精神症状可表现为广泛性智能受损，形成类痴呆样表现，但也有患者出现单纯的记忆力受损而无其他损害。常见的情感障碍包括易激惹、抑郁、欣快和淡漠。许多患者会出现人格改变，尤以生长缓慢的肿瘤较常见。患者的行为可变得幼稚、轻浮和不负责任，严重者可有性欲脱抑制，如猥琐行为或性欲亢进。部分患者的人格改变与上述相反，表现为缺乏主动性、淡漠和对周围事物漠不关心等。

②颞叶肿瘤：约一半颞叶肿瘤患者会出现颞叶癫痫。此外，颞叶肿瘤大多没有定位体征。多数颞叶受损患者可伴有智力缺损，也可出现与额叶受损类似的人格改变。常见的情感障碍包括欣快、焦虑、易激惹、抑郁躁狂样症状。小部分患者可出现类分裂症样症状，如幻觉、妄想等。

③顶叶肿瘤：顶叶肿瘤较少引发精神症状。一般来说，顶叶受损导致的神经系统症状与体征多于精神症状。神经系统体征包括实体觉缺失及失用症。优势半球的肿瘤可引起 Gerstmann 综合征，表现为手指失认、计算不能、书写不能和左右不分等；而在非优势半球的肿瘤会引起视觉空间知觉障碍、穿衣失用症和地点定向障碍等。

④枕叶肿瘤：较少引发精神症状。最特定的症状是视幻觉，通常是原始性视幻觉，也可有比较复杂的视幻觉。偶尔可出现遗忘、痴呆及其他精神症状。

⑤间脑肿瘤：是指发生在间脑，即丘脑、下丘脑和第三脑室邻近结构的肿瘤，比颞叶等部位的肿瘤较少导致精神症状。第三脑室附近的肿瘤导致的典型症状是遗忘综合征，部分患者有类似痴呆的表现。嗜睡亦是间脑肿瘤的特征性症状。因下丘脑和中脑受到影响，部分患者除了嗜睡外，还会出现念经、阳痿、尿崩症、烦渴、贪食等症状。部分下丘脑肿瘤患者的症状与神经性厌食症相似。有些患者可出现运动性缄默症，表现为

沉默不语或只回答少许单字，静止不动或只有一些缓慢、重复的动作，但双眼往往能注视检查者或移动对象，情感淡漠，或出现尿失禁情况。

⑥胼胝体肿瘤：胼胝体肿瘤较早亦较多引起精神障碍，尤以生长在胼胝体前部和后部的肿瘤为甚。常见的精神症状为智能障碍与情绪障碍，而且症状在肿瘤生长初期便可出现。

⑦垂体肿瘤：垂体肿瘤引发的精神症状，是由垂体本身的损害、继发性损害、继发性内分泌和垂体肿瘤的扩展共同造成的。垂体肿瘤可造成内分泌障碍（如库欣氏病），继而出现相关的精神症状，但更常见的是肿瘤扩展到蝶鞍区以外，如第三脑室、额叶等区域而造成各种精神症状。

⑧天幕下肿瘤：天幕下肿瘤比天幕上肿瘤较少产生精神障碍。患者可出现全面性智能障碍，其程度与颅内压成正比。也可产生情绪障碍、人格改变及其他精神症状。

2. 诊断和治疗

详细准确的病史采集，仔细的躯体及神经系统检查，脑脊液检查、脑电图、超声、CT、MRI、SPECT以及脑血管造影等辅助检查，可有助于明确诊断。

确诊颅内肿瘤的患者，应及时转入神经外科进行手术治疗。对于不适宜手术治疗的患者，可以通过放射治疗或化学治疗抑制肿瘤的扩散。此外，若出现精神症状可给予精神药物治疗。另外，对于颅内压升高的患者应及时控制颅内压。

（郑　东）

第二节　癫痫与癫痫所致精神障碍

一、概述

癫痫（Epilepsy）是由于大脑细胞异常过度放电而引起的一过性、反复发作性的临床综合征。临床症状可以是运动、感觉、植物神经、意识以及精神等方面的障碍。癫痫发作时，上述这些症状表现为反复发生、突然出现、突然消失、历时短暂、症状刻板，常伴有意识障碍。

癫痫所致精神障碍又称癫痫性精神障碍，原发性及症状性癫痫均可能发生精神障碍。由于累及的部位及病理生理改变的不同，症状表现各异。精神障碍大致可分为发作性和非发作性两种。发作性精神障碍是一组反复脑电异常发放所致的精神障碍，它表现为感觉、知觉、记忆、思维等方面异常以及精神运动性发作、情绪变化及短暂精神分裂样发作。非发作性精神障碍则表现为慢性分裂样精神病、神经症、人格改变及智能衰退等。

癫痫是一种常见、多发病。世界每年新发生癫痫病人约150万人，患病率约11.9‰。我国至少有600多万的癫痫患者。

癫痫所致精神障碍的流行病学资料很少，既往的报道资料差异很大，国外报道癫痫病人伴精神异常约占癫痫病人的30%～60%，国内报道资料约占12%～25%。差异是由于缺乏同一社区相应的对照组人群，同时对调查对象的“癫痫性精神障碍”的概念不统一，因此对调查的结果难以作出合理的分析和判断。

二、病因和发病机理

癫痫发作是大脑皮质神经元功能障碍的临床表现，因此在确定为癫痫发作后，必须进一步探究引起大脑皮质神经元功能障碍的原因。首次癫痫发作的原因可以是：

（1）由于急性脑部功能性障碍可引起反应性癫痫发作。这可能一生中就只有这一次，但也可能在急性期过后，又反复发作而成癫痫，称为症状性癫痫。

（2）既往有过各种类型脑损伤，或先天具有脑损伤或畸形，虽然当时未发生癫痫发作，但后来却发生癫痫发作，且反复发生，也是症状性癫痫。

（3）过去未曾有过脑损伤，且根据临床资料，推测首次癫痫发作可能是与遗传因素较具相关性的，称为原发性癫痫。

（4）过去未曾有过脑损伤史，但根据临床资料，则还是怀疑可能有隐藏的脑损伤或脑功能障碍而引起的癫痫发作，称为隐源性癫痫。

（5）癫痫发作只发生于直接受到外来或由于内在的刺激时，前者如间歇性光刺激、声音刺激等，后者如计算、思考等。若能避免相关诱因或接受去敏感治疗，则较少再发，称为反射性癫痫。

癫痫的发病机理目前尚不十分确切，癫痫发作的根本原因在于大脑神经元的异常放电，癫痫的异常放电可以出现在发作期，也可以出现在发作间歇期。导致这种异常放电的原因可以多种多样，但到目前为止，对异常放电的本质了解还不多。一般认为和维系膜电位的离子异常有关，也有认为和大脑神经介质即兴奋性氨基酸和抑制性氨基酸的不平衡有关。一般认为癫痫病人伴发精神障碍，如偏执状态、精神分裂症样状态及攻击型人格障碍与大脑优势半球的病变有关，而抑郁状态与非优势半球病变有关。临床上表现为不可控制的强烈情绪及行为障碍，称发作性控制不良综合征，可能与杏仁核的异常放电有关。

三、临床表现

癫痫性精神障碍目前尚未有统一分类标准，多数学者根据精神症状的出现与癫痫发作的时间关系来分类，分为癫痫发作前、发作时、发作后及发作间歇期所伴发的精神障碍。

（一）发作前精神障碍

发作前精神障碍是指部分病人在癫痫发作前出现焦虑、紧张、易激惹、冲动、抑郁、淡漠或一段时间的愚笨或自主神经功能紊乱。由于发作前数分钟、数小时或数天即有相同的症状出现，使病人感到发作即将来临，称之为前驱期症状。如果发作前数秒出现各种类型的精神症状，如情感、情绪、认知方面异常的症状，则称之为“先兆”。“先兆”对决定癫痫源的起始部位有很大的定位价值。前驱期和“先兆”出现时，病人意识是清醒的，所以事后能回忆。有时在使用抗癫痫药物治疗后，癫痫发作被控制，而前驱和“先兆”可能是仅有的症状。

（二）发作时精神障碍

发作时精神障碍表现为发作性精神障碍，它与癫痫的非惊厥性持续状态有关。在癫痫的复杂部分发作、失神发作及单纯部分发作等发作类型多见。例如，癫痫复杂部分发作（精神运动性发作）持续状态时，病人表现为意识障碍背景下出现精神病性症状及行为异常。失神发作持续状态表现为意识障碍、行为紊乱，但它不会出现幻觉、妄想等精神病性症状。如果是单纯部分发作持续状态时，可在意识清晰情况下，出现精神病性症状如妄想、幻觉及其他的思维障碍，但自知力通常存在。发作时精神障碍的临床表现主要有下列几种：

1. 知觉障碍

它多为原始性幻觉。

（1）视觉发作，这一发作主要由于枕叶视觉皮层的异常放电引起，如看到闪光、冒金星、黑蒙，但亦可以见到很复杂的完整的情景，或既往经历的重现，有时可以出现错觉或感知综合障碍。此时病人还可能有自身幻视或自窥症。

（2）听觉发作，这一发作主要由于颞叶听觉皮层或第一颞回附近的异常放电所致。内容多为单调的听幻觉，如耳鸣、音乐或歌曲片段，也可为言语声。

（3）嗅觉发作，主要由于钩回和杏仁核周围部位异常放电所致。病人可以嗅到难闻的气味。它多与颞叶伴随发作。

（4）味觉发作，由于皮层味觉区放电引起。这种发作与嗅觉发作及颞叶发作伴随出现。

2. 记忆障碍

病人可体验到的一种记忆障碍，如对某些熟悉的名字突然不能回忆，或在一个新的环境中似乎有一种已体验过的感觉（称似曾相识感），或在一个熟悉环境中好像有完全陌生的感觉（称旧事如新感）。

3. 思维障碍

它可有思维中断，病人感觉自己的思维突然停止，或有强迫思维，病人的思潮不受自己意愿的支配，强制性地大量涌现在脑内。这种症状可能是由于额叶病灶所致。有些病人还出现强迫性回忆。

4. 情感障碍

它可主要出现恐怖、抑郁、喜悦或愤怒发作。恐怖发作是情感发作中最常见的一种，程度可轻可重，内容不一。发作性的情感障碍无明显精神因素，突然发病，时间短暂，反复出现同样内容的临床症状，有时发作与错觉、幻觉同时存在。

5. 自主神经功能障碍

自主神经功能障碍主要指单独出现的自主神经发作，如头痛、头涨、流涎、恶心、呕吐、腹部不适、呼吸困难、心悸、出汗、竖毛、面色苍白或潮红等症状。这些症状单独出现较少，多与其他发作伴随出现，且多见于复杂部分发作之前出现。

6. 自动症

自动症是复杂部分发作的一种常见表现，约75%的颞叶癫痫有自动症状发作。核心症状为意识障碍，常常在意识模糊的情况下做出一些目的不明确的动作或行为，令人难以理解，且与当时的处境不相适宜。整个过程一般长达半分钟到数分钟之久。自动症在临床上可表现为简单自动症，如伸舌、舔唇、咀嚼、吞咽、摸索、踏步、点头等简单动作的重复；又可表现为复杂自动症，如突然在门外出现、脱衣解扣、扯弄衣角、无目的地搬动家具等。如果自动症出现持久发作（超过30分钟），即自动症持续状态，在临床上需要与精神病鉴别诊断。如果自动症持续状态发生在白天称神游症，发生在睡眠中称夜游症（又称睡行症），此时需与非痫性睡行症鉴别。

7. 蒙眬状态

蒙眬状态是癫痫病人常见的发作性精神障碍，临床表现复杂，意识障碍程度表现深浅不一，在意识障碍背景下出现精神运动性不协调兴奋或精神运动性抑制。可以发生在下列情况：复杂部分发作，发作前后蒙眬状态，复杂部分作持续状态及失神发作持续状态等。蒙眬状态有时可以在一次或多次癫痫发作之后出现，或可能以全身强直阵挛发作而终止。此时做脑电图检查可以见到持续性的高波幅异常节律或棘慢波综合节律。

（三）发作后精神障碍（发作后蒙眬状态）

发作后精神障碍常见于青壮年癫痫患者，常为全身强直阵挛发作及部分性发作后，尤其是全身强直阵挛发作后出现意识模糊，定向障碍并伴有精神病性症状，如妄想、幻觉及精神运动性兴奋，每次可持续 5 ~ 10 分钟至数小时或更长。当再次出现强直阵挛发作亦可终止发作后精神障碍。发作后精神障碍时的脑电图主要表现为高波幅节律，以后逐渐恢复正常的基本节律。

（四）发作间期精神障碍

在各次癫痫发作之间，也可以出现多种精神障碍，主要有慢性类分裂样精神病、智能障碍和性格改变等几种。

1. 慢性类分裂样精神病

它是一组较为持久的精神病状态，起病于癫痫发作 10 ~ 20 年后，精神病发生前癫痫发作次数大多减少或已停止发作。患者意识清晰，可出现精神分裂症所有主要症状，但以慢性偏执——幻觉症多见，表现酷似精神分裂症。临床上与精神分裂症难以区别。但经详细的观察和检查可发现，患者的情感反应和社会接触保持良好；长期随访发现，患者常伴有性格改变和智能缺损；反复脑电图检查发现多数患者有颞叶的局灶性放电；头颅 CT 检查提示颞叶皮层萎缩；患者家族中的精神分裂症患病率不高。这些都支持疾病的本质是器质性的，是癫痫所致。

2. 智能障碍

造成智能障碍的因素很多，有遗传因素；引起癫痫的脑损害或癫痫所致继发性脑损害；也可能是抗癫痫药长期使用本身所致的精神副作用；发病年龄越早，造成的智能损害越明显。20 世纪 50 年代前，人们认为癫痫反复发作最终会导致智能全面损害，即所谓“癫痫性痴呆”。20 世纪 50 年代后观察，发现事实并非如此，一般认为真正造成智能障碍的约占癫痫患者的 1/3。历史上也有癫痫久病而智不残者，如希腊的苏格拉底、罗马的恺撒皇帝、法国的数学家帕斯卡、奥地利的查尔斯王子、英国的拜伦勋爵、军事家拿破仑、发明家诺贝尔、圣女贞德和文学家陀斯妥夫斯基等。

3. 性格改变

长期、反复的癫痫发作，可以导致性格改变。其主要特征为：情感反应僵化，情绪不稳，思维黏滞贫乏，行为具刻板性和冲动性。约见于半数的癫痫患者，颞叶癫痫患者的发生率尤高。癫痫患者的性格改变，导致他们就业和人际交往困难。近年来研究发现，所谓“癫痫性格”实际上并不是同源性的。性格的黏滞与遗传有关，因为患者的家庭成员，即使没有癫痫发作，也有类似的精神活动变慢、黏滞和持续的倾向。

有学者把上述的慢性类分裂样精神病、智能障碍和性格改变概括为慢性癫痫性精神病，认为是真正由于癫痫反复发作而造成的脑器质性精神障碍，并以此和前述的发作性精神障碍相区别。还有学者提出发作间期精神障碍还应包括癫痫类躁郁症性精神病，癫痫性神经症综合征等少见的精神障碍。

四、诊断和鉴别诊断

癫痫性精神障碍的诊断取决于两个方面，即癫痫及其病因的诊断的确立和对所发生的精神障碍进行归类诊断。

（一）癫痫的诊断

癫痫的诊断包括：确定病史的诉述或者目睹病者的发作表现，是否属于癫痫发作，脑电图是否支持。如属癫痫发作，则属于哪一类型发作。癫痫诊断成立后，还需确定癫痫的病因。

（1）癫痫发作的特点：重复性及发作性。重复性是指癫痫发作具有第一次发作之后，经过不固定的间歇期会有第二次以至多次的相同的发作。发作性是指症状的出现和消失非常突然，持续时间短暂（仅几秒或几分钟）。

（2）癫痫发作间歇期的脑电图改变。一般来说，脑电图检查几乎已成例行规定，目的在于希望在发作间歇期中能记录到癫痫特异波，以支持癫痫的诊断。如在发作时做脑电图对确认癫痫更有帮助。

（3）排除非痫性发作性疾病。

（4）诊断性治疗。临床支持癫痫发作，但脑电图无痫样放电时，可考虑抗癫痫药物治疗，以助诊断。

（5）病因方面，可通过详细询问病史、神经系统检查，以及必要的神经影像等检查，以发现大脑是否有结构性的病变。

（二）癫痫性精神障碍的诊断

癫痫性精神障碍是一组反复发作性的脑部异常放电所致的精神障碍。由于累及的部位和病理改变不同，导致的精神症状各异，或由于慢性癫痫的长期反复发作导致大脑器质性损害所造成的脑器质性精神障碍。

当一个癫痫患者出现精神症状时，应考虑下列几个问题：精神症状出现在癫痫发作的什么时间（发作前、后或间歇期）；精神症状出现时意识情况（清晰或障碍）；精神症状呈发作性或持续性；脑电图检查结果等。如果一个癫痫病人或者既往作出过癫痫诊断的病人，当出现精神障碍时，应该首先考虑癫痫性精神障碍的可能性，确诊一般不困难。当癫痫是以精神症状为首发症状的精神运动性发作，又无其他类型的癫痫发作可供参考时，就容易误诊为其他精神障碍。密切观察，以确定精神障碍是否呈发作性病程，和尽早作脑电图检查对正确地作出癫痫性精神障碍的诊断非常重要。

（三）鉴别诊断

1. 癔症性精神障碍

癔症性和癫痫性精神障碍两者均可出现睡行症、神游症和意识蒙眬状态，但癔症性精神障碍一般在发病前均有明显的刺激因素，发作时意识障碍程度较轻（例如，属癔症性睡行症时，患者可以被唤醒；而患癫痫性睡行症时患者不能被唤醒）。在癔症性意识蒙眬状态时，患者意识范围狭窄，其精神症状的内容与精神因素之间有比较密切的联系，患者的姿势、动作带有戏剧性和做作性，既往无癫痫发作史，脑电图也无异常发现时可作鉴别。需要注意的是，某些癫痫患者可以在精神刺激、精神紧张或心理应激影响下，使类似癔病发作的癫痫发作次数增多，称为“癔病性癫痫”。这类癫痫多是颞叶癫痫，睡眠时作脑电图检查常可获得诊断癫痫的证据。另外，一般来说，癔症患者不会出现单纯部分发作（如抽搐以一侧上肢开始）发展至全身性发作的症状。还有的患者既有癫痫发作，又有癔症表现，这两者可以在不同时间、在同一患者身上先后出现，此时千万不能采取两者择其一的排除诊断法，以免漏诊。

2. 精神分裂症

精神分裂症紧张型和癫痫性木僵状态，精神分裂症偏执型与慢性精神分裂症样癫痫性精神病虽然在临床上表现有相似之处，但结合患者既往有癫痫史及脑电图检查结果，一般不难鉴别。值得注意的是，癫痫复杂部分发作（精神运动性发作）以阵发性幻觉、妄想等精神病性症状为突出的临床表现，既往又无癫痫发作史可供参考时，极易误诊为精神分裂症。鉴别诊断要点在于病程的特点和发作时的意识状态，以及脑电图的异常。

五、治疗

癫痫性精神障碍的治疗应在抗癫痫治疗的基础上，根据精神障碍的主要症状表现选用不同的精神药物，或同时采用几种治疗方法。

（一）药物治疗

（1）发作性精神障碍：最常见于癫痫复杂部分发作，属于癫痫发作的一种临床表现，首选卡马西平。从每日2～3次每次100 mg开始，逐渐加量，日量最高可达1 200 mg。此外尚可合并氯硝西泮，日量3～6 mg。必要时可肌注或静滴1～2 mg。

（2）抑郁状态可合并使用抗抑郁药物，阿米替林、丙米嗪和多虑平等三环类抗抑郁药可降低癫痫阈，因此，剂量应从小开始逐渐增加。新一代抗抑郁剂如SSRIs较少诱发癫痫，有条件可作首选。

（3）兴奋躁动，具有妄想、幻觉等精神病性症状的处理，应优先选用氟哌啶醇、奋乃静等抗精神病药物口服或肌注治疗，剂量也应从小开始，逐渐增加，氟哌啶醇剂量每日可用至12 mg，奋乃静日剂量可用至20 mg，其他抗精神病药物如氯丙嗪、氯氮平等可降低癫痫发作阈，需小心使用。第二代抗精神病药物如利培酮、奥氮平、喹硫平等较少诱发癫痫，有条件可作首选。

（二）电痉挛治疗

对电痉挛治疗癫痫性精神障碍不同人有不同看法，有人认为电痉挛可能提高癫痫阈。但一般不作首选，须慎用。当下列情况药物不能控制时，可试用。如顽固性的复杂部分发作包括精神运动性兴奋、精神运动性抑制（癫痫性木僵）、持续性意识蒙眬伴行为紊乱以及分裂样精神病等。

（三）手术治疗

对于某一些药物治疗无效的慢性癫痫性精神病患者，尤其是那些具有冲动、攻击行为的颞叶癫痫病人，可考虑外科手术治疗。

六、典型病例分析

赵某，男，22岁，初中文化，未婚，2004年5月18日入院。

主诉：阵发性抽搐两年，一周前突然出现胡言乱语，兴奋，冲动，打人。

现在史：患者于两年前，因高热、抽搐在某医院住院，诊断为“病毒性脑炎”，经住院治疗一个月后痊愈出院。出院后约3～4天出现阵发性抽搐，意识不清，伴遗大小便，历时3～5分钟，偶有咬破舌头。事后不能回忆，间歇期基本正常。一直服用苯妥英钠0.3 g/d，苯巴比妥0.09 g/d治疗。但控制不理想。于一周前患者突然凭空听到收音机声，听到有人说他坏话，说他是杀人犯、偷渡犯……因而感到恐惧、紧张、愤怒，有时会出现毁物、指控谩骂，一次冲到楼上殴打邻居，说就是对方讲自己的坏话。上述情况，反复多次出现，每次历时约10～20分钟，自行缓解，事后称不能完全记起；不发病时，精神状态基本正常。今晨因冲上楼把邻居打伤住院，故被强制送入我院治疗。

既往史、家族史无特殊。

体格检查与神经系统检查，未见异常。

入院时精神检查：患者意识清，因有伤人史，故暂时被保护性约束在治疗床上。对答切题，尚合作，自称以前有癫痫抽搐史，是听家人讲的，一直服用抗癫痫药。于一周前阵发性出现耳边听到楼上邻居议论他、恐吓他的声音，但邻居不承认。由于经常受到恐吓，故今晨打了他（邻居）一顿……智能好，无自知力，情感适切，目前情绪表现平静。

入院后，脑电图异常，提示有痫样放电现象，尤以左侧颞叶为著。血生化、心电图等检查均属正常范围。

诊断：继发性癫痫，复杂部分性发作，强直—阵挛发作。

诊断依据：

(1) 两年前患过“病毒脑炎”。

(2) 脑炎后出现反复发作性，强直—阵挛发作。

(3) 一周前出现反复发作性意识不清，伴精神运动性不协调兴奋。

(4) 脑电图异常，提示有痫样放电现象，尤以左颞叶为著。

鉴别诊断：精神分裂症。

不支持点：既往有癫痫史，发作性病程，意识障碍，脑电图异常等，不支持精神分裂症的诊断。

治疗：

(1) 选用卡马西平治疗。

(2) 当病情控制后，把原来使用的苯妥英钠及苯巴比妥逐渐替换。

(3) 定期做血常规检查，监测血液白细胞总数及比例，注意出现药物疹。

(4) 注意病者突然发作，可能导致伤人、毁物。

（老洪尧）

第三节　老年精神障碍

一、概述

1993年，世界人口中65岁以上者占6%。然而在发达国家这一数字为14%，在相对落后的国家为4%（联合国，1993）。非发达国家人口的出生率较高，但预期寿命却远低于发达国家。非发达国家人口的预期寿命为60岁，发达国家为73岁。

发达国家与非发达国家人口年龄结构的差异正在发生变化，非发达国家老年人口比例的增加较发达国家要快得多。许多疾病，如大多数的痴呆，会随着年龄的增加而更为常见，所有国家都将面临处理大量的老年精神障碍患者的问题。

国内外报道的老年期痴呆患病率差异很大，其中65岁以上痴呆患病率，Jorm（1987）和Rockwood（1994）的荟萃分析报道为2.2%～8.4%，台湾为2.0%，国内多个中心城市社区老人的阿尔茨海默病患病率为3.5%，血管性痴呆为1.1%，广州地区社区老人的痴呆患病率为4.8%。养老院痴呆检出率远高于社区。国外调查显示，在收容所及医院中的老年人，精神障碍的患病率更高，老人之家中33%的居住者有明显的认知缺陷。在综合医院的病房中，65岁以上的病人中33%～50%的病人患有某种形式的精神疾患。广州市城乡养老院年龄60岁以上老年人的痴呆检出率为29.3%。

国内外痴呆患病率的研究结果差异较大，除地区间可能存在差异外，不同研究者所采用的痴呆定义、研究设计、样本特征、评定和诊断方法不同，对痴呆患病率可能均有影响。痴呆程度的评定方式也直接影响痴呆患病率，采用国外广泛使用的临床痴呆程度评定量表（CDR）评定痴呆严重程度，可提高评定结果的准确性。

常有报道称，全科医生没有意识到社区中的老年人很多都有精神问题，而且他们是否到全科医生或者精神科医生处就诊，不仅取决于患者精神状态的改变，同样也受社会因素的影响。例如，患者的环境可能有突然的变化，如亲属患病或死亡；有时家庭成员在照料老人的过程中感到精疲力竭或失望，因而认为他们无法再继续照顾老人。

二、老年人中的痴呆

几项对大规模患病率调查数据进行的荟萃分析显示，老年痴呆的患病率随年龄的增长急剧升高。阿尔茨海默病和血管性痴呆是痴呆的两个主要类型，但在不同的国家相对的比例各不相同。在欧洲、北美、澳大利亚和中国，阿尔茨海默病更为常见；而血管性痴呆则在日本的患病率更高。近期一项以社区为单位进行的神经病理学研究发现，很难找到传统的诊断标准与神经病理学之间的相关性。阿尔茨海默病与血管病危险因素及认知功能下降有相关性，但大多数患者为混合患病。目前还没有明确的阈值可预测患者的痴呆状态。

（一）阿尔茨海默病

阿尔茨海默病在老年人中很常见，并且其症状具有特异性，但还没有特异到可以与其他形式的痴呆进行准确的鉴别诊断的程度。

1. 流行病学

阿尔茨海默病是老年人中最常见的痴呆形式。在65岁以上人群中，中度或重度痴呆的时点患病率为2%～7%。由于对轻度痴呆病人确定一致的诊断标准较为困难，因此对其患病率的估计也是不可靠的。年龄为65岁时患病率约为2%，80岁时增加到8%～10%，90岁时患病率则增加到30%～40%。很少有60岁以前发生阿尔茨海默病的情况。

2. 临床特征

阿尔茨海默病的最早表现常是轻度的记忆下降，这很难与正常的老化相鉴别。在最初的2～4年内，患者的病情逐渐加重，记忆障碍不断加重，并丧失自发行为。

此类患者的语言能力受损，在使用单词或命名物体上有困难，难以构建流利和有意义的句子。患者的视觉空间能力可能受损，以至于难以临摹图画或者在不熟悉的环境中难以找到方向。时间定向障碍会导致患者失约和日间活动方式的改变。

心境改变在此类患者中也很常见，约一半以上的患者有抑郁症状。幻觉偶尔也见于阿尔茨海默病的晚期，病程早期生动的视幻觉则提示Lewy体痴呆。妄想症状常以认为自己的钱或物被人偷窃为多见（这一观念常是由病人的记忆力下降所致），以及更为成型的被害或者其他信念。

3. 行为

行为改变在此类病人中很常见。患者可能坐立不安，在夜间醒来，定向不良，困惑茫然。病人晚间不眠、活动可能增多，最终睡眠觉醒周期可能会完全紊乱。攻击行为在此类病人中也很常见，无论是言语上的还是躯体性的，常表现为抵制别人的护理帮助。针对他人的严重躯体暴力行为在此类病人中很罕见。活动的增多或减少在此类患者中都很常见，是否有意为之则因人而异。“漫游”可指各种不同的行为，但患者可因进入不安全的环境而危及个人的安危。痴呆患者可能进食过多或者过少，伴体重和营养状态的改变；还可出现性行为的改变，通常是性欲减退，但偶尔也会出现性欲的脱抑制。这些都需小心处理。

患者的生活自理和社交能力下降，尽管某些患者在严重的认知功能受损的情况下，也可维持较好的社会形象，尤其是在护理者能够帮助其完成这些功能的情况下。

4. 病程

在阿尔茨海默病的早期阶段，临床症状特征可受到病前人格的修饰，患者的任何人格缺陷都可能被夸大。在疾病的中晚期阶段，患者的认知和非认知损害将变得更加明显。病人的神经系统异常包括顶叶功能受损的局灶体征（如吞咽困难和运动障碍）和额叶受损（表现为语速下降），人格改变和情感失控也很常见，偶发的躯体疾病可引发谵妄，导致认知功能的突然恶化。当躯体疾病被治疗后，患者的认知功能通常也可得到改善，但有时损害会成为永久性的。

5. 鉴别诊断

阿尔茨海默病临床上可与多发性梗塞性痴呆相鉴别，后者有如下一些特点，如阶梯式进展、病程波动和局灶性神经系统体征。然而，死后的尸检报告显示，这些临床标准并不一定可靠。Lewy 体痴呆的病人可有幻觉，认知损害波动明显，无法解释的倒地，常伴有锥体外系体征。

脑影像检查有助于阿尔茨海默病的诊断。CT 扫描显示此类病人侧脑室扩大，颞中回结构萎缩，系列检查发现疾病进展的证据。功能磁共振成像显示此类病人的特定结构如海马的萎缩。用 PET 和 SPET 进行的脑代谢和脑血流研究结果显示，病人有顶后叶和颞叶皮质特征性的双侧缺陷。

6. 神经病理学

发病较晚的阿尔茨海默病的病理变化与老年前期型的表现是一样的，肉眼观察可见病人脑部萎缩，即脑沟加宽和脑室扩大；有神经元细胞缺失，星形细胞增生和神经胶质增多；银染显示整个皮质和皮质下灰质布满老年斑，以及神经纤维缠结和颗粒空泡变性。

7. 治疗

最初对阿尔茨海默病的治疗方法是基于胆碱能假说。由于阿尔茨海默病存在广泛的多种神经递质缺乏，因此很难找到一个替代的治疗方法。然而，有证据显示增强乙酰胆碱功能对改善某些病人的认知功能有益。

最有效的治疗策略为试图延缓、终止或预防 β－淀粉样斑块的形成或聚积。尽管已有一些令人鼓舞的研究结果，但目前还没有能终止或逆转疾病过程的治疗方法。

（二）有 Lewy 体的痴呆

在过去的 10 年中，人们曾用各种不同的名词来描述一种病理和临床过程相对独特的痴呆，有 Lewy 体的痴呆（DLB）是目前公认的正确术语。

许多年以前人们就发现帕金森病人的黑质中有 Lewy 体，但直到最近人们才发现一种与大脑皮质中的 Lewy 体有关的特殊痴呆。神经病理学解剖研究发现，痴呆病例中 15% ~25% 为 Lewy 体痴呆，这提示它可能是继阿尔茨海默病后的第二种最常见的痴呆原因。目前还不清楚 Lewy 体痴呆是否是与帕金森病痴呆不同的另一种痴呆。

1. 临床特征

Lewy 体痴呆为进行性发展病程，与阿尔茨海默病的临床区别在于其波动的病程、明显的视幻觉以及帕金森病的运动特征。它还可出现反复的跌倒、晕厥、短暂的意识丧失、妄想、其他各种幻觉，并对抗精神病药物的锥体外系作用极为敏感。如果有中风或其他躯体疾病可以解释以上这些临床表现时，则不诊断为 Lewy 体痴呆。

2. 组织病理学

Lewy 体痴呆的特征性组织病理学表现是大脑皮质和黑质中出现 Lewy 体，可有老年斑，但无神经纤维缠结。同阿尔茨海默病一样，Lewy 体痴呆伴有新皮质区胆碱乙酰化酶的普遍减少，以及尾状核多巴胺的部分缺失。

（三）血管性痴呆

过去脑血管病引起的痴呆被称为“血管硬化性”精神病。随着人们对老年精神障碍的各种不同综合征的识别，人们发现该痴呆常伴有不同大小的多发性梗塞，多由来自颅外动脉的血栓栓塞所引起，对此 Hachinski 等（1974）提出了“多发性梗塞性痴呆”（MID）一词。

近期的研究表明，患 MID 的病人是血管性疾病所致痴呆这一大类中的亚组，对此症如今更倾向于使用“血管性痴呆”这个术语。其病原学机制各异，包括大小血管的动脉硬化、血栓、脉管炎、淀粉样血管病和颅内出血。

1. 流行病学

血管性痴呆男性比女性略多。其发病率随年龄而增加，多见于日本和俄罗斯的报道中。

2. 临床特征

血管性痴呆一般起病于 60 岁以后，70 岁左右为多见，可见于脑血管意外之后，通常比阿尔茨海默病起病更急。患者可能首先出现情感与人格的变化，接着是记忆和智能损伤。抑郁在此类患者中是常见的，发作性的情绪不稳与意识模糊也很常见，尤其多见于晚上。在某一阶段，常见轻度的脑缺血发作，患者的自知力常可保持到病程晚期，行为迟钝和焦虑比在阿尔茨海默病中常见。

血管性痴呆的病程常为阶梯式进展，阵阵恶化，有时在随后几个月内可部分缓解。约 50% 的患者死于缺血性心脏病，其他则死于脑梗死或肾脏并发症。诊断之后的生存期差异很大，平均为 4 ~5 年。大多数研究都表明，血管性痴呆比阿尔茨海默病的生存期短。

3. 诊断

除非有清楚的中风史或明确的局灶体征，否则要作出肯定的诊断很难。特征性的表现有不一致的精神异常、反复的病程进展和人格的相对完整，体格检查中常有高血压、外周和视网膜动脉硬化的体征，还可能伴有神经系统的体征，如假性球麻痹、僵直性运动不能和腱反射活跃。

（四）老年人痴呆的治疗

成功的痴呆护理首先要将痴呆患者视为与其他人一样，有类似的需求。尽管要理解和满足患者的需求，会给提供关怀的个人和组织带来困难。

首先要治疗可治疗的躯体障碍，如果躯体障碍是原发病因，则可阻止痴呆的进一步发展。即使躯体障碍不是痴呆的直接病因，治疗躯体障碍也可改善患者的病情。

痴呆患者常见的行为改变包括睡眠、食欲的轻度异常以及攻击性和坐立不安，对此可考虑药物治疗。但老年人，尤其是那些有认知损害者，对药物的副作用特别敏感，因此，在用药前应考虑原因（如疼痛或恐惧）和非药物性的治疗方法。如果病人是在家里由家人看护，重要的一步就是减轻家人的烦躁不安，因为家人可能被痴呆患者弄得精疲力竭。以认知—行为治疗（CBT）为基础的家庭干预有助于减轻照料者的负担。

许多药物被用来治疗激越。抗抑郁药、抗焦虑药和抗精神病药在此均可被使用，但美国立法禁止疗养院使用神经阻滞剂来治疗病人的激越和烦躁不安。抗精神病药可用于治疗偏执妄想，抗抑郁剂可用于治疗严重的抑郁症状。据报道，Lewy 体痴呆患者对抗精神病药的副作用特别敏感。较新的神经阻滞剂，如利培酮，对此类患者有治疗作用，且副作用较少，治疗时可作为首选。

许多药物被用来治疗阿尔茨海默病，但对胆碱能前体（如卵磷脂）、乙酰胆碱合成促进剂、直接作用的拟胆碱能药物和脑血管扩张剂（如萘呋胺）的治疗效果，结果大都令人失望。目前，还有大量的研究试图通过生化途径干预淀粉样蛋白和成对螺旋丝的形成，以及研究其他的神经生化机制，如神经生长因子，希望能找到预防或延缓疾病发展的药物。数种胆碱酯酶抑制剂如多奈哌齐（donepezil）和卡巴拉汀（rivastigmine），临床试验显示它们对阿尔茨海默病的认知和其他损害有着有限但确定的效果。对血管性痴呆除了控制危险因素（如高血压和糖尿病）、使用小剂量阿司匹林之外，没有特殊治疗方法；如果有指征，则可进行冠状动脉硬化的手术治疗。

三、谵妄

谵妄在老年人中很常见。对在内科和老年病房住院的老年患者的调查显示，其中20%的人有谵妄。下表总结了谵妄与痴呆的主要临床区别。谵妄常在痴呆的基础上出现，并可导致痴呆患者的病情突然出现无法解释的恶化。谵妄的病因常常是亚临床感染，治疗感染可使病情明显改善。

区分谵妄和痴呆的一些临床特点①

特点	谵妄	痴呆②
临床病程		
发病形式	急性或亚急性（数小时或数天）	慢性（通常是数年）
波动	常见且快速（数小时内）	变化慢（数月）
意识水平		
注意力	明显降低	严重者降低
觉醒度	增加或降低	通常正常
警觉度	严重病例降低	正常
认知改变		
妄想	短暂、不系统	如果有，通常是持续的
幻觉	常见（常是视觉的）	不常见（视觉和言语的）
定向力	通常受损	与病情严重程度相关
运动特征		
异常运动	震颤和肌阵挛	通常没有
精神运动活动	通常异常：增强或降低	通常正常
书写障碍	通常有	轻者没有
自主神经系统	常有异常	正常（除常风的体位性低血压）

注：①痴呆的晚期与慢性谵妄可能难以区别。

②此列的表现是指轻到中度的痴呆表现。

四、心境障碍

（一）抑郁性障碍

老年期抑郁障碍很常见，抑郁症状也更多。但是60岁以后少有首发的抑郁症，80岁以后就更为罕见。一项对社区研究进行的系统综述发现，具临床强度的抑郁症在55岁及以上人群中的平均患病率约为13.5%，其中9.8%为轻度抑郁，1.8%为重度抑郁。女性和生活环境差的老年人中此病的患病率较高。重型抑郁的患病率随调查地点的不同而不同。Koenig和Blazer（1992）报道了下述患病率：社区病人中为0.4%～1.4%，医院门诊患者为5.0%～10.0%，住院患者中为10.0%～15.0%，疗养院中为15.0%～20.0%。由此看来，很多老年人的抑郁障碍并未被全科医生发现。自杀的发生率随年龄的增加而逐渐增加，而老年人的自杀通常与抑郁障碍有关。

1. **临床表现**

老年人与较年轻者的抑郁症临床表现没有明确的差异，但有些症状在老年人中更为突出。Post（1972）报道，33%的老年抑郁患者有严重的迟滞和激惹。Abas等（1990）发现，70%的老年抑郁症病人有认知受损，显示受损的都是那些需努力才能完成的任务，如学习和记忆，表明了注意力下降在认知功能受损中的重要性。

涉及贫穷和躯体疾病的抑郁妄想在此类病人中是常见的，偶有虚无妄想。例如，他们坚信身体是空的、不存在了或已丧失功能（Cotard综合征）。患者也可有被指控或色情性的幻觉。有时患者的抑郁本身并不明显，并被其他症状尤其是疑病性主诉所掩盖。当患者表现为焦虑、疑病或意识混沌时，就应考虑到老年抑郁症的可能。

一小部分迟滞性抑郁患者表现为“假性痴呆”（Pseudodementia），即他们在注意和记忆方面有明显的困难，但详细的临床测验并未发现记忆功能的重大缺陷。

2. **病程和预后**

在发明电抽搐治疗（ECT）之前，很多老年抑郁症持续数年。如今，85%的住院病人的症状有望在几个月内得到明显改善，余下的15%不能完全康复。但是长期随访结果则不那么令人欣慰。Post（1972）报告，在前几个月康复的病人可分为3组：1/3的人可很好地维持3年；另1/3的人会经历再次发作，但可完全缓解；余下的1/3的人则成为慢性病残状态，不时有抑郁的发作。最近的研究大都得出类似的结论。

预示老年抑郁症预后良好的因素有：起病于70岁前，疾病持续时间短，病前适应良好，没有致残的躯体疾病，既往发作恢复良好。

预后差与最初疾病的严重度、有器质性脑病表现、抗抑郁剂治疗依从性差和随访期间的严重生活事件有关。躯体疾病是决定治疗效果的重要因素。

Murphy等（1988）发现，抑郁患者比配对的对照组死亡率明显升高。这一差别不能完全由初诊时的躯体健康状况来解释，自杀在老年抑郁症患者中是常见的。

尽管老年抑郁障碍前景堪忧，但仅有少数患者会发展成为痴呆。

3. **病因学**

一般来说，老年期第一次发作的抑郁障碍的病因几乎与年轻时的一样，然而遗传因素可能不那么重要。对于一级亲属而言，如果先证者是老年人，其患病风险为4%～5%，与之相对，如果是年轻或中年先证者，则为10%～12%。但是最近关于起病年龄的证据比较复杂，并且抑郁症到底是复发型还是非复发型，看来也是一个独立变量。这意味着多达33%的晚发型抑郁症有抑郁的家族史。

据估计，老年期的孤独和困境是抑郁障碍的重要易感因素。但令人惊奇的是，这种联系并无可令人信服的证据。事实上，Parkes 等（1969）甚至发现丧亲与精神疾病的联系在老年人中也不再存在。

尽管在老年抑郁患者中，神经系统疾病和其他躯体疾病比非抑郁的老人略多，但没有证据表明它们有特殊的致病作用；相反，这些疾病似乎是非特异的促发因素。

4. **鉴别诊断**

有时很难鉴别抑郁性假性痴呆与痴呆。重要的是要从其他知情者处获得详细的病史，并仔细观察患者的精神状态和行为。抑郁性假性痴呆患者在出现其他症状之前常有心境障碍的历史。精神检查时，抑郁症患者不愿回答问题，这通常可与痴呆患者的记忆损害相区别。痴呆患者的损害是全面性的；而抑郁症患者则更可能是部分的缺损。一般认为，心理测验对鉴别它们是有用的，但需要由经验丰富者来解释，其对熟练的临床评估通常帮助不大。有时，痴呆会与抑郁症共存。如确有疑问，可以试用抗抑郁剂治疗。

偶尔还需将抑郁障碍同偏执性障碍相鉴别。如果抑郁障碍患者出现被害观念，患者通常认为所谓的迫害是对其罪恶的惩罚。对小部分老年期患分裂情感障碍的患者，诊断可能尤为困难。

5. **治疗**

老年人抑郁障碍的治疗原则与对相对年轻的成人的治疗原则是一样的。对老年病人，尤其重要的是要意识到其有自杀的风险，任何并发的躯体性疾病都应得到全面的治疗。

抗抑郁剂对治疗抑郁障碍是有效的，但对老年人应谨慎使用，可从常规剂量的一半开始给药，并根据副反应和疗效进行调整。目的是以较小剂量开始，可以让老年人比青年成人较慢地达到治疗剂量，但应注意的是，对于老年人的治疗剂量可能较低（尤其是三环类药物）。有些精神科医生喜欢用三环类药物开始治疗，有些则喜用 5 - HT 重吸收抑制剂或者更新的 5 - HT 与去甲肾上腺素重吸收抑制剂，因为它们的副作用更小，对心脏的毒性也更小。尽管谨慎地开始药物治疗是恰当的，但保证最终达到适当的药量也同等重要。

对那些单一使用足够剂量的抗抑郁药治疗无效的患者，有必要与年轻的患者一样联合用药。但是在换药以前，应考虑到老年人的服药依从性通常较差。

电抽搐治疗（ECT）通常可用于抑郁障碍有严重的抑郁性激越、自杀观念和行为、致命性木僵或药物治疗无效者。如果进行 ECT 后，患者意识不清明显，则应延长治疗间隔。如果以前抗抑郁剂或 ECT 对患者有效，但对此次发作治疗无效，则患者可能有未被发现的躯体疾病。

如同较年轻的患者一样，老年患者康复以后应以全剂量抗抑郁剂维持治疗数月。有证据显示老年患者的治疗应持续更长的时间，可能的话，应终身治疗。

（二）躁狂症

躁狂症占老年情感障碍的 5% ~10%。与抑郁障碍不同，躁狂症的发病率不随年龄的增加而增加。Broad Head 和 Jacoby（1990）首次对老年躁狂症进行了前瞻性的研究，发现其临床表现与年轻患者一样，但在老年患者中，躁狂发作之后紧随抑郁障碍发作者更为常见。

对此的处理手段与年轻患者相似。预防性使用锂盐对此类患者是有用的，但应特别注意监测血锂浓度，使其维持在年轻患者治疗范围的低限。

（三）分裂情感性障碍

在一项对60岁以上的住院病人的研究中，Post（1971）发现其中4%的人有分裂情感性障碍（即几乎具有相等的精神分裂症和心境障碍症状的混合状态）或分裂症之后紧随心境障碍（或相反）。这些疾病的长期和短期预后比抑郁障碍稍差，对老年患者这一障碍的治疗与年轻的患者一样。

五、焦虑障碍和人格障碍

老年人中，很少有因情绪障碍转诊至精神科医生的情况，尽管这在很大程度上可能是由患者没有述及和全科医生很少能识别或转诊所致。

全科医疗中，Shepherd等（1966）发现，55岁以后新发的神经症（如焦虑障碍）有所下降；然而患者向全科医生咨询的频率并未减少，这可能是由慢性或复发性病例所致。在一般人群中进行的调查指出，65岁以后也会出现一些新发的情绪障碍病例，障碍至少为中度以上者的患病率为12%（Kay & Bergmann，1980）。老年人的焦虑障碍通常没有什么特异性，一般混有焦虑和抑郁症状。疑病症状可能很突出，分离和转换障碍、强迫障碍以及恐惧障碍则较为少见。目前证实，焦虑障碍的临床重要性大于过去人们认识到的重要性。

人格障碍是大多数老年焦虑病人的一个重要易感因素。躯体疾病是常见的诱因，其他原因包括退休、丧亲和住所变换。在鉴别诊断中，重要的是要将慢性焦虑（可以是持续存在或间断发作的）与新的症状区分开来。新的症状要考虑可能是由抑郁障碍所引起，除非另有证据。

人格障碍会给老年患者及其家庭带来很多问题。老年人的社会隔离偏执特征可能很突出，有时会达到被误认为是偏执障碍的程度。

老年期焦虑障碍和人格障碍的治疗与年轻的成年患者基本相同，但重点在于治疗各种躯体疾病。

六、老年人的精神分裂症样精神病和偏执状态

Kraepelin在1909年使用了“偏执”这个术语来描述那些具有长期慢性妄想和幻觉，但没有早发性痴呆的特征性人格恶化的患者。Mayer随访了这类人，10年后发现，不到一半的人出现了典型的分裂症的衰退。1955年，Roth引入了“晚发型偏执”这个术语来指那些60岁以后“人格和情感反应保持较好的”偏执状态。尽管也有其他术语被提出过，如“持久性被害状态”和“晚发型精神分裂症”，但“晚发性偏执”一词仍被广泛使用。不过这一术语将来也可能被废弃，而采用ICD和DSM未来版本中的名称。“晚发型精神分裂症”是指40~50岁之间发病的精神疾病，而“超晚发型分裂样精神病”则将包括60岁以后发病的精神疾病。使用该名词并未预先判断“超晚发型分裂样精神病”本质上是发病较晚的偏执型分裂症还是独立的疾病单元。

不管是ICD-10还是DSM-Ⅳ，对晚发型偏执都没有一个确定的定位。两个系统中，病例都按照症状的模式和持续时间被归入相应较适合的几个类别之一，如偏执型分裂症、妄想性障碍和分裂情感性障碍。

“超晚发型分裂样精神病”的老年患者占精神科病房老年患者的10%。没有关于此类病人的社区患病率的可靠资料，因为很多受累者会尽可能地长期隐瞒自己的体验，并可能对“上门”的面谈不合作，故要找出所有的患者很困难。

1. **病因学**

研究者通过比较晚发型偏执与配对的对照组研究，发现了不少的致病因素。晚发型偏执的病前人格的特征是适应性差，表现为低结婚率和低生育率。很多患者有良好的工作和社会纪录，但是与其同辈相比，他们较少形成亲密的人际关系，且敏感、易抱怨、很难接近。

Cooper 等（1974）发现，起病于中年早期的传导性耳聋，在晚发型偏执中明显增多。

一直以来，人们都发现晚发型偏执的患病者中女性多于男性，约为7：1。相比较而言，较年轻的分裂症患者在患病风险期的性别分布基本相等。

从遗传角度而言，晚发型偏执的患者居于未受累人群与早发性分裂症之间的位置。Kay（1972）研究发现，晚发偏执的一级亲属患分裂症的风险为3.4%，而在较年轻的分裂症患者中为5.8%，在一般人群中则低于1.0%。

2. **临床特征**

晚发型偏执最主要的临床特点是妄想性思维。妄想多为被害，通常比那些早年发生的精神分裂症偏执型的妄想更为普通，不很泛化。例如，一位年轻的偏执型精神分裂症患者可能会断言有外星人的迫害阴谋，而一位老年的晚发型偏执患者更可能抱怨邻居在谋划杀害他或指责他的性道德。

晚发型偏执的幻觉是特征性的。最常见的为听幻觉，触幻觉和嗅幻觉也不少见，但患者很少出现视幻觉。Naguib 和 Levy（1987）观察发现，晚发型偏执患者与正常对照组相比有轻微的认知损伤，但这一发现可能是由药物、注意力不集中或同时伴发的脑器质性疾病等因素所致。Holden（1987）随访了晚发型偏执患者，发现其症状与一些进展性痴呆是异质性的。尽管有些晚发型偏执与偏执型精神分裂症之间存在着一些差异，但有些病例则非常相似。

3. **治疗**

抗精神病药对大约50% ~75%的晚发型偏执患者完全或部分有效。尽管他们的症状很少能完全消失，但妄想信念常可被抑制，因此，患者一般可回归到病前的功能水平。随访通常需要社区精神科护士的帮助，他们要定期看望病人，并劝病人接受药物治疗，同时又要保持平衡，不能使随访看起来太有干扰性而使患者拒绝治疗。前述的病前人格因素使得医生有必要尽量赢得患者的信任，这样患者更可能遵从医嘱治疗。患者乐于接受药物帮助去应对应激环境，而不愿意被当作精神病患者去接受特殊治疗。但也有许多患者必须住院才可开始治疗。

七、服务机构

各国为老人提供服务的政策有很大差别。美国强调医院和疗养院的看护，欧洲、加拿大和澳大利亚则分别不同程度地强调庇护所和社区照顾的政策。为病人提供良好的护理有赖于各方面的密切合作，包括从制定政策到为每位病人提供整合的护理。

1. **老年精神病学服务**

不同地区的精神卫生服务机构有所不同，通用的原则是让老年人尽可能长时间地住在家里，在他们出现医学和社会问题时能快速作出反应，保证那些提供持续服务的人员协调工作，支持那些在家照顾老年人的亲属或其他人。全科医生、其他相关医院的专家、社会服务和志愿组织之间应紧密联系。应有一个由精神科医生、心理学家、社区精神病护士和社会工作者共同组成的临床小组，采取多学科的治疗方法。该小组的某些成员应在患者家里及通科医疗工作中投入更多的工作时间，而不是在医院。

现在越来越多的评估是在患者的家中进行的，这样既方便了患者，同时也可更准确地评估患者和护理者所面对的困难。社区精神科护士可作为基层医疗机构与专科医生之间的桥梁。护士可评估来自全科医生处的转诊病人，或与全科医生和精神科专家一起监督治疗病人，并参与组织老年痴呆病人的家庭支持。

2. 家庭服务

除医疗服务外，家庭服务还包括做家务事、做饭、洗衣、电话和紧急呼叫系统。在英国，政府既提供也授权这些服务，他们还支持自愿机构，并鼓励地方积极性，如友好邻居方案和自助团体。在对500名65岁以上的居住于家中的老人进行的随机抽样调查中，Foster等（1976）发现，12%的人已经接受了家庭服务，但仍有20%的人需要该项服务。尽管可提供的措施在增加，但需要的人数也在增加。Bergmann等（1978）认为，如果资源有限，更多的服务应提供给与家人住在一起的患者而非独居者。这是因为如果前者接受了这类帮助，通常便可待在家中，而在后者中很多人即使给予了额外的帮助，不久也需住院。

3. 日间护理

在英国，除了卫生服务机构提供评估和治疗精神病的日间医院，社会服务机构还提供日间中心和社交俱乐部的日间护理，此外还包括一些志愿组织，如“老年关怀”和“阿尔茨海默病社团”。他们可帮助那些不需要定期接受医疗或护理服务的严重痴呆患者。但这些护理安排取决于是否有足够的交通设施。

4. 老人院和疗养院

老年人可能需要各种各样的社会收容所，包括通常有看护人的完全独立住所，以及那些随时都有工作人员的老人院或疗养院。老年人对住房有特殊的需求，即要交通方便且生活易于安排。理想的情况是，当老年人的功能缺损加重时，他们可以被转移至能提供更多保护措施的居所，而又不完全失去自由或离开其所熟悉的地方。

有几项研究表明，痴呆患者给护理者造成的压力最大。一般来说，痴呆越严重，护理者所承受的压力越大。行为失控、夜间游荡和攻击是最令护理者头痛的问题。一般健康问卷评估的结果显示，很多护理者的症状同精神患者一样严重。当患者移居到永久性居所后，护理者的症状会减轻。

准确评估护理者的需要也是很重要的。医生应与护理者一起讨论患者的需要，提出照顾患者的建议，并讨论他们的问题。这种支持可帮助家庭避免一些因照顾老年亲属而产生的挫折感和焦虑。其他实际的帮助包括日间护理或假期住院、洗衣和做饭。有了这些帮助，许多患者可继续生活在自己家中，而不会给家庭带来更多的负担。对需求和护理者支持的评估通常可能是多学科的，社区精神科护士和护理管理者（社会工作者）在协调这些服务、支持亲属和提供直接护理方面都有重要的作用。

八、老年精神科治疗的注意事项

在本质上，老年人的精神科治疗与其他成人相似，但着重点却略有差别。如果可行的话，在家治疗一般优于在医院治疗，这不仅是因为多数老年人想呆在家里，而且是因为他们在家时的功能状态最佳。在家治疗要求医生对患者不断变化的需要反应灵活且富有责任感，与患者的家人一起安排计划，组织适当的日间护理或提供帮助，必要时让病人入院，同时还要考虑到伦理和法律方面的问题。

老年精神病学家工作的一个重要部分是与其他人合作，达成全面的合作护理措施，以便尽可能多地解决患者的问题，这可能需要与全科医生、社会服务机构和志愿组织之间的紧密合作。

老年人通常有多种功能缺失，通过减少那些能改善的功能缺失，患者可获益很多。例如，治疗无论是多么轻微的躯体疾病也可改善精神症状；尿路感染可导致轻度谵妄，这可加重痴呆表现，而治疗可使其改善。应鼓励病人多运动，理疗通常对他们也有用，还应合理安排饮食。

（一）躯体治疗

1. 药物的使用

实际上，为老年人开的处方中的精神药物和非精神药物比年轻人更多。药源性疾病是一主要的医疗问题，部分原因是由于老年人的药物动力学不同，问题多见于服用心血管药物（如降压药、利尿剂和地高辛）以及作用于中枢神经系统的药物（如抗抑郁剂、催眠药、抗焦虑药、抗精神病药和抗帕金森药）时。为避免有害的药物相互作用，有必要限制药物的剂量，并谨慎地从小剂量开始给药，缓慢加药；应定期检查用药情况，并维持最低剂量。

治疗的依从性在老年病人中也是一个问题，尤其是那些单独居住、视力差或意识蒙眬的病人。药物处方应尽可能简单，药瓶应有清楚的标示以帮助患者记忆，如包有所需日剂量的当日应服药物的小包。如有可能，医护人员应监督患者服药，并仔细观察患者的反应。这方面与其他方面一样，家庭护理起着重要作用。

尽管医生在开处方时要谨慎，但对老年人也不应拒绝实施有效的药物治疗，尤其是对抑郁症老年病人。抗抑郁药物在开始使用时应小心，以后逐渐加量。

2. 改善睡眠

很多老年人睡眠不好，70 岁以上者约 20% 的人长期服用安眠药。一些简单的措施，如睡前避免刺激、晨起运动、喝一杯热饮、在没准备睡觉前不要上床等，都可能对改善睡眠有用。对老年人睡眠差的问题重要的是要治疗任何引起失眠的特定躯体或其他原因，也应回顾当前的用药以确定有无增加失眠的药物。

催眠药在老年人常会引起不良副反应，主要是白天的嗜睡导致意识模糊、摔跤、失禁和体温过低。有些精神科医生认为苯二氮卓类尤易引起谵妄；使用氯美噻唑、氯醛、氯醛比林和三唑酮小剂量作为替代方案对该病的治疗也是有益的。如果催眠药是必要的，应使用最低的有效剂量，并仔细监测疗效。

3. 电抽搐治疗（ECT）

无抽搐电疗（改良了的电抽搐治疗，MECT）对重型抑郁的老年人是最有效的治疗手段之一。有认知缺陷的病人，经 ECT 后可能会出现短暂的记忆受损和意识模糊，建议延长治疗间隔。应特别注意接受该治疗的老年病人的躯体健康状况，躯体虚弱的病人在做 MECT 前应由有经验的麻醉师进行评估。年龄大不是 MECT 的禁忌证。

（二）心理治疗

目标明确的支持治疗常有裨益，有时还需要与患者的家人一起面谈。家庭治疗越来越普遍。解释性心理治疗很少适用于老年人。

认知—行为治疗也愈来愈多地用于老年精神障碍患者。为减少自制力、饮食行为或社交技巧方面的问题，目前已将行为治疗用于痴呆患者。记忆辅助（如记事本和闹钟）

被用来帮助有记忆障碍的患者。

现实定向治疗、回忆治疗和实证治疗都是为老年患者制定的特殊治疗方法，但可能在鼓励护理者的乐观态度方面比产生确定的行为后果方面更成功。

（三）心理社会治疗

一些患者可通过鼓励自我照顾、提高居家技巧和增加社会接触的措施来获得独立生活。病情较重的病人在尊重个人需要和尊严以及每人都能保有一些私人物品的环境中也可受益。通过病房设计和使用提示，如门上的颜色编码等，可减少患者的定向不良。对那些居住在家的患者，家庭职业治疗师可通过建议环境或其他的变化来帮助患者更为独立地生活。

（四）法律和经济问题

1. 经济事务

老年人（尤其那些有精神卫生问题者）在处理自己的经济事务时可能存在困难。如果老人还有理解事务的能力，那么他可用一个或更多人的持久代理权利来指定代理人，代理人有权代替老年人执行所有的经济事务。如果权利指定者随后变得无能力来处理他自己的事务，那么代理人将继续代替他处理。有时患者精神上没有能力再处理他的事务，又没有正式指定他人代替他，在这种情况下，可通过无能力的医疗证据向保护法庭提出申请，指定一个接受者处理患者的事务。但应注意的是，这些措施都仅用于经济事务，而没有权利代替患者决定是否治疗，这一点很重要。

2. 驾车

一个常见的实际问题是，有早期认知损害的老年人无法安全驾车。医生通常有责任告诉负责发放驾驶执照的机构有关患者的情况，此时可忽略保密原则。

3. 遗嘱能力

在英格兰和威尔士，要使遗嘱有效，立遗嘱者在当时必须是处于“理性思维”状态，标准如下：他必须理解他正在将他的财产给予他所指定的一个或多个对象；他理解和记得他的财产有多少；他理解其主张的本质和范围，即他的遗嘱包括和应排除的内容。

（唐牟尼）

第四节　躯体疾病所致精神障碍

一、概述

躯体疾病所致精神障碍是指躯体感染、内脏器官疾病、内分泌障碍、营养、血液、胶原等疾病，影响脑功能所致的精神障碍。由于躯体疾病所致精神障碍是在原发的躯体疾病基础上产生的，因此可把精神障碍视为躯体疾病全部症状的一个组成部分，故在临床上又称为症状性精神病。它与脑器质性疾病伴发的精神障碍不同，前者的脑功能紊乱是继发的，后者则为脑部原发性损害所致。急性躯体疾病常引起急性脑病综合征（如谵妄），慢性躯体疾病则引起慢性脑病综合征（如智能损害、人格改变等），从急性过渡到慢性期间，可有抑郁、类躁狂发作、兴奋、幻觉、妄想、木僵等精神症状，并在躯体疾病的整个病程中，具有多变和错综复杂的特点。因精神症状只是原发躯体疾病症状的组成部分，故与感染、中毒性精神障碍统称为症状性精神障碍，表现为意识障碍、遗忘综合征、智能障碍、人格改变、精神病性症状、情感障碍、神经症样症状或行为障碍。

症状性精神病的基本概念最早由Bonhoeffer提出。早在1912年，他认为躯体疾病伴发的精神症状是脑组织对各种外因性损害的反应，并认为不论何种躯体病，所产生的精神障碍并无特异性，所以命名为症状性精神病有关本精神障碍的内涵及归类，目前还较含糊，缺乏统一的意见和标准。主要涉及与脑器质性精神障碍的关系，在DSM-Ⅳ及ICD-10中没有独立章节。躯体疾病所致精神障碍与脑器质性精神障碍合并在一起，统称为器质性精神障碍，然后再分别加以描述，在我国CCMD-3中两者仍为独立章节。随着社会经济、科学、文化、生活水平的不断提高，医药卫生事业的进步，预防的贯彻，过去常见的脑器质性和症状性精神障碍有所减少，但严重的心肺功能衰竭伴发的精神障碍等，有的却增多了，如糖尿病、肾移植等伴发的精神障碍，而且以轻性精神障碍，特别是情绪障碍多见，而严重的精神障碍相对少一些，这是与躯体疾病得到了较为及时、有效的治疗有关，也与临床各科医生对精神障碍的认识水平有关。据报道在综合医院精神科会诊中约占57.6%，其中心血管、消化科各占13%，在精神障碍的类型中以急、慢性器质性精神障碍最为多见（41%），其次是神经症性障碍（21.4%），以焦虑、抑郁多见，躯体病引起的心理反应也不少（13%）。躯体疾病伴发的精神障碍是会诊—联络精神病学的重要内容，也是促进医学模式转变的重要立足点。

（一）病因和发病机理

1. 病因

（1）生物学因素，如遗传因素、性格特征、神经系统机能状态和性别、年龄。

（2）心理—社会环境因素，如家庭、经济、工作、社会、环境等。

2. 发病机理

躯体疾病所致精神障碍出现的精神症状并不取决于原发躯体疾病的种类，而是与以下因素有关。

（1）身心障碍是指对躯体疾病产生的心理反应，如患了某种躯体疾病后的焦虑、抑郁、易激惹、多疑、孤独感等。

（2）精神障碍是由躯体疾病产生的生物因素直接所造成的，如心脑缺氧、脑血流量改变、电解质平衡失调、中间代谢产物的积蓄、微生物毒素、神经递质改变、高热、维生素缺乏。

（3）在大部分病例中，往往是由上述两者共同作用的结果。

（二）常见疾病

（1）躯体感染：肺炎、亚急性细菌性心内膜炎、伤寒、副伤寒、疟疾、HIV感染等。

（2）内脏疾病：

心血管系统：冠心病、风心病、心内膜炎等。

呼吸系统：肺性脑病、支气管哮喘、慢阻肺等。

泌尿系统：慢性肾脏疾患等。

消化系统：肝炎、肝硬化、肝癌、肝性脑病、胰腺炎、胰腺癌等。

（3）内分泌疾病：甲状腺机能亢进或减退，甲状旁腺机能亢进或减退，垂体前叶机能亢进或减退，肾上腺皮质机能亢进或减退。性腺功能异常：月经期、妊娠期、产后、更年期综合征、周期性精神病、糖尿病、低血糖等。

(4) 营养缺乏：烟酸、维生素 B_1、叶酸缺乏。

(5) 水电解质代谢紊乱。

(6) 结缔组织疾病：系统性红斑狼疮、多发性肌炎与皮肌炎、风湿、类风湿等。

(三) 临床表现

1. 脑衰弱综合征

常见于疾病早期、恢复期或慢性疾病过程的患者，表现为疲倦、虚弱无力、思维迟钝、注意力不集中、情绪不稳或脆弱，常伴有头部不适，如头痛、头昏、感觉过敏及虚汗、心悸、食欲不振。

2. 急性脑综合征

多继发于急性躯体疾病或急性应激状态。起病急骤，症状鲜明，病期较短，症状可随躯体疾病好转而恢复；或因随躯体疾病的迁延而转为慢性状态，意识障碍轻者呈意识模糊、嗜睡，重者可出现错乱状态、谵妄状态甚至昏迷。其中以谵妄状态最为常见。病程特点为起病急、发展快、持续短、可逆。

3. 慢性脑综合征

表现为慢性或持续性智能障碍、人格改变、遗忘综合征（进行性遗忘、短时和长时记忆损害、错构、虚构、定向障碍）、人格改变、精神障碍。病程特点为起病慢、迁延、不可逆。

4. 器质性情感障碍综合征

躯体疾病患者常出现情感障碍，其临床表现有时很难与功能性情感障碍相区别，Kielholz 曾把体因性抑郁分为三类，脑部结构改变所致为脑器质性；躯体疾病引起称症状性；药物所致为药原性，在 DSM-Ⅳ及 ICD-10 都采用了这名称，其特征为情感障碍一般出现在躯体疾病之后，但并不包括由于患者得知了自身疾病而引起的情绪反应。

5. 精神病性症状

包括各类幻觉、妄想、紧张综合征、思维障碍和行为紊乱等。

(四) 临床表现特点

(1) 精神症状没有特异性，即不同的病因可引起相似的精神障碍；而相同病因也可出现不同的精神障碍。

(2) 一般起病较急者，以急性器质性精神障碍（急性脑综合征）为主，多发生在躯体疾病高峰期；慢性起病及疾病早期及恢复期往往以脑衰弱综合征为主；在疾病晚期可出现慢性器质性精神障碍，以人格改变或智能障碍为其特征。

(3) 精神障碍与原发躯体疾病在程度上常呈平行关系，精神障碍的发生、发展、严重程度、转归与躯体疾病病程一致。各类精神障碍常反复，交织出现，错综复杂。症状具有昼轻夜重的特点。

(4) 病程和预后取决于躯体病的病程和严重程度，预后一般是可逆的，恢复后大多不遗留精神缺陷。少数长期陷入昏迷者，可残留人格改变或智能减退。

(5) 治疗原则以病因和对症治疗并重。由于精神障碍往往会影响躯体疾病的严重度和治疗，精神障碍的对症治疗也是一种必要的应急措施。但应用精神药物要慎重，要注意避免对有关脏器的进一步损害，加深意识障碍，或损害其他脏器功能。

（6）有相应躯体疾病的症状、体征、实验室呈阳性结果。

（五）诊断（CCMD－3）

躯体疾病所致精神障碍是指由各种躯体疾病，如躯体感染、内脏器官疾病、内分泌障碍、营养代谢疾病等影响脑功能所致的精神障碍。急性躯体疾病常引起急性脑病综合征（如谵妄），慢性躯体疾病则引起慢性脑病综合征（如智能损害、人格改变等）。从急性过渡到慢性期间，可有抑郁、躁狂、幻觉、妄想、兴奋、木僵等精神症状，并在躯体疾病的整个病程中，具有多变和错综复杂的特点。

1. 症状标准

（1）通过病史、躯体及神经系统检查、实验室检查发现躯体疾病的证据。

（2）精神障碍的发生、发展及病程与原发躯体疾病相关，并至少有下列一项：①智能损害；②遗忘综合征；③人格改变；④意识障碍（如谵妄）；⑤精神病性症状（如幻觉、妄想或紧张综合征等）；⑥情感障碍（如抑郁或躁狂综合征等）；⑦神经症样症状；⑧以上症状的混合状态或不典型表现。

（3）无精神障碍由其他原因导致的足够证据（如酒精或药物滥用、应激因素）。

2. 严重标准

社会功能受损。

3. 病程标准

精神障碍的发生、发展及病程与原发性躯体疾病相关。

4. 排除标准

排除精神分裂症、情感性精神障碍的严重躁狂发作或抑郁发作。

（六）鉴别诊断

器质性与非器质性精神障碍的鉴别十分重要，否则会延误诊断和治疗。在一些器质性病因不明显的疾病，区别有时甚为困难，如上所述躯体疾病有时会出某些功能性精神疾病症状，如焦虑、抑郁、类精神分裂躁狂等，此时要区别是躯体疾病伴发的器质性精神障碍抑或是其所诱发的精神疾病。当躯体疾病伴失眠、焦虑、抑郁等症状时，是生物学因素所致还是躯体疾病带来的心理应激所致，临床上往往很难区分，而且两者也常常是共存的。两者的区别，主要依靠医生掌握全面病史（包括躯体和精神疾病史），进行仔细的体格检查，根据相应的生化及内分泌等实验室资料进行综合判定。

（七）治疗原则

（1）病因治疗为主（原发疾病的治疗）。大多数病例在采取相应的病因疗法后精神障碍可得到缓解。

（2）对症治疗为辅（精神症状的治疗）。精神病性症状选用抗精神病药物，抑郁症状选用抗抑郁剂，焦虑、睡眠障碍选用抗焦虑剂，痴呆尚无疗效确定的药物，人格改变无治疗药物。精神药物使用方法：种类少、剂量小、副作用小、疗程短。

（3）支持治疗、护理。

二、躯体感染所致精神障碍

（一）概念

躯体感染所致精神障碍是由病毒、细菌、螺旋体、真菌、原虫或其他微生物、寄生虫等所致的全身感染引起的精神障碍。临床特点：①意识障碍；②精神病状态；③焦虑抑郁状；④神经症综合征；⑤智力减退；⑥人格改变；⑦精神障碍的发生和病程与感染性疾病的种类及病情有关。

（二）诊断（CCMD－3）

（1）症状标准：①符合躯体疾病所致精神障碍的诊断标准；②有明显的感染史；③在体检或细菌学检查中可发现与感染相关的症状、体征与实验室检查所见。

（2）严重标准：社会功能受损。

（3）病程标准：精神障碍的发生、发展及病程与原发性感染相关。

（4）排除标准：排除其他疾病的意识障碍，如中毒性谵妄、癔症样意识障碍等，排除精神分裂症。

（三）治疗原则

（1）病因治疗：有针对性地使用抗生素治疗。

（2）对症治疗：①精神症状治疗，如精神病性症状使用抗精神病药物，抑郁症状使用抗抑郁剂；焦虑、睡眠障碍使用抗焦虑剂。使用方法：种类少、剂量小、副作用小、疗程短。②躯体症状治疗。

（3）支持疗法。

（4）护理。

三、几种常见的感染性疾病所致精神障碍

（一）流行性感冒所致精神障碍

临床特点：早期出现神经衰弱症状，如头痛、失眠、疲乏、注意力不集中等。精神症状多见于发热期和退热期，主要表现为情绪抑郁或意识障碍。

（二）肺炎所致精神障碍

临床特点：以意识障碍常见，少数在退热后出现紧张症状群，或躁狂症态。

（三）伤寒所致精神障碍

临床特点：以意识障碍常见，表现为意识模糊、谵妄、甚至昏迷。部分病人可出现幻觉妄想或躁狂抑郁状态。个别病人可先出现精神症状，数日后有发热及伤寒症状，易误诊。

（四）斑疹伤寒所致精神障碍

临床特点：常有精神症状，早期表现为沉默少语、闷闷不乐，少数可出现谵妄症状。出疹及发热期以意识障碍为主，以及人格解体或类躁狂抑郁状态。

（五）病毒性肝炎所致精神障碍

临床表现为：嗜睡，疲乏无力，情绪低落，个别有自杀观念，焦虑不安，易激惹，严重者可出现谵妄状态。

（六）疟疾所致精神障碍

临床特点：以意识障碍常见，少数出现紧张症状群，躁狂症态或幻觉妄想。

（七）流行性出血热所致精神障碍

临床特点：以意识障碍常见，少数出现类分裂症样症状或躁狂症态。

（八）艾滋病所致精神障碍

临床特点：①带毒期出现应激障碍；②抑郁、焦虑症状群；③AIDS 痴呆综合征；

④血液学检查：淋巴细胞绝对值下降，细胞免疫功能明显下降。

四、内脏器官疾病所致精神障碍

（一）概念

由重要器官如心、肺、肝、肾等严重疾病导致脑供血、供氧不足，或代谢产物积累，或水电解质平衡紊乱，继发脑功能紊乱所引起的精神障碍。

（二）常见内脏器官疾病所致精神障碍

1. 肝脑综合征（肝性脑病或肝昏迷）

肝脑综合征是由严重肝病引起的，以代谢紊乱为基础的中枢神经系统的综合病征，临床上以意识障碍和昏迷为主要表现。本病是多种肝脏疾病晚期的严重并发症和导致死亡的重要原因。根据发病原因、起病缓急、肝功能损害程度和发病诱因不同，临床可分为急性、慢性、持续三种类型。

（1）病因和发病机理：肝功能衰竭和门腔静脉之间有手术分流或自然形成的侧支循环为其病理基础。肝功能衰竭，解毒能力下降，由肝脏生成的维持脑功能所必需的物质减少，门静脉中有毒物质可绕过肝脏进入体循环至脑，引起大脑功能紊乱。

肝昏迷的诱发因素有消化道出血、感染、发热、麻醉药、抗精神病药的应用、流产、饮酒等。

（2）临床表现：①前驱期：以情绪及行为改变为主，表现淡漠、疲乏、反应迟钝或抑郁。神经症状不明显，偶见吐词不清或扑翼样震颤，EEG 正常，肝功能异常，血氨升高。②昏迷前期：以意识改变为主，表现出定向障碍，记忆力差，情绪改变明显，烦躁不安，行为轻率。可伴有明显的错觉、幻觉及行为异常。神经系统症状突出，可有锥体束征，肌张力增高。EEG 以 θ 波或三相波为主。③昏睡期：以昏睡为主，间或出现幻觉、言语及行为紊乱等精神错乱表现，仍存在神经症状及 EEG 异常。④昏迷期：以昏迷为主。生理反射减弱或消失，可见病理征。

（3）诊断：主要根据严重肝病的病史结合精神、神经症状以及实验室检查。

（4）治疗：肝性脑病目前尚无特效疗法，需采用综合措施。治疗要点为去除诱因，降低血氨，保肝和支持疗法。①消除诱因：要防止消化道出血、感染、外伤，严禁饮酒和慎用麻醉药、镇静、安眠药等。②减少肠内毒物的生成和吸收：排除肠道积血和积食，抑制肠道细菌的繁殖，酸化肠道和降低血氨等。③治疗并发症：如继发感染、出血、脑水肿等。④精神障碍的处理：禁用或慎用麻醉药、镇静剂和抗精神病药，以免诱发肝昏迷，必要时可慎用少量安定及奋乃静等。

2. 肺脑综合征

肺脑综合征是由慢性肺、胸疾病所致呼吸功能衰竭，发生缺氧、CO_2 潴留导致中枢神经系统功能紊乱，出现神经、精神症状的综合征。Conn（1957）发现在慢性肺气肿、肺功能不全时可伴发意识障碍、精神神经症状和视乳头水肿，称为肺气肿性脑病。Swanson（1960）提出应改名为肺性脑病。Goulon 等（1961）在第 17 届国际神经病学学会上提出应把上述综合征改称为呼吸性脑病。国内从 1964 年以来就陆续报道了肺性脑病的神经精神症状。

（1）发病机理：基本的病理生理改变是 CO_2 潴留和脑缺氧。

（2）临床表现：

精神症状有：①脑功能衰弱状态。头痛、头昏、疲乏无力、注意力不集中、记忆力差。②意识障碍。意识障碍为最常见的症状，早期表现嗜睡、后发展为意识混浊，甚至昏迷。③类重性精神病症状。类分裂症、类躁狂症等。

神经症状有：①颅内高压表现；②运动障碍；③脑局灶性病变与周围神经症状。

实验室检查：PCO_2↑，CO_2-CP，PH↓，K^+↓，EEG轻—中度弥漫性异常。

（3）治疗：①首先要避免诱发肺性脑病的各种因素，如禁用或慎用麻醉药、催眠药、抗精神病药，预防呼吸道感染、充血性心力衰竭、气胸、血压下降等的发生。②加强通气功能，加速CO_2排出但不可吸入高浓度氧否则会引起意识障碍，改善脑缺氧，降低颅内压，维持电解质及酸碱平衡和控制感染。③精神障碍的处理。有意识障碍时，如兴奋躁动较轻时不必应用抗精神病药以免进一步抑制呼吸功能。过度兴奋时可肌注安定或氟哌啶醇。意识清晰者，为控制精神症状可口服小剂量奋乃静或氯氮平等。④可用促进脑代谢药如ATP、辅酶A、胞二磷胆碱等。

五、内分泌疾病所致精神障碍

由内分泌疾病功能亢进或减退所致的精神障碍，精神症状随原发疾病的严重程度而波动。内分泌疾病时的精神障碍可分为三类：第一类是内分泌系统本身引起的精神障碍，是机能亢进或减退时对相应的脑机能受影响的结果，此时各种内分泌疾病所致精神障碍虽有共同特征，但也各有所侧重。第二类是急性严重的内分泌改变引起的脑代谢障碍所致，如甲状腺危象、糖尿病性昏迷等。第三类是明显严重的内分泌疾病造成的弥漫性脑损害，出现慢性脑器质性精神障碍，如垂体前叶机能减退、甲状腺机能减退等。

（一）甲状腺功能亢进所致精神障碍

甲亢是指甲状腺分泌过多甲状腺素或血循环中甲状腺激素水平增高的一组常见内分泌疾病，同时也是内科疾病中与精神活动关系较为密切的一组疾病。本病伴发的精神障碍甚为多见，据于清汉等（1979）统计，48.2%的甲亢患者会有精神障碍。王家华等（1978）报道164例病人中有76例（50.6%）患者出现性格改变、躁狂、抑郁、幻觉、妄想等精神障碍。

1. 临床特点

（1）躯体症状和体征：代谢增高为主要症状，如怕热多汗、心悸、多食易饥、消瘦、疲乏无力。甲状腺肿大伴血管杂音，震颤、腱反射亢进、甲亢性肌病，突眼。

（2）精神症状：性格改变，常表现为过敏、易激惹、好动失眠，焦虑不安。严重的病人可出现躁狂或抑郁状态，幻觉或妄想状态，少数年老者可表现为淡漠、少语、动作迟缓称为“无欲性甲亢”。

（3）实验室检查：T3↑、T4↑、PBI↑。

2. 鉴别诊断

诊断和鉴别诊断典型的甲亢诊断不难，随着医疗条件的改善，实验室检查的普及，根据临床症状结合血清T3、T4的升高。大多数病人可得到较早诊断，有部分患者易被误诊为焦虑症、精神分裂症、躁郁症，但只要稍加注意根据有甲状腺肿大、患者怕热而不畏寒、体重下降而食欲亢进、安静后及睡眠时心率正常、T3和T4的浓度升高等特点就可鉴别。

3. 诊断

有甲亢证据，精神症状的发生和病程与甲亢的严重程度相关。

4. **治疗**

（1）一般治疗：首先要避免诱发意识障碍的各种因素，如受寒、感染、手术、精神刺激等。症状严重者应卧床休息，给予支持疗法，包括进高热量、高蛋白、高维生素等饮食。

（2）抗甲状腺素药物治疗：是治疗甲亢的主要疗法，不仅能使躯体症状明显改善，对精神障碍也有良效。剂量要逐渐递增，治疗一旦开始，不宜随意停药而要逐渐减量。用药初期密切注意副作用。放射治疗或手术疗法需在精神症状控制后再予考虑。

（3）心理治疗：对所有患者应给予精神上的安抚，即做好耐心解释、安慰、疏导、鼓励等以消除顾虑、紧张、敏感或抑郁。

（4）精神障碍的处理：对具有神经官能症的症状者，可采用安定类抗焦虑药，抑郁情绪者可用抗抑郁药，对幻觉、妄想兴奋、躁动和分裂样精神症状者可用小剂量抗精神病药，如奋乃静、氯丙嗪、氟哌啶醇等。

（5）在甲状腺危象时可给予度冷丁、氯丙嗪和异丙嗪等。

（二）甲状腺功能减退（黏液性水肿）所致精神障碍

甲状腺机能减退简称甲减，亦称甲低。甲状腺功能减退所致精神障碍是由多种原因引起的甲状腺激素合成分泌不足或生物效应缺陷引起的脑代谢改变所导致的精神障碍。甲减因起病年龄不同分为三种类型：①呆小病（克汀病），功能减退始于胎儿期或新生儿，可分为地方型和散发型。②幼年型甲减，功能减退始于性发育前儿童，又称幼年型黏液水肿。③成年型甲减，于成年期发病。本病最典型和严重的表现是黏液水肿。

1. **临床特点**

（1）躯体症状和体征：具有特征性外貌，面色苍白浮肿，唇舌粗大，皮肤干而粗，毛发稀疏；声音嘶哑，听力下降，心脏扩大，下肢非凹陷性水肿，腱反射迟钝。

（2）精神症状：表现为情感淡漠，迟钝，智能减退，精神萎靡，谵妄痴呆，木僵状态，幻觉妄想，抑郁疑病及意识障碍，严重者可出现昏迷。

（3）实验室检查：T3↓，T4↓，PBI↓，甲状腺摄取131I率↓。

2. **鉴别诊断**

与精神分裂症和抑郁症作鉴别诊断。

3. **诊断**

有甲低证据，精神症状的发生和病程与甲低的严重程度相关。

4. **预防和治疗**

提高对本症的警惕性并注意寻找原因，本病的发生率即可大为减少。对甲亢患者在选择手术或放疗范围和剂量时要谨慎；在地方性甲状腺肿流行地区要普遍应用碘盐；疑药物及食物引起者应停用或减量；继发性者应积极治疗原发病如垂体瘤等。

（1）首先应避免诱发意识障碍特别是昏迷的各种因素，如受寒、感染、手术等，冬季更要小心。

（2）甲状腺片代替治疗，剂量缓慢递增，开始用量宜小，10～20 mg/d，逐渐增加至80～120 mg/d，或使用三碘甲状腺原氨酸（T_3）。用药初期密切注意副反应，如出现心动过速、失眠、怕热、多汗、兴奋等表现，应及时调整剂量。甲状腺素治疗不仅能使躯体症状明显改善，对精神障碍也有良效。

（3）黏液水肿昏迷者，应立即静脉注射L－T4，也可与肾上腺皮质激素合用，注意保暖、给氧、保持呼吸道通畅、注意水电解质及酸碱平衡。

（4）精神障碍的处理，慎用抗精神病药及麻醉、催眠药，因患者对药敏感易诱发昏迷。氯丙嗪禁用，因其可能导致低体温性昏迷。对严重焦虑、抑郁患者可给予抗抑郁、抗焦虑药。少数伴有幻觉妄想者可慎用小剂量奋乃静或氟哌啶醇。

（三）肾上腺皮质醇增多症（柯兴氏病）所致精神障碍

肾上腺皮质醇增多症所致精神障碍，主要是由于肾上腺素皮质机能亢进，皮质醇分泌过多引起的躯体、精神症状和意识障碍。1932 年，Cushing 最先报告肾上腺皮质机能亢进症时有抑郁状态的精神症状。文献中有 31 例的精神障碍发生，如癔症、有自杀企图或行为的抑郁症、精神分裂样症状和妄想状态等。同年，Starr 的 53 例中有 60% 有精神障碍，其中重症抑郁状态、精神分裂样症状为 25%。

1. 临床特点

（1）躯体症状和体征：向心性肥胖、满月脸、水牛背、腹部及大腿皮肤紫纹是普遍存在的征象。还可伴有高血压、骨质疏松以及性功能障碍。神经症状四肢肌无力或萎缩、震颤和痉挛发作等。

（2）精神症状：①抑郁状态：有程度不同的抑郁性症状，如焦虑性抑郁或妄想性抑郁。②性格改变：多以持续性的情绪不稳为主，易激惹、易伤感或哭泣。③幻觉状态：多为幻视或错觉。④痴呆状态：记忆不良、领悟困难，类似脑动脉硬化性痴呆和老年性痴呆的表现。抑郁最常见，其次为智能减退、幻觉、妄想等症状。

（3）意识障碍：有的呈现嗜睡状态。

（4）实验室检查：皮质醇测定为最可靠的方法，另外还可以进行血浆 ACTH 测定。

2. 鉴别诊断

与抑郁症和精神分裂症作鉴别诊断。

3. 诊断

症状和体征 + 精神症状 + 实验室检查。

4. 治疗

①手术治疗。②放射治疗。③药物治疗：溴隐亭、赛庚啶。④精神症状治疗：可选用抗抑郁剂，如丙咪嗪、阿密替林、百优解等。也可采用安定、安泰乐等。

（四）肾上腺皮质功能减退（阿狄森病）所致精神障碍

肾上腺素机能减退所致精神障碍，主要表现为由于肾上腺皮质激素分泌不足引起的躯体、精神症状和意识障碍，又名阿狄森（Addison）病。1855 年，Addison 最初报道肾上腺皮质机能减退时就有精神障碍。1942 年，Engel 观察阿狄森病 25 例中有 16 例出现各种精神障碍，1953 年，Stroll 和 Meyer 等报道的 45 例中，在阿狄森病症状出现前就有 35% 发现精神障碍，在阿狄森病发病后发现精神障碍者占 66%。

1. 临床特点

（1）躯体症状和体征：皮肤色素沉积，低血压，低血糖，体重下降，性功能减退，视力减退，复视，痉挛发作，眩晕，晕厥和头痛等。

（2）精神症状：①性格改变：多在病初情感不稳、易激惹或哭泣、消极等。②躁狂状态：欣快、乐观等，但联想奔逸，言语增多和精神运动性兴奋不显；抑郁状态，忧郁、伤感、愁苦等，但无联想迟钝、精神运动性抑制。③幻觉或妄想状态：多为周期出现。有人称之为阿狄森精神病。④痴呆状态：少数病例可出现以智力障碍为主的表现。有人指出属于全面性痴呆。⑤内分泌精神综合征，即意欲减少、情感激越、性欲和食欲减退、失调、烦躁、月经不调等，以及抑郁、违拗、淡漠、记忆困难、倦怠失眠、意识障碍等。意识障碍往往表现出谵妄、错乱或昏迷状态，多在肾上腺危象时发作。

（3）实验室检查：水电解质紊乱：Na^+↓，Cl^-↓，K^+↑，血浆皮质醇↓，ACTH↑。

2. **鉴别诊断**

与抑郁症和阿尔茨海默病作鉴别诊断。

3. **诊断**

症状和体征 + 精神症状 + 实验室检查。

4. **治疗**

（1）一般治疗：给予高糖、高盐、高蛋白、低钾饮食，补充维生素 B、C，维持水、电解质平衡。

（2）激素治疗：可使用肾上腺皮质激素替代治疗，不仅对躯体症状，而且对改变精神障碍均有良效。但本症在使用激素过量后容易招致激素性精神障碍的产生，故要防止过量。

（3）精神障碍的处理：可选用抗焦虑药或抗抑郁药等。应慎用抗精神病药，因它容易诱发低血压性虚脱。

六、性腺功能异常伴发的精神障碍

性腺功能异常伴发的精神障碍是指女性性腺在不同时期，如月经期、妊娠期、分娩期、产后和更年期，由于内分泌变动所产生的各种精神障碍（也有男性更年期精神障碍的报道）。在本组疾病中所涉及的发病机理比较复杂，某些疾病与性内分泌改变的关系比较密切，如月经期精神病、周期性精神病等，但有的远不能证明性腺改变是其发病的主要因素，如更年期综合征、产后精神病等。

（一）月经期精神障碍

月经期精神障碍是指行经的同时出现的情绪障碍和行为改变。其原因可能是在月经前半期雌激素分泌增多、孕酮分泌减少而出现的躯体症状、性冲动和情绪不稳等临床表现。症状在月经期最明显，月经后消失，次月月经期又复发，但也有报道称性冲动在月经期降低，月经后升高，直至中期。

1. **临床表现**

（1）精神障碍：情绪障碍，以抑郁、紧张、焦虑苦闷为多见；兴奋状态可见冲动、攻击、毁物、好争吵等；意识障碍不明显。

（2）躯体症状：畏寒、内热、眩晕、乳房胀痛等植物神经症状。

2. **治疗**

以激素治疗为主。雌激素和促性腺激素或甲状腺素制剂等均可防止周期发病。雌激素治疗，可在月经终止后立即应用雌激素 15 天，再服促性腺激素 10 天。也可用两者隔日交替注射各 5 次。甲状腺素治疗则在发病结束后，给甲状腺素 30 ~ 100 ml 用药前须作基础代谢测定。

（二）产后精神障碍

关于产后所产生的精神障碍是否为一个独立疾病单元，各家观点有明显的分歧。大多数人认为“产后精神病”除起病在产后，分娩仅为诱因外，其临床表现与其他相应的精神病无异，如因合并产褥感染引起的精神障碍与感染性精神病相同；由心理因素引起的与神经症、反应性精神病类似；那些呈现精神分裂症、情感性精神病的临床表现者则应归入该疾病分类中。

1. 病因和发病机理

（1）性腺内分泌改变：产后胎盘和脑垂体急剧退缩，绒毛膜激素迅速减少引起孕酮等分泌障碍及其比例失调，如产后皮质醇、雌激素和孕酮含量的迅速下降，去甲肾上腺素水平下降、甲状腺机能减退等，在此基础上容易产生各种精神疾病。

（2）心理因素：分娩本身是一种典型的生理和心理应激，分娩会削弱产妇对负性生活事件的抵御能力，因而可诱发各种精神障碍。

（3）生殖器、尿道、乳房和其他部位的感染、出血、疲劳等也是促发因素。

2. 临床表现

主要出现急性脑病症候群、功能精神病、神经症等症状。

（1）开始多为严重失眠、早醒，情绪变化无常，突然痛哭或莫名其妙地大笑。

（2）意识障碍：多在产后数日内发生，开始有失眠、兴奋，之后逐渐发展至谵妄或错乱状态，常出现在合并感染时。

（3）幻觉或妄想状态：有言语性幻听，思维散漫，离奇行为，类精神分裂症症状。也可出现紧张综合征或紧张木僵等。

（4）躁狂或抑郁状态：躁狂状态除情感较明显外，往往伴有冲动、攻击等行为，有轻度意识障碍。抑郁状态表现为抑郁、苦闷、伤感、焦虑，较多见的是对婴儿的健康过分担忧，有冲动性自杀意向，怕伤害婴儿转而杀害婴儿后自杀，自责，并有罪恶感，担心自己不能做个好母亲，孩子长大是否会成傻子，害怕孩子不是自己的等，严重时可进入抑郁性木僵。

（5）癔病样发作：如痉挛发作、情感爆发、蒙眬状态或躯体多处不适感等。

3. 治疗

（1）防止分娩前后局部或全身感染。

（2）避免各类负性生活事件。

（3）精神障碍可对症选用各类精神药物。如须用抗抑郁药、抗精神病药者。

（4）应终止母乳喂养。

（5）治疗过程中要注意药物治疗和心理治疗相结合。

（6）对重症抑郁、木僵患者作电休克治疗。

（7）意识障碍及抑郁病人要注意安全和预防自杀。预后通常良好，但再次妊娠的复发率约为20%。对那些产后精神病的高危产妇应采用对应性预防措施。

七、典型病例分析

张某，男，40岁，工人，已婚，广东东莞人，汉族，初中文化。因腹胀、纳差、右上腹疼痛两个月；兴奋躁动，无故骂人，夜间少睡，到处走动7天而入院。患者于两个月前开始自觉腹胀，纳差，右上腹疼痛，饭后上腹不适，常有恶心感。7天前出现行为异常，夜间不睡，来回走动，兴奋躁动，无故骂人，不时大声喊叫，拒绝饮食，生活需人照顾。患者在10年前有乙肝史，曾经护肝治疗。平时不嗜酒。入院时体检：体温37.5℃，脉搏75/min，呼吸24/min，血压100/70 mmHg。体查：消瘦，营养状况不佳，全身皮肤黄染，心肺无异征，腹部隆胀，腹壁静脉怒张，腹水征阳性，肝未扪及，脾在肋下6 cm，双膝以下轻凹陷性水肿。神经系统检查：颅神经正常，眼底无特殊，角膜周边无K-F环。四肢运动自如，出现扑翼样震颤，四肢肌张力增高腱反射亢进，双侧有持续性稞阵挛。精神检查：自行入室，衣着欠整齐，表现兴奋跳动。问话可答，但语言单调，思维不连贯。存在着明显视幻觉，称晚上在睡房内看见许多老鼠走动。时间、地点欠准确，人物定向好。短时记忆及保持力稍差，一般理解及判断力尚可。实验室检查：血红蛋白100 g/L，白细胞3.5×10^9/L，血小板90×10^{12}/L。、肝功能：黄疸指数65U/L，ALT 450 U/L，AST 280 U/L，血清总蛋白5.2 g/L，A/G=1.5/2.0。AFP阴性，Hbsag及抗Hbc抗原阳性。B超检查：肝脏体积缩小，表面不平，肝内回声增强、增粗、不均匀。脾影增大，脾静脉变粗、弯曲、门脉增粗。

诊断：内脏器官疾病所致精神障碍（肝性脑病或肝昏迷）。

主要依据：

（1）有严重肝病的病史；

（2）精神、神经症状；

（3）实验室检查：肝功能：黄疸指数65 U/L，ALT 450 U/L，AST 280 U/L，血清总蛋白5.2 g/L，A/G=1.5/2.0。AFP阴性，Hbsag及抗Hbc抗原阳性。B超检查：肝脏体积缩小，表面不平，肝内回声增强、增粗、不均匀。脾影增大，脾静脉变粗、弯曲、门脉增粗。

治疗：治疗要点为祛除诱因，降低血氨，保肝和支持疗法。

（1）消除诱因：要防止消化道出血、感染、外伤，严禁饮酒和慎用麻醉药、镇静、安眠药等。

（2）减少肠内毒物的生成和吸收：排除肠道积血和积食，抑制肠道细菌的繁殖，酸化肠道和降低血氨等。

（3）治疗并发症：如继发感染、出血、脑水肿等。

（4）精神障碍的处理：禁用或慎用麻醉药、镇静剂和抗精神病药，以免诱发肝昏迷，必要时可慎用少量安定及奋乃静等。

（黄　雄）

第五节　精神活性物质所致精神障碍

一、概述

精神活性物质又称物质、成瘾物质或药物，是指来自体外的可影响人的精神活动并可导致成瘾的物质。影响人的精神活动是指能够影响人的心境、情绪、行为或改变意识状态等。精神活性物质是一个医学术语或医学概念。

在精神医学中，药物与精神活性物质同义，过去习惯使用“药物”一词，如药物滥用、药物依赖及药物依赖专业等。但药物一词含义广泛，如药理学中药物的定义是“可以改善或查明生理功能及病理状态而对用药者有益的各种物质产品”。故为避免歧义，目前倾向于使用精神活性物质或物质。

根据精神活性物质的主要药理特性，可将其分为以下七大类：

（1）中枢神经系统抑制剂：如巴比妥类药物、苯二氮卓类药物和酒精等。

（2）中枢神经系统兴奋剂：如苯丙胺类兴奋剂、咖啡因和可卡因等。

（3）大麻：大麻植物的主要活性成分是Δ^9-四氢大麻酚。

（4）致幻剂：如麦角酰二乙胺（LSD）、二甲基色胺（DMT）、西洛西宾、麦司卡林、苯环已哌啶（PCP）和氯胺酮等。

（5）阿片类：包括天然的、人工半合成和全合成的阿片类物质，如阿片、吗啡、可待因、海洛因、美沙酮和丁丙诺啡等。

（6）挥发性溶剂：如汽油、苯、甲苯、氯仿、三氯乙烯、丙酮等。

（7）烟草。

精神活性物质的使用方式有口服、吮吸、咀嚼、吸入、鼻吸和注射等。吸入的方式包括：吸点燃的原材料的方法，如吸烟、吸大麻等；直接吸入，如挥发性溶剂等；烫吸，将固体物质加热使之升华为气体后吸入；熏燃后以烟雾的形式抽吸等。注射的方式包括肌肉注射、皮下注射和静脉注射，静脉注射的方式较多见。

常见毒品的俗称

俗　称	通用名或主要成分
鸦片、乌烟、黑米、大烟、阿芙蓉	阿片
白粉、白面	海洛因
黄皮	主要成分是海洛因，纯度不高，故又称粗制海洛因
DM 丸、黄豆仔、O 仔	可待因
迷奸药	氟硝西泮
绿豆仔	利眠宁
罗氏五号、罗氏十号	地西泮
蓝精灵、强奸药	三唑仑
罗氏蓝精灵	咪达唑仑
莉莉四十	司可巴比妥
白瓜子	佐匹克隆
迷奸水、fing 霸	γ-羟基丁丙酯
忽悠悠	主要成分是安眠酮和麻黄素
冰毒、猪肉	甲基苯丙胺
麻果	主要成分是甲基苯丙胺和咖啡因
摇头丸、迷魂药	主要为亚甲二氧基甲基苯丙胺（MDMA）
摇霸	亚甲二氧基苯丙胺（MDA）
克拉克（crack）	提纯后的可卡因
快球（speedball）	可卡因和海洛因的混合物
K 粉	氯胺酮
一粒砂、黑芝麻、蟑螂屎、摇脚丸、邮票	麦角酰二乙胺（LSD）

二、酒精所致精神障碍

（一）概述

酒精所致精神障碍是指饮酒所导致的精神障碍。酒精所致精神障碍表现多样，一次相对大量的饮酒可引起急性酒中毒；长期较大量饮酒，即饮酒量超过适量或者安全饮酒的界限，则可引起各种精神障碍，如酒滥用、酒依赖以及精神病性障碍等。常伴有躯体障碍以及家庭、社会方面的问题。苏中华等（2003）对全国五地区饮酒情况及相关问题调查显示，普通人群男、女及整体年饮酒率分别是 74.9%、38.8% 和 59.0%；酒精所致精神障碍的男、女和总体时点患病率分别为9.0%、0.2%和5.1%；酒依赖时点患病率分别为6.6%、0.2%和3.8%。本病社会人口学特点为以男性为主，患病高峰在40~60岁，重体力劳动者多。

（二）病因

病因不明，与遗传因素、职业、社会习俗和不良的人格倾向、生活事件和应激等有关。

（三）病理

常呈弥漫性脑萎缩，组织学上可见病变部位神经元和髓鞘组织坏死，明显的神经胶质反应等。

（四）临床表现

1. 急性酒精中毒

急性酒精中毒是由一次过量饮酒后（酒精含量>0.8 g/kg体重）出现的急性中毒状态。症状的轻重与血液中酒精的含量和代谢的速度密切相关。临床上可分为三期：兴奋期、共济失调期和抑制期。兴奋期表现为欣快、兴奋、易感情用事、易激惹、行为失控和攻击行为；共济失调期表现为步态不稳、共济失调、语无伦次和言语含糊不清等；抑制期表现为昏睡或昏迷，皮肤湿冷、体温降低、呼吸慢而有鼾声、瞳孔散大和血压下降等。

2. 酒精有害使用

酒精有害使用是指反复不适度饮酒而导致了明显的各种不良后果，如社会功能、躯体和心理等方面的损害。

3. 酒依赖

酒依赖指由于反复饮酒所导致的依赖综合征，表现为对酒的耐受性增加，断酒或减少饮酒量后出现戒断症状以及对酒的心理渴求。

（1）耐受性增加。反复饮酒后，需要不断增加饮酒量才能达到预期的效果，或饮用原来的酒量已达不到预期的效果，故饮酒量越来越大。

（2）戒断症状。酒依赖的戒断反应可表现为单纯性戒断反应、震颤谵妄和癫痫发作。一般发生在断酒后12小时之内，戒断高峰48~72小时，通常持续4~5天。

单纯性戒断反应：心慌、胸闷、焦虑、烦躁、流涎、易激惹、全身震颤、双目呆滞、四肢无力及植物神经功能亢进等。

震颤谵妄：长期大量饮酒者停酒后2~3天突然发病，3~4天内最为严重，一般持续3~6天。表现为意识障碍、知觉异常；出现生动恐怖的幻觉，以幻视最常见，内容多为小动物，如蛇、老鼠等，相当生动；兴奋躁动明显。特征性的体征为全身肌肉粗大震颤。植物神经症状包括多汗、脉快、发热、血压升高及瞳孔散大等。症状具有昼轻夜重的规律，事后通常遗忘。

癫痫发作：多在停饮后12~48小时后出现，多为强直痉挛发作。

（3）对酒的强烈心理渴求，无法控制，并出现强迫性觅酒行为。

（4）病态行为表现。饮酒成为一切活动的中心；病态的饮酒模式，患者多半每天都在饮酒，特征是起床就要喝睁眼酒，睡前还要喝上床酒，不喝就难以入睡，白天喝酒多半不分次数；饮酒行为失去控制，患者在任何场合下，只要一端起酒杯，就会失去节制能力，主动挑起斗酒，往往每饮必醉，耽误原本安排的事情。

4. **酒精性幻觉症**

1847 年由 Marcel 首先报告，长期饮酒可引起幻觉状态。通常发生于严重饮酒者，可以是饮酒时，也可是断酒后发生。大多在突然停饮或显著减少饮酒后 24 ~72 小时内发生。以听幻觉最常见，通常听到生动逼真的说话声，多为侮辱性、令人不快的内容。视幻觉多为恐怖场面。病程一般持续 2 ~4 周。

5. **酒精性妄想症**

酒精性妄想症为长期饮酒所引起的妄想状态。表现为突出的妄想，尤其是嫉妒妄想。以男性患者多见。

6. **人格改变**

患者以饮酒为第一需要，日趋加重的以自我为中心、自私，不诚实、好欺骗，行为标准下降，对家庭和社会的责任感丧失。

7. **韦尼克脑病**

韦尼克脑病由韦尼克（Wernicke）于 1881 年首先描述报告。其特征是急性起病，具有意识模糊、共济失调和眼肌麻痹所谓的"三联症"。本病常需 10 年以上的严重酗酒和营养缺乏过程。

8. **酒精性柯萨可夫综合征**

酒精性柯萨可夫综合征由柯萨可夫（Korsakov）于 1887 年首先报告。多数由韦尼克脑病和震颤谵妄发展而来。主要表现为遗忘症，包括顺行和逆行性遗忘，有错构和虚构症，通常有定向力障碍，尤其是时间定向力。

9. **酒精性痴呆**

酒精性痴呆多在饮酒 15 ~20 年后发生。表现为认知功能的全面减退，即呈痴呆综合征的表现，一般表现为轻度的痴呆。

（五）辅助检查

（1）血乙醇浓度（BAC）测定。特别是急性酒中毒者，血酒精浓度明显升高。血液中乙醇清除比较慢，一次超量饮酒后 24 小时内都可测出。

（2）血清无糖转铁蛋白（CDT）测定。CDT 具有较好的特异性和敏感性，在诊断危险饮酒、酒依赖或复饮时，CDT 是一种较准确的生化指标。

（3）γ-谷氨酰转肽酶（GGT）。GGT 可用作筛选试验。在特定的地区和人群中，但凡是 GGT 升高者，应疑为过度饮酒或酒依赖者。饮酒越严重，GGT 的检出率越高。

（4）平均红细胞容积（MCV）。60% 的酒依赖者 MCV 增高，且女性较男性更为明显。如能排除其他原因，MCV 增高对诊断酒依赖相当可靠。

（5）血小板单胺氧化酶（MAO）活性测定。血小板 MAO 在酒依赖患者中活性降低，有人将 MAO 活性看作是酒依赖的状态标志。

（6）头颅 CT 扫描。慢性饮酒者常有弥漫性的脑萎缩。

（7）酒依赖相关临床量表评定。包括酒依赖筛查量表、戒断症状评定量表和渴求量表等，如 CAGE 筛选法、密执安酒依赖筛选表（MAST）、戒酒量表（Alcohol Withdrawal Scale，AWS）和酒渴求量表等。

（8）个性测验。艾森克个性测验（EPQ）、明尼苏达多相人格测验（MMPI）和卡特尔 16 种人格因素问卷（16PF）等，有助于了解和评估患者的个性及其改变情况。

（9）记忆与智能测验。一般应用韦氏记忆量表（WMS）和韦氏成人智力量表（WAIS）。长期饮酒记忆及智能损害可能较明显，从而记忆商数和智商降低。

（六）诊断和鉴别诊断

1. 诊断

根据有明确的饮酒史，一次相对大量饮酒或既往有持续的饮酒史，临床表现符合酒精所致精神障碍的特点，结合相关辅助检查结果，有充分理由断定精神症状是直接由饮酒或戒断所引起的。

2. 鉴别诊断

（1）急性酒中毒。需与其他物质中毒、低血糖及其他原因引起的意识障碍疾病相鉴别。应详细询问饮酒史及饮酒与症状的关系，并尽可能作相关的实验室检查。

（2）震颤谵妄。与其他各种症状性谵妄鉴别，如与感染中毒性谵妄的鉴别。前者有长期持续饮酒史，谵妄发生在停饮后。后者有感染中毒的临床证据。特别是有时需与神经梅毒鉴别。后者一般有夜游史、梅毒血清学检测的阳性结果，抗酒精戒断治疗无效等有助于鉴别。

（3）酒精戒断性癫痫发作。应与原发性癫痫、其他继发性癫痫相鉴别。前者为酒依赖戒断症状的表现，戒断症状消失后癫痫发作随即停止。原发性癫痫病因不明，如未得到恰当的治疗，可长期发作。继发性癫痫则可找到明确的原因。

（4）酒精性幻觉症。注意与精神分裂症的鉴别。前者与饮酒或断酒关系密切，持续时间较短，预后较好。

（5）酒精性妄想症。需与精神分裂症及偏执性精神病相鉴别。酒精性妄想症有长期持续的饮酒史，妄想内容相对单一。

（6）酒精性人格改变。与其他原因所致的器质性人格改变相鉴别。主要根据饮酒史，其他器质性人格改变一般也有较明确的病因，如脑外伤史、脑瘤等。

（7）韦尼克脑病和柯萨可夫综合征。注意与其他脑器质性疾病所引起的类似或相同的综合征相鉴别，特别要注意查找病因。

（8）酒精性痴呆。应与老年性痴呆、血管性痴呆及其他痴呆性疾病相鉴别。老年性痴呆的诊断程序为排除性诊断，血管性痴呆应有脑血管病的证据。

（七）治疗

1. 急性酒精中毒的抢救

一般措施，如保持呼吸道的通畅，采用吸氧、气管插管和呼吸机辅助呼吸等，并注意维持水、电解质和酸碱平衡。阻止酒精的进一步吸收和促进排出，如催吐、洗胃、利尿等，可用生理盐水或1%碳酸氢钠溶液洗胃。纳洛酮的应用。对症处理，如烦躁不安、过度兴奋躁动可予以地西泮或氯硝西泮注射液肌注。严重呼吸抑制者可予以呼吸兴奋剂。低血压时可予以升压药。

2. 酒精有害使用

主要是找出酒精有害使用的原因并进行相应处理。治疗上以认知行为治疗和家庭治疗为主，必要时可应用抗焦虑或抗抑郁药物。

3. 酒依赖

酒依赖患者均需要进行戒酒治疗，包括抗戒断症状治疗和抗复饮治疗。

（1）抗戒断症状治疗。

替代疗法：作为治疗酒依赖及其戒断反应的首选标准药物是苯二氮卓类药物，另外还可用地西泮。

其他减轻戒断症状的药物：β－受体阻滞剂，如心得安；α_2 肾上腺素能受体激动剂，如可乐宁以及卡马西平等均可减轻酒精戒断反应。

（2）抗复饮治疗：①阿片受体拮抗剂，内源性阿片类物质在酒依赖的强化作用中起一定作用。纳曲酮可使酒依赖者对酒的渴求减低。②5－羟色胺能药物，如选择性5－羟色胺再摄取抑制剂（SSRIs）、丁螺环酮等。③酒精致敏剂，如戒酒硫（又称酒畏、双硫醒）、枸橼酸羰基胺酸钙和呋喃唑酮等。④GABA 受体激动剂，乙酰高牛黄酸钙在结构上与 GABA 相似，是 GABA 受体激动剂，同时对 N－甲基－D－天门冬氨酸（NMDA）受体具有抑制作用。许多研究认为，此药对治疗酒依赖有效。常用剂量为 1.3 g/d。⑤多巴胺激动剂。溴隐亭可减少酒精依赖者的饮酒量及对酒精的渴求。泰必利用于治疗酒依赖者，可使总饮酒量明显减少，戒酒天数增加。⑥心理治疗，如认知行为治疗、家庭治疗等。

4. 酒精性幻觉症和妄想症

在戒酒治疗的基础上，可应用抗精神病药物治疗。可选择对内脏副作用较小的药物，如奋乃静、氟哌啶醇、奥氮平和利培酮等，剂量宜小，症状消失后一般不需要长期维持治疗。

5. 酒精性人格改变

在戒酒治疗的基础上，可试用丙戊酸钠治疗，同时可进行行为治疗等。

6. 韦尼克脑病、柯萨可夫综合征和酒精性痴呆

在戒酒治疗的基础上，加强支持治疗，补充大剂量的维生素 B 和维生素 C。应用促进大脑代谢药物及益智药物，如氢麦角碱、吡拉西坦、阿尼西坦、石杉碱甲、尼莫的平和都可喜等。

（八）病程和预后

急性酒中毒只要及时抢救，死亡率并不高。酒依赖治疗的近期疗效尚可，但复饮率较高，约为31%～50%（戒酒后一年内），戒酒后又常复饮。长期饮酒常引起酒精所致的其他各种精神障碍以及各种酒相关躯体并发症，预后欠佳。酒精性幻觉症和妄想症，经恰当治疗后预后良好。酒精性人格改变由于是器质性损害所至，人格变化往往难以恢复到病前状态。酒精性柯萨可夫综合征只要能戒酒和进行恰当治疗，记忆水平大多能恢复，甚至达到治愈水平。韦尼克脑病预后一般，酒精性痴呆亦可能逐渐进展，但与其他痴呆类疾病相比，进展速度较慢。

（九）典型病例分析

龙某，男性，44 岁，已婚，农民，广东省广州市人，汉族，小学文化。因饮酒成瘾 7 年，凭空闻人语，失眠等约两个月，于 2006 年 9 月 25 日入院。

患者大约在 17 年前开始偶有饮酒，多在劳累后饮酒，一般多在进餐时饮少量低度数白酒，每次量均较少，在 1 两左右。大约在 7 年前始，无明显诱因患者饮酒增多，几乎每天中餐和晚餐吃饭时均要饮酒，习惯饮用酒精度 38% Vol 的白酒，每次饮酒 2～3 两左右，饮酒后尚能坚持日常的生产劳动，偶有醉酒。家人劝其少饮或停止饮酒后不久，则出现烦躁不安，易发脾气，无法劳动，无法控制自己而自行找酒饮，饮酒后恢复。近两年，患者酒量又增大，饮酒变得无规律，常随身带 1 瓶白酒，除一日三餐饮酒外，平时常随时拿起酒瓶就饮几口酒，每日约饮 1 斤 38% Vol 的白酒。入院前两个月左右始，患者称常可听见住处隔壁有数个人讲话的声音，似乎是村里的人，但不知究竟是何人，也看不见人，称听到几个人说要他还赌债，要杀掉他等，为此十分警惕周围情况，也难以坚持生产劳动。患者日常生活能料理，睡眠差，每晚仅能睡4~5个小时，进食少，大小便尚正常。患者在家人的劝说下送入我院治疗。入院前3小时曾饮酒半斤左右。

过去史、个人史无特殊。病前性格内向。家族史无特殊。

入院时体格检查：神志清晰，身上散发出酒味，营养欠佳。双上肢呈静止性细震颤。其他未发现明显异常。

精神检查：意识清晰，接触被动尚可，衣着适时，较脏乱，年貌相符，定向力完整。交谈合作，切题，能深入。自称自己十几年来喜欢饮酒，不饮酒就浑身不舒服。称近来不知为什么常听到隔壁有几个人讲他的坏话，有时说要杀掉自己等，但看不见人，也不知道是谁，自己有些害怕。患者情绪有些激动，认为不需要住院治疗。接触时未有冲动、伤人等行为。患者承认自己饮酒太多，表示以后想戒酒，但认为听到的事是真有其事，不是病态。

入院时辅助检查：血电解质报告，K^{+}3.2 mmol/L，Na^{+}138 mmol/L，Ca^{2+}2.30 mmol/L。二氧化碳结合力26 mmol/L。心电图检查示窦性心律，非特异性T波异常。

诊断：酒精所致精神障碍：(1) 酒精依赖综合征；(2) 精神病性障碍。

诊断依据：

(1) 长期大量无规律的饮酒史，停饮后出现多种不适；

(2) 临床精神检查可发现有幻听，无自知力；

(3) 社会功能已有所减退。

鉴别诊断：排除功能性精神障碍及其他精神活性物质所致精神障碍。

治疗：

(1) 抗戒断症状治疗，应用地西泮20 mg/d，可适当调整剂量。

(2) 对症治疗，即精神症状的治疗，可使用奋乃静，开始时每次2 mg，每日3次，逐渐增加到治疗剂量。

(3) 补钾、加强支持疗法等，维持水、电解质平衡。

(4) 戒断症状消失后，应用纳曲酮进行抗复饮治疗。

(5) 病情控制稳定后，进行有关心理治疗，如行为治疗和家庭治疗等。

三、海洛因依赖

(一) 概述

海洛因是半合成的阿片类物质，化学名为二乙酰吗啡。海洛因依赖是个体反复使用海洛因而导致的依赖状态，是一种慢性复发性脑疾病，常伴有行为、心理、法律和社会等诸多方面的问题。据中国国家禁毒委员会办公室《2006年中国禁毒报告》显示，全国现有海洛因吸食人员70万，占吸毒人员总数的78.3%。本病男性多于女性，青壮年为主，未婚者居多，个体及无业人员为主，受教育程度大多在初中以下。海洛因的滥用方式常为烫吸和静脉注射。

(二) 病因

病因不明，社会心理方面则与物质的易获得性、家庭因素、同伴影响、负性生活事件、个性偏离、防御方式和应付方式缺陷等有关。

（三）临床表现

1. 耐受性增加

表现为海洛因的用量增加，以及滥用方式的改变，多从烫吸开始发展成静脉注射等用药方式。

2. 急性戒断症状

一般在停药后 8 ~ 12 小时出现，极期在 48 ~ 72 小时，持续 7 ~ 10 天。症状表现包括精神和躯体方面的表现。精神方面主要表现为情绪抑郁、焦虑、烦躁不安、坐卧不宁和睡眠障碍等。躯体症状几乎涉及所有的躯体系统。植物神经和其他症状的表现常有流泪、流涕、怕冷、鸡皮征、寒战、发热、出汗和寒热交替等。典型的流泪和流涕伴有哈欠。疼痛症状群表现为骨痛、四肢关节痛、腰痛、浑身肌肉疼痛、头痛和原发疾病的相关疼痛症状等。呼吸系统可有胸闷、气短、呼吸加快、咳嗽、咳痰、气管发痒和胸痛等表现。心血管系统主要有心慌、心跳、心率加快和血压降低等表现。消化系统症状常见的表现有食欲下降、厌食、恶心、呕吐、腹胀、腹痛、腹泻和便秘等。泌尿生殖系统可有排尿困难、少尿、无尿和遗精等表现。

3. 心理依赖

表现为对海洛因强烈的心理渴求和难以抗拒的强制性觅药行为。

4. 个性改变

个性改变十分明显，突出表现为说谎成性、缺乏自尊心、无责任感、极端自私、损人利己、道德观念差；情绪不稳定，变化无常，冷酷和易发怒；做事草率、冲动，缺乏忍耐性；为了获取海洛因，不择手段；处事只求当时满足，不顾后果等。

5. 行为方面的表现

表现为生活无规律和生活方式的改变。常深夜使用一次海洛因后，上午很晚才起床，甚至直到中午或下午才起床，起床后第一件事常为再次使用海洛因。懒散，不工作，喜欢与非法物质依赖者交往。一切以获得和使用海洛因为中心，并为此可以牺牲一切，为筹钱购买海洛因不择手段，常进行违法犯罪活动。

（四）辅助检查

1. 尿吗啡定性试验

阳性结果能反映患者最近使用过阿片类物质，但尿液检测应注意标本的真实性，及时采集尿液标本。目前，临床上常使用吗啡金标筛选试剂盒对尿液中的吗啡进行初步筛选。

2. 催瘾试验

催瘾试验是应用阿片受体拮抗剂诱发或促发阿片类物质依赖者出现急性戒断反应的试验。催瘾试验的目的在于：①协助阿片类物质依赖的诊断及评估依赖的严重程度；②阿片类物质依赖者住院脱毒治疗时查证有无偷吸行为；③出院时证实是否已充分脱毒；④随访时判断有无复吸行为。

（1）纳洛酮催瘾试验。方法为肌肉注射 0.4 mg 的盐酸纳洛酮，20 ~ 30 分钟内无反应可再肌注 0.4 mg。观察 1 小时内的反应。试验阳性者 1 小时内出现戒断症状，阴性者 1 小时内不出现戒断症状。

（2）纳曲酮催瘾试验。方法为进行催瘾时，将纳曲酮 5 mg 研碎溶于 10 ml 水中让受试者当面服下，并观察 2 小时。判定标准：①阳性为服药后 2 小时内出现出汗、流泪、打哈欠、烦躁不安、全身酸痛、呕吐，严重者可出现意识障碍；②阴性为服药后2小时内无戒断症状出现。

3. **阿片类物质依赖相关临床量表评定**

包括有关诊断量表、依赖严重程度量表、渴求量表和戒断症状评定量表等，如阿片成瘾严重程度量表、海洛因渴求问卷和阿片戒断症状评价量表等。

4. **病毒性肝炎的检测**

包括乙型、丙型、丁型和戊型病毒性肝炎方面的检查。海洛因依赖者由于多采用静脉注射的滥用方式、共用注射器及性混乱等原因，而成为各型肝炎病毒感染的高发人群。

5. **梅毒血清学检测**

包括快速血浆反应素试验（RPR）、性病研究实验室试验（VDRL）、梅毒螺旋体血球凝集试验（TPHA）、梅毒螺旋体颗粒凝胶试验（TPPA）和荧光螺旋体抗体吸收试验（FTA－ABS）等。梅毒在海洛因依赖群体中感染率较高主要是与性滥交有关，其原因可能有多方面，如为筹集毒资而从事卖淫活动；吸毒初期可导致依赖者性欲增强，而引发性乱交。海洛因对机体免疫功能的破坏可能也是引起梅毒感染率升高的一个不可忽视因素。

6. **人获得性免疫缺陷病毒（HIV）抗体及RNA测定**

静脉注射海洛因是我国艾滋病病毒（HIV）感染的主要传播途径之一，海洛因依赖者应常规进行HIV抗体检测。

7. **个性测验**

海洛因依赖者的个性改变非常突出。临床上常用的人格测验有艾森克个性测验（EPQ）、明尼苏达多相人格测验（MMPI）和卡特尔16种人格因素问卷（16PF）等。

8. **心理生理测验**

由于使用海洛因的非法性，以及海洛因依赖自身的特点，依赖者个性改变非常突出，说谎成性。心理生理测验可反映患者的诚实程度，对判断患者提供相关病史的真实性，坚持脱瘾治疗和坚持抗复吸治疗的可能性等提供参考依据。

（五）诊断和鉴别诊断

1. **诊断**

海洛因依赖的诊断主要根据病史、依赖的表现及尿吗啡定性试验。必要时可进行催瘾试验。但由于海洛因为毒品类物质，海洛因依赖的诊断一旦确立，患者常牵涉到一些社会和法律问题，故诊断应慎重。在实际临床工作中，对不合作的可疑海洛因依赖者，诊断“依赖”着重于：①海洛因滥用史：主要根据公安部门的申请毒瘾鉴定材料和举报人的举报材料；②尿吗啡定性试验阳性；③观察到海洛因戒断的客观症状；④催瘾试验的阳性结果。

2. **鉴别诊断**

主要与其他物质依赖相鉴别。海洛因依赖具有特征性的戒断症状，相关实验室检测以及催瘾试验等对鉴别诊断颇有帮助。

（六）治疗

海洛因依赖原则上首先必须进行戒断治疗，包括抗急性戒断症状治疗和其后持续的抗复吸治疗，目的是彻底消除海洛因依赖性。多次戒断治疗失败，反复复吸的海洛因依赖者，如符合相关规定和要求，应鼓励参加社区药物维持治疗，从而达到减少危害的目标。

1. 戒断治疗

（1）抗急性戒断症状治疗：①阿片受体激动药替代递减疗法。其原理是根据药物的交叉依赖性和耐受性，应用具有吗啡样药理作用的药物进行替代治疗，并且逐渐递减直至最后停用替代药物，从而达到避免出现戒断症状或消除已出现的戒断症状的目的，消除依赖者的生理依赖性。目前临床上常用的药物有美沙酮和丁丙诺啡。②α_2－肾上腺素能受体激动剂。代表药物有苯胺咪唑啉（又名可乐定或可乐宁）以及洛非西丁，均为咪唑啉类衍生物。机理为脑内蓝斑部是引起欣快感和依赖性形成的重要部位。依赖者停药后，蓝斑放电增加，出现戒断症状。苯胺咪唑啉和洛非西丁为α_2－肾上腺素能受体激动剂，可抑制蓝斑和中枢神经系统交感神经能神经元活性，控制阿片类物质依赖戒断期的植物神经症状和情绪变化。③对症治疗。如失眠、情绪焦虑和抑郁等的治疗，如果激越症状突出，可使用小剂量的抗精神病药物，如氟哌啶醇、氯丙嗪等药。④支持治疗。注意水、电解质、酸碱和能量代谢的平衡。补充维生素、应用氨基酸等。

（2）抗复吸治疗：医学上，海洛因依赖复吸一般是指海洛因依赖者脱瘾治疗后3个月内又滥用海洛因并成瘾的行为。阿片类物质依赖脱瘾治疗后的复吸率亦相当高。

复吸的主要原因有心理因素，指对海洛因的心理依赖性。如仍想再吸最后一次、心烦苦恼、不使用阿片类物质难以忍受、看到滥用阿片类物质的工具就产生条件反射和重返社会的补偿心理等。有研究提示心理因素是导致复吸的主要原因；其次为社会因素，主要包括毒贩的引诱，毒友的影响，家庭成员和单位同事的冷淡和歧视，无业失业或被单位开除等。其中毒贩的引诱和毒友的影响最大；还有生理因素则包括稽延性戒断症状、失眠、疲劳、提高性机能等。海洛因依赖者戒断后稽延性戒断症状往往较明显，其他阿片类物质依赖者戒断后一般均有不同程度的稽延性戒断症状。

治疗主要有三种方式：①纳曲酮抗复吸治疗。纳曲酮作为阿片受体拮抗剂，一方面可以消除患者使用海洛因的欣快感，避免正性强化作用；另一方面可预防患者再吸时产生身体依赖，间接淡化对毒品的心理渴求，从生物医学角度干预复吸和再成瘾，降低复吸率，延长操守时间，是目前公认的抗复吸药物。②稽延性戒断症状的治疗。及时给予抗焦虑药、抗抑郁药物，稳定病人情绪。患者出现睡眠障碍时，如入睡困难、易醒、醒后难入睡等，可应用具有催眠作用且无依赖潜力的药物调整睡眠，如应用曲唑酮、马普替林和多虑平等药。③心理治疗。如支持性心理治疗、认知行为治疗和家庭治疗等。

2. 阿片类物质替代维持治疗

目前最常用的方法为美沙酮替代维持治疗。

由于海洛因依赖脱瘾治疗后复吸率极高，并常造成严重的后果，如导致艾滋病的传播和违法犯罪问题等。美沙酮替代维持治疗能有效缓解阿片类物质依赖者的戒断症状，明显降低渴求感，明显减少毒品和非法药物的使用，明显减少使用和共用注射针具，减少HIV/AIDS的传播，减少与毒品相关的违法犯罪行为，恢复依赖者的家庭、职业和社会功能，为行为矫正、心理治疗等干预手段提供基础。

我国于2004年在部分省市开始进行滥用阿片类物质成瘾者社区药物维持治疗的试点工作，目前该项工作已全面铺开。

我国滥用阿片类物质成瘾者社区药物维持治疗是指在符合条件的医疗机构中，选用合适的药物，对滥用阿片类物质成瘾者进行长期维持治疗，以减轻他们对阿片类物质的依赖，减少由于滥用阿片类物质成瘾引起的疾病、死亡和引发的违法犯罪，使阿片类物质成瘾者回归社会。

（1）受治者须具备的条件：①经过多次戒毒治疗仍不能戒断毒瘾的滥用阿片类物质成瘾者，体查、实验室检查条件合格；②年龄在20周岁以上；③维持治疗机构所在县（市、区）居民或在本地居住6个月以上且具有当地暂住证的外地户籍公民；④具有完全民事行为能力。

（2）药物维持治疗的禁忌证：①美沙酮过敏史；②支气管哮喘史；③急性肝炎或慢性肝炎活动期；④严重肝、肾功能损伤及心功能障碍；⑤传染期肺结核；⑥伴有严重精神疾患；⑦因其他疾病住院治疗期间。

（3）申请药物维持治疗者入组前应进行的辅助检查：①尿吗啡定性试验；②胸部X线透视；③心电图；④ALT（谷丙转氨酶）和AKP（碱性磷酸酶）；⑤Cr（肌酐）和BUN（尿素氮）。

（4）美沙酮维持治疗的方法：①首次用药。根据阿片类物质的滥用量和最后一次滥用时间，确定首次用药的时间和剂量。首次剂量为15～30 mg，原则上不超过40 mg。②初始阶段。目标为缓解戒断症状，达到耐受水平。以不出现戒断症状和减少不良反应为原则。初始阶段为1～2天。③调整阶段。目标为确定合适剂量，减轻受治者渴求感。根据受治者情况调整剂量，可达到60～80 mg/d或更高。调整阶段为3～10天。④维持阶段。目标为阻断渴求，保持尿检阴性。一般需大约60 mg/d左右才能保持。大部分受治者每天用药1次即可，少数患者需要分2次服药。

（七）病程和预后

海洛因依赖者呈慢性、复发性病程，预后不良，死亡率高，或因并发症而致残。有文献报道，海洛因依赖者脱瘾治疗后半年内的复吸率高达90%以上。常见的死因为海洛因中毒、并发症致死和自杀。

（八）典型病例分析

陈某，男性，28岁，未婚，无业，广东省广州市人，汉族，初中文化。因吸食海洛因成瘾7年余，于2007年8月13日入院。

患者大约在2000年2月在朋友的影响和好奇的驱使下开始吸食海洛因，起初吸食无规律，量少，每次大约0.1 g，烫吸，大约1个月内吸食7～8次后上瘾。成瘾后吸食海洛因时感到“十分舒服，整个人感到非常松弛，一点烦恼都没有”，而停止吸食后则出现心慌、烦躁不安、打哈欠、流眼泪、恶心欲呕吐等，及时再吸食海洛因后不适感可很快消失。成瘾后海洛因吸食量和吸食次数增加，每日烫吸3～4次，每次0.1～0.2 g。大约在2003年3月开始，改用静脉注射海洛因，将海洛因用纯净水溶解后自行在双上肢静脉注射，一般每日注射3～4次，一般早上9点钟注射一次，中午1点钟注射一次，下午5点钟注射一次，晚上睡前11点钟左右再注射一次，每次0.1 g左右。2004年4月始曾在某强制戒毒所“戒毒”2个多月，出所约1周后又复吸，自称复吸主要是因为心情烦闷，也有些“心瘾”。其后仍长期每日注射海洛因3～4次，用量基本同前。入院前1个月来，注射量加大，每次约0.2～0.3g（600元/g），今在家人的劝说下自行前来住院脱瘾治疗。末次注射海洛因是在8月13日14时左右，量约0.2 g。近几年来，患者有时打些零工，工作能力尚可，日常生活能料理。患者睡眠较差，食欲欠佳，常出现便秘，小便正常。

过去史、个人史无特殊。病前性格外向、急躁。家族史无特殊。

入院时体格检查：神志清晰，营养欠佳。双上肢多处静脉可见注射针痕。双侧瞳孔直径约1.5 mm，等圆等大，对光反射迟钝。其他未发现明显的异常。

精神检查：意识清，接触主动尚好，衣着适时，整洁，年貌相符，定向力完整。交谈合作，切题，能深入。能详述吸食海洛因的经过、主观感受和试图停吸时出现的种种不适等。未发现幻觉、妄想等。情感反应适切，接触时未发现有怪异等行为。患者表示本次下了决心要戒掉海洛因。

入院时辅助检查：尿吗啡定性试验阳性。心电图检查报告窦性心动过缓，非特异性T波异常。

诊断：海洛因依赖综合征。

诊断依据：

（1）有长期烫吸和注射海洛因史，停用后出现不适，再次使用海洛因后不适感很快消失；

（2）体格检查发现双上肢可见注射针痕，双侧瞳孔缩小，对光反射迟钝；

（3）入院时精神检查未发现明显精神病性症状，自知力存在；

（4）入院时尿吗啡定性试验阳性。

鉴别诊断：排除其他精神活性物质所致精神障碍。

治疗：

（1）抗戒断症状治疗，应用美沙酮替代递减治疗，开始可用美沙酮30～40 mg口服，每日一次，其后视替代程度调整替代剂量，完全替代后即开始逐渐减少美沙酮用量，大致按20%的剂量递减，一般在2周内停用美沙酮。

（2）对症治疗，如抗焦虑药物、无依赖性或潜力的镇静催眠药物的应用等。

（3）加强支持疗法。

（4）戒断症状消失且尿吗啡定性试验阴性后，使用纳曲酮进行抗复吸治疗。

（5）心理治疗措施，如认知疗法、行为治疗和家庭治疗等。

四、镇静催眠药所致精神障碍

（一）概述

镇静催眠药是抑制中枢神经系统引起镇静和催眠的药物，具有镇静、催眠、抗焦虑、抗惊厥和麻醉作用等。目前常用的镇静催眠药物有苯二氮卓类、巴比妥类和其他药物。

长期滥用镇静催眠药可引起依赖综合征，突然停药或减量可引起戒断症状，一次服用大剂量药物可引起镇静催眠药急性中毒。镇静催眠药依赖以中老年男性多见，并多见于脑力劳动者。用药原因多为失眠症、神经症等精神疾患和慢性躯体疾病等，有时涉及医源性的因素。常见被滥用的药物有地西泮、阿普唑仑、艾司唑仑、罗拉西泮、三唑仑、硝西泮和氯硝西泮等。镇静催眠药物急性中毒患者以青年女性多见，且以无业人员为多，自杀中毒为最常见的原因。

镇静催眠药物制剂主要有片剂和注射剂，用药途径有口服、肌肉注射和静脉注射等。口服是最常见的用药方式，非法精神活性物质依赖者常以静脉注射的方式合并滥用镇静催眠药物。镇静催眠药物滥用的使用行为有：①长期单独使用某一种镇静催眠药；②多种镇静催眠药物无规律交替使用；③长期同时联合应用多种镇静催眠药物等。

（二）病因

除与药物本身的特点有关外，患者大都因失眠、焦虑、抑郁等精神症状或躯体不适求医治疗，因而医源性因素是较为常见的原因。镇静催眠药物急性中毒则多与心理社会因素和自杀等有关。

（三）临床表现

1. 苯二氮卓类药物有害使用

阿片类物质依赖者，如海洛因和可待因依赖者在某些情形下常有苯二氮卓类药物的有害使用，常被滥用的药物主要有地西泮、三唑仑和咪达唑仑等。有害使用的目的最常见的是与丁丙诺啡、异丙嗪等联合注射在短期内替代海洛因，或试图改善严重失眠等。

2. 依赖综合征

（1）苯二氮卓类药物依赖。本类药物对镇静和抗痉挛作用较快形成耐受性，而对抗焦虑作用形成耐受性通常较缓慢。

短、中效药物戒断症状在停药后1～3天内出现，1周间达到高峰，持续2周左右。短半衰期药物停药症状出现得早，消失也早。长效药物一般在停药后3～6天才出现戒断症状，症状高峰在2周左右，可持续3～4周。常见的戒断症状包括烦躁、易激惹、焦虑、惊恐发作、失眠、疲倦、多汗、恶心、呕吐、流涎、食欲不振、腹泻、头痛、心悸、肌痛等，严重者甚至可出现癫痫发作、谵妄及幻觉症状等。

一般心理渴求为中等程度，短效类药物心理渴求较强烈。

（2）巴比妥类药物依赖。巴比妥类药物多具快速耐受现象，特别是中、短效巴比类药物耐受性发生较快。

巴比妥类药物依赖的戒断症状一般较重。短、中效药物的戒断症状常在停药12～24小时后出现，2～3天戒断症状达高峰，通常持续7～10天。长效药物常在停药1～2天后出现，极期在7～10天，可持续1个月或更长时间。戒断症状表现为厌食、恶心、呕吐、软弱、乏力、头晕、兴奋、失眠、焦虑、震颤等，严重者可出现谵妄和惊厥发作等。

依赖者常有较强烈的心理渴求状态和觅药行为。

3. 急性中毒

镇静催眠药急性中毒表现为不同程度的中枢神经系统抑制，轻度中毒者表现为头晕、嗜睡、乏力、眩晕、言语含糊不清、定向力差、共济失调等；重度中毒者出现昏迷、各种反射消失、瞳孔缩小或散大、呼吸抑制、紫绀、抽搐、血压下降和休克等。

（四）辅助检查

1. 镇静催眠药物检测

如药物血浓度测定。急性中毒时血、尿或胃内容物的药物检测能肯定诊断，有条件者可应用快速广谱药物检测系统（REMEDiHS）进行广谱的临床药物快速检测。

2. 镇静催眠药物依赖相关临床量表评定

如视觉类比量表（VAS）、苯二氮卓类药物依赖问卷（BDEPQ）和苯二氮卓类戒断症状量表（BWSQ）等。

（五）诊断和鉴别诊断

1. 诊断

诊断主要根据用药史，依赖或急性中毒的临床表现，以及药物的实验室检测等。镇静催眠药急性中毒的诊断依据主要为有大量镇静药、催眠药应用史；发病急，具有中枢神经系统抑制的症状和体征；中毒临床表现与所用药物中毒特点一致；患者的呕吐物、血液或尿液药物检测结果等。

2. 鉴别诊断

（1）其他精神活性物质依赖。根据药物滥用史，戒断症状的表现以及药物实验检测结果。多物质滥用时，应详细了解药物滥用史，尤其应注意向知情人了解。另外，有条件时尽可能做多种物质的实验室检测。

（2）其他药物或物质急性中毒。主要根据服药史，急性中毒性患者往往意识障碍，可向家属或知情者了解服药史。现场的药瓶或药袋亦可提供一些服药线索。中毒的临床表现和药物检测结果等均有助鉴别诊断。

（3）癫痫。急性戒断症状有时出现抽搐发作，应注意鉴别。

（六）治疗

原则上，镇静催眠药物依赖必须进行戒断治疗。镇静催眠药急性中毒尽可能及时发现，及时抢救，最大限度降低死亡率。

1. 苯二氮卓类药物依赖

（1）抗急性戒断症状治疗，包括替代递减疗法、对症治疗和支持治疗。

替代递减疗法主要有以下四种：①抗抑郁药物替代。能够替代苯二氮卓类药物且有抗焦虑作用的药物有三环类抗抑郁药及新型抗抑郁药物。戒断症状严重者可恢复用苯二氮卓类药物，同时加用抗抑郁剂，待抗抑郁药足量起效后，再缓慢递减苯二氮卓类药物，直至停用。一般约 3 ~4 天后两药逐步替代，然后苯二氮卓类药物每日以 1/10 左右的剂量递减，直至停用。最后再开始减递替代品。临床上可用阿米替林、氯丙咪嗪、马普替林、曲唑酮、米氮平等作为替代药物。②抗精神病药物替代。对于依赖时间较短者，尤其是单纯性失眠病例可应用抗精神病药物替代递减治疗。一般应用非典型抗精神病药，如氯氮平、奥氮平和奎硫平等。③苯巴比妥替代。一般来说，苯巴比妥对各种苯二氮卓类药物替代治疗是安全有效的。方法与抗抑郁药物替代相同。④降低戒断法。应用半衰期长的苯二氮卓类药物替代半衰期较短的苯二氮卓类药物，如阿普唑仑替代三唑仑，地西泮可替代艾司唑仑等，并逐渐减少直至最后停用长效药物。

对症治疗，如普萘洛尔对抗交感神经活动亢进症状、卡马西平抗惊厥，出现精神病性症状时应用抗精神病药物等。

支持治疗，如饮食和营养，补充维生素，补液，保持水、电解质平衡等。

（2）抗复发治疗。积极治疗各种原发疾病，如失眠、情绪障碍和慢性躯体疾病等的治疗；各种心理治疗措施，如认知行为治疗等；抗抑郁药物，视情况可应用较长时间。

2. 巴比妥类药物依赖

抗急性戒断症状主要是替代递减疗法，如短、中效巴比妥类药物依赖可用长时作用的同类药物苯巴比妥替代，还可应用地西泮、曲唑酮等药物替代，抗复发治疗措施与苯二氮药物依赖相同。

3. 镇静催眠药急性中毒的抢救

治疗原则与其他药物急性中毒相同，如严密监测生命体征、保持呼吸道通畅、吸氧、催吐、洗胃、导泻和利尿等。此外，苯二氮卓类药物急性中毒可应用氟马西尼，它是苯二氮卓类药物受体特异性拮抗剂，能逆转或减轻苯二氮卓类药物的中枢抑制、呼吸抑制及对心脏的抑制作用。巴比妥类药物中毒尚无特殊解毒剂。

(七) 病程和预后

镇静催眠药依赖由于常有原发性疾病，涉及医源性因素，因而戒断治疗后复发率较高。镇静催眠药急性中毒只要及时采取适当的抢救措施，死亡率极低。

五、苯丙胺类兴奋剂所致精神障碍

(一) 概述

苯丙胺类兴奋剂（ATS）指苯丙胺及其同类衍生物的总称。苯丙胺是植物麻黄的生物碱麻黄素的类似物。麻黄是我国特产且著称于世的中药，4 000 余年前已用作治疗发汗和止咳的药物。自 Edeleano 于1887 年首次采用麻黄素合成苯丙胺以来，以苯丙胺为基础可合成大约 2 000 种同类衍生物。目前常见的至少有十余种苯丙胺类兴奋剂。

苯丙胺类兴奋剂所致精神障碍是指个体滥用各种苯丙胺类兴奋剂所导致的精神障碍，主要表现为有害使用和依赖综合征。一次过量使用常引起急性中毒，长期或一次过量使用可能出现精神病性障碍。迄今仍很难获得较确切的苯丙胺类兴奋剂所致精神障碍的流行病学资料。国内已有较多苯丙胺类兴奋剂所致精神障碍的临床报告，患者多为青年男女，临床状况常为急性中毒和精神症状。我国对苯丙胺类兴奋剂的滥用形势十分重视，2002 年 2 月，卫生部和国家药品监督管理局制定了《苯丙胺类兴奋剂滥用及相关精神障碍的诊断治疗指导原则》。

现今全球滥用最广泛的苯丙胺类兴奋剂为甲基苯丙胺和亚基二氧甲基苯丙胺制品。甲基苯丙胺制品主要有其本身的白色结晶体，俗称“冰毒”，还有以其为主要成分制成的片剂，俗称“麻果”。亚基二氧甲基苯丙胺制品最常见的是以其为主要成分的形形色色片剂，俗称“摇头丸”。苯丙胺类兴奋剂的用药途径有口服（包括掺入酒中或其他饮料中一起饮用）、熏燃后以烟雾的形式抽吸、鼻吸和静脉注射等。

(二) 病因

苯丙胺类兴奋剂滥用可能与个体追求刺激、时尚、享受，好奇，增加聚会气氛，生活、学习压力大、缓解不良情绪，受他人影响或被骗服用等有关。个体亦可能存在个性及应付方式的缺陷。

(三) 临床表现

1. 苯丙胺类兴奋剂有害使用

有害使用可能是苯丙胺类兴奋剂所致精神障碍最常见的临床类型。患者反复群体性使用苯丙胺类兴奋剂，通常通宵达旦地进行各种娱乐活动，特别是一些不健康的活动等，从而影响正常的工作、学习和生活，亦常导致一些法律问题。

2. 苯丙胺类兴奋剂依赖

耐受性增加：多次使用苯丙胺类兴奋剂后，欣快感维持的时间及强度都会明显下降，须提高剂量来暂时增强欣快作用，但很快则再度降低。

戒断症状：减少或停用苯丙胺类兴奋剂，可出现戒断综合征。急性戒断症状在减量或停药后 1 天内就可出现，极期在 2 ~ 4 天，持续 1 ~ 2 月，抑郁情绪等则可持续数月之久。戒断症状主要表现在精神和行为方面，躯体反应相对较弱。常见的表现有精神抑郁、困倦无力、疲惫、焦虑、烦躁不安、行动迟缓等。

心理依赖：一般认为，苯丙胺类兴奋剂依赖者有较强烈的心理渴求状态。

3. **苯丙胺精神病**

苯丙胺精神病是由于滥用苯丙胺类兴奋剂所引起的中毒性精神障碍，一般在长期使用中逐步出现，有时在一次较大量使用后出现，也可在首次使用后发生。其症状与偏执性精神分裂症颇相似。主要表现为：①感知觉障碍。患者在意识清晰的状态下出现丰富的错觉或幻觉，其幻听和幻视使滥用者感到恐怖，幻听内容常是污辱性语言，说话的人可能是一个或多个熟悉或不熟悉的声音。②思维障碍。由敏感多疑逐渐发展为牵连观念，被害妄想，其他如嫉妒妄想、物理影响妄想、被监视感、被跟踪感等。常伴有相应的情感反应，在妄想支配下可采取冲动甚至自伤或伤人等暴力行为。③兴奋和行为紊乱。常表现为极度兴奋躁动等。

上述症状在停止滥用后的数周内可自行恢复，使用抗精神病药可缩短病程改善症状。少数也有拖延成为慢性状态者。后一种情况多为苯丙胺兴奋剂所诱发出的潜伏存在的精神分裂症。

4. **苯丙胺类兴奋剂急性中毒**

急性中毒多在一次用药量较大或短时间内多次反复用药的情况下出现。主要表现为精神症状，特别是兴奋过度、烦躁不安等，交感神经过度兴奋的症状和体征，以及意识障碍等。

（1）轻度中毒：主要表现为活动过度、烦躁、焦虑不安、面部发红、发热、出汗、口渴、头晕、头痛、恶心和腹痛等，呼吸和脉搏加快、血压升高、瞳孔散大、心率加快，心电图表现为窦性心动过速或正常。血象多无变化。

（2）中度中毒：精神症状更加明显，出现精神亢奋、焦躁不安、攻击或暴力行为等。并有大汗淋漓，排尿困难、尿潴留等，体征方面还可有震颤、手足舞蹈样动作、肌张力增高及腱反射亢进等。常出现意识障碍，如谵妄状态等。心电图改变明显，可出现各种心律失常，可有白细胞总数增高，血糖增高等。

（3）重度中毒：表现为昏迷、高热、全身痉挛、抽搐、休克、循环衰竭等，甚至呼吸心跳停止。白细胞升高、心肌酶谱异常，心电图表现为致命性心律失常，若不积极救治则可能危及生命。

常见的死亡原因有：①诱发心脏病发作死亡（如室颤、心律失常、心肌缺血和心肌梗死）；②高热综合征，包括代谢性酸中毒、弥漫性血管内凝血（DIC）和急性肾功能衰竭等；③中毒性肝炎导致肝功能衰竭；④药效作用下发生意外导致的死亡；⑤多药合并滥用（包括与酒精同时滥用）过量中毒。

5. **人格异常**

长期滥用苯丙胺类兴奋剂可导致人格改变，如冲动、易激惹、做事不顾后果等，亦可表现为麻木、淡漠等。

（四）辅助检查

1. **尿苯丙胺类兴奋剂检测**

临床上常应用苯丙胺（尿液）胶体金检测试剂盒进行苯丙胺定性试验。一般在用药 2 天内尿中可以测出。

2. **梅毒血清学检测和 HIV 抗体测定、尿妊娠试验（HCG）**

使用苯丙胺兴奋剂后，常出现性欲亢进，自我约束控制力下降，时有群体性性乱行为发生，发生不安全的性接触，而致性疾病传播或女性怀孕的后果。

3. **渴求感的临床评定**

应常规进行渴求感的评定，以评估心理依赖的程度。

4. **焦虑和抑郁临床量表评定**

苯丙胺类兴奋剂依赖的戒断症状最常表现为情绪状态的变化，可应用汉密顿焦虑量表（HAMA）和汉密顿抑郁量表（HAMD）等进行评定。

5. **人格测验和心理生理测验**

有条件可常规进行。

6. **记忆和智能测验**

长期滥用苯丙胺类兴奋剂，可能造成记忆和智能的损害。

（五）诊断和鉴别诊断

1. **诊断**

苯丙胺类兴奋剂所致精神障碍的诊断主要依据药物滥用史及其临床表现，以及相关实验室检测。典型病例诊断并不困难，病史不明确或表现不典型者，可进行苯丙胺类兴奋剂的确证检测。

2. **鉴别诊断**

（1）精神分裂症。苯丙胺精神病常类似偏执型分裂症的表现。前者常有明确的苯丙胺类兴奋剂滥用史以及实验室检测的阳性结果，病程相对较短，预后较好等可资鉴别。

（2）抑郁症。苯丙胺类兴奋剂依赖的戒断症状常以情绪低落为主，甚至有自杀行为，且持续时间较长，故应与抑郁症相鉴别。苯丙胺类兴奋剂的用药史及实验室检测结果，再次应用苯丙胺类兴奋剂后抑郁等戒断症状消失等有助鉴别。

（3）其他活性物质依赖。苯丙胺类兴奋剂滥用和依赖者常有多物质滥用现象，应详细了解用药史，如有条件应进行常被滥用的多种精神活性物质物质的实验室检测。

（4）其他药物或精神活性物质中毒。主要依据特征性的临床表现，特别是交感神经兴奋的表现等，以及相关药物和物质的实验室检测，必要时可进行确证分析。

（六）治疗

治疗原则为苯丙胺类兴奋剂有害使用应早期发现，并尽早进行有效的干预，以防止依赖的形成。苯丙胺类兴奋剂依赖，必须进行戒断治疗。

1. **苯丙胺类兴奋剂有害使用**

注意寻找和消除有害使用的诱因和原因，培养积极的娱乐和消遣方式，如各种户外活动等。各种心理治疗措施，必要时可短期使用抗抑郁和抗焦虑药物。

2. **苯丙胺类兴奋剂依赖**

（1）抗急性戒断症状治疗。目前尚无替代药物，主要是对症治疗。如抑郁症状明显者可使用抗抑郁药物，如选择性五羟色胺再摄取抑制剂（SSRIs）等新型抗抑郁药；如有明显焦虑不安者，可使用抗焦虑药，如丁螺环酮等药；失眠者可使用无依赖潜力的镇静催眠药物。

（2）抗复吸治疗。目前亦无特异性的抗复吸药物可以减轻渴求感。抗复吸治疗应采取综合性的手段，尤其是各种心理治疗，如认知治疗、行为治疗和家庭治疗等。根据患者的具体情况，必要时可较长时期内使用抗抑郁、抗焦虑等药物。

3. **苯丙胺精神病**

使用抗精神病药物进行对症治疗。一般首选氟哌啶醇治疗，因其是多巴胺 D_2 受体阻断剂，能特异性阻断 ATS 的中枢作用。亦可使用其他抗精神病药物治疗，如非典型抗精神病药等。

4. **苯丙胺类兴奋剂急性中毒的抢救**

苯丙胺类兴奋剂中毒目前尚无解毒剂，抢救措施与其一般药物中毒相同。

5. **人格异常**

可采用多种心理治疗的方法，必要时可试用心境稳定剂和小剂量抗精神病药物。

（七）病程和预后

有害使用者如能得到有效干预，预后尚好，仅少数患者可能进展为依赖综合征。苯丙胺类兴奋剂依赖者戒断治疗后，相对而言保持较好，亦可能转变成长期滥用或偶然吸食苯丙胺类兴奋剂。苯丙胺精神病一般病程较短，疗效和预后良好。苯丙胺类兴奋剂急性中毒经积极抢救，死亡率极低。

（八）典型病例分析

林某，女性，22 岁，未婚，某夜总会职员，四川省绵阳市人，汉族，初中文化。因吸食“摇头丸”两年余，兴奋、称受人迫害等约 1 周，于 2006 年 7 月 18 日入院。

患者于 2005 年初受聘于某夜总会，上班时间为夜间。可能因环境影响，陪伴客人时常服食“摇头丸”，一般一次服 1 粒，多以啤酒送服，每月大约服食 7 ~ 8 次左右。服用“摇头丸”后大约 10 余分钟就“上脑”，感到精神好，兴奋，想跳舞，可以整夜不睡。亦曾吸食过数次“冰毒”，每次量很少，用纯净水瓶子制作的工具点燃后抽吸其烟雾。近一个月来，因客人多，几乎每晚都服食“摇头丸”，有时一次服 2 粒。入院前一周始出现烦躁、易怒、易发脾气，常在住所走来走去，称外面有人讲她的坏话，说她是婊子等。有时觉得有人要追杀她，要害她，因此不敢去上班。睡眠很差，常整夜不能睡。末次服食“摇头丸”大约在 10 天前，曾服 2 粒。患者日常生活尚能料理，食欲欠佳，大小便正常。从未接受过治疗。今由家人送来住院治疗。

过去史、个人史无特殊。病前性格外向、开朗。家族史无特殊。

入院时体格检查未发现明显异常。

精神检查：意识清，接触被动尚好，衣着适时，整洁，年貌相符，定向力完整。交谈合作，切题，能深入。承认经常服食“摇头丸”，也试过“冰毒”，声称是工作环境如此。称近来耳边能听到数人的声音，男女的声音都有，多讲自己的坏话，如说不检点、是婊子等。周围人的举动好像与自己有关，特别针对自己，有时感到有人要追杀自己。谈到可能被追杀时，则表现出恐惧的表情。接触时未发现怪异、冲动等行为。患者本人认为可能是吃“摇头丸”中毒了，可能出现了幻觉，亦表示会配合治疗。

入院时辅助检查：尿安非他明定性试验阴性。心电图检查报告窦性心动过速，非特异性 T 波异常。

诊断：苯丙胺类兴奋剂所致精神障碍，精神病性障碍。

诊断依据：

（1）患者有确切的长期间断服食苯丙胺类兴奋剂史；

（2）入院时精神检查未发现有言语性幻听、关系妄想和被害妄想，自知力部分存在，有理由推断精神症状为苯丙胺类兴奋剂所导致。

（3）入院时尿安非他明定性试验阴性，仅表明近几天未再服食苯丙胺类兴奋剂。

鉴别诊断：排除功能性精神障碍和其他精神活性物质所致精神障碍。

治疗：

(1) 应用抗精神病药物对精神症状的治疗，可选用氟哌啶醇，开始2 mg，每日3次，逐渐增加到治疗剂量。

(2) 其他对症治疗，如应用无依赖性的镇静药物对失眠的治疗等。

(3) 加强心理治疗，如认知疗法和家庭治疗等。

(4) 建议出院后改变工作场所和性质，不从事娱乐场所的工作。

六、氯胺酮所致精神障碍

(一) 概述

氯胺酮为苯环己哌啶（PCP）的衍生物，属于致幻剂的范畴。致幻剂是一大类在不影响意识和记忆的情况下，改变人的知觉、思维和情感活动的天然或合成的物质。

氯胺酮的化学名为2-(2-氯苯基)-2-甲氨基环己酮，纯净的盐酸氯胺酮外观为纯白色细结晶体。1962年由美国药剂师Calvin Stevens于首次合成，1965年Domino用于临床以来，在麻醉药中一直占据独特的地位。

氯胺酮的心理效应主要是产生去除人格化、非真实感、分离性幻觉以及人体形象改变、梦幻感、欣快感和飘然感等，如觉得世界朦胧，感受到近期记忆的梦境，感觉似在太空飞翔，自觉在云雾中飘荡，看到五光十色的几何图形，好像被施以魔法、身体被溶化等。氯胺酮的梦幻作用是导致滥用的基本因素。

氯胺酮的制品有粉剂、片剂和溶液。由于其英文名称是Ketamine，名称前面字母有一个大写的“K”，故称其为“K粉”、“K仔”或俗称“茄”，还有人据其谐音称其为“High粉”。最常被滥用的是氯胺酮粉剂，即K粉。K粉通常可以采取气雾法摄取、口服、静脉注射、肌注、鼻吸和卷入香烟中吸用等多种方式。多数滥用者采用以鼻吸和口服方式使用。鼻吸前的准备工作俗称为“炒K”或“索K”，吸食者利用硬质卡片将粉状的氯胺酮布置成一直线，之后拿起裁剪成适当长度的吸管，一头放进鼻子深处，一头对准呈一直线的K粉，而后呼气，再用力从头到尾将一直线的K粉吸光。很多滥用者将氯胺酮与海洛因、大麻、冰毒、摇头丸等一起使用，据称可以相互作用产生协同效应，增强和延长使用者的欣快感、飘然感。

氯胺酮在1965年首次被人消闲应用。到20世纪70年代，医疗性使用和娱乐性使用氯胺酮在全世界并存。20世纪70年代初氯胺酮首先在美国发生流行性滥用。20世纪90年代以来，随着全球范围日益严重的舞会药滥用，氯胺酮滥用很快蔓延至亚洲地区并波及中国内地。目前我国氯胺酮的滥用问题日益严重，尤其在舞厅等娱乐场所，有愈演愈烈之势。

连智等（2005）对我国部分地区氯胺酮滥用流行病学调查结果显示，2 486例摇头丸、冰毒和氯胺酮等滥用者中共发现氯胺酮滥用者720例，占被调查人数的28.9%。滥用方式以口服、与啤酒共用和鼻吸为主。初始滥用氯胺酮的主要原因是“受好奇心驱使”，目前滥用的主要原因为“寻快感”。12.7%曾经经历过滥用氯胺酮导致的急性中毒，13.5%发生过与氯胺酮使用相关的攻击他人行为，40.3%发生过与使用氯胺酮相关的性冲动，5.5%发生过与使用氯胺酮相关的性暴力行为，12.1%经历过不同程度的精神障碍。

氯胺酮所致精神障碍是指滥用氯胺酮所导致的各种精神障碍，如有害使用、依赖和精神病性障碍等。我国已有较少例数的氯胺酮依赖和所致精神病性障碍的临床报道。

（二）病因

病因不明，心理易感因素为重要原因之一。

（三）临床表现

1. 氯胺酮有害使用

可能是最常见的临床类型。患者反复滥用氯胺酮并造成严重后果，如导致躯体疾病或情绪严重不良、影响工作和生活或引起法律问题等。

2. 氯胺酮依赖

氯胺酮的心理效应可有耐受性增加的现象。常停药后24~48小时后出现烦躁不安、焦虑、抑郁、皮肤蚁爬感、失眠、心悸、手震颤等戒断症状。戒断症状的高峰期和持续时间视氯胺酮的滥用情况而不同。

依赖者有不同程度的心理渴求。

3. 氯胺酮精神病

一次性大量使用氯胺酮或同时滥用其他精神活性物质，如甲基苯丙胺、大麻等，易出现精神病性障碍。临床上可表现为内感性不适或内脏性幻觉，患者感到心脏、血管里有异物，随血液在全身移动，不舒服，感到口里的唾液像水一样往外流，内脏器官在躯体内出现撕扯、转动、游走等；感知综合障碍，如感到自己的躯体四肢变形，感到别人巨大而自己变得非常矮小等；其他幻觉，尤其是幻听和幻视等；牵连观念、被害妄想，有时出现夸大妄想等；易激惹，行为冲动、紊乱等；有时伴有意识障碍，主要表现为谵妄状态。

4. 氯胺酮急性中毒

大剂量使用氯胺酮或同时滥用其他药物时易导致急性中毒。中毒症状表现为自我评价过高、过度兴奋、极度烦躁不安、濒死感、心悸、大汗、嗜睡、谵妄、昏迷、瞳孔散大、血压升高和心动过速等。有时出现呼吸抑制和抽搐发作。

（四）辅助检查

1. 尿氯胺酮检测

氯胺酮70%~90%在肝内主要代谢为去甲基氯胺酮，去甲基氯胺酮进一步代谢为具有活性的脱氢去甲基氯胺酮随尿排出，仅有5%以未变的原药排出。

由于没有快速检测氯胺酮的免疫测定试剂盒，目前只能对氯胺酮进行筛选检测。

2. 梅毒血清学检测和HIV抗体测定

氯胺酮有"迷奸药"之称，是一些不法之徒用于迷奸女性的工具。另外使用氯胺酮后性冲动常较强烈，易引发淫乱行为等，增加性传播疾病和HIV感染的机会。

3. 渴求感评定

采用心理渴求量表评定患者对氯胺酮依赖的程度。

4. HAMA和HAMD评定

氯胺酮依赖和精神病常有情绪变化、消极自杀观念等，应注意评估。

5. 人格测验和心理生理测验

可应用多种测验以多角度、多维度评估患者的人格变化。

（五）诊断和鉴别诊断

1. 诊断

根据氯胺酮的滥用史、相应的临床表现以及氯胺酮的实验室检测结果进行诊断，一般不困难。

2. 鉴别诊断

（1）精神分裂症。氯胺酮精神病应与分裂症鉴别开来。氯胺酮滥用史及氯胺酮实验室检测有助鉴别。此外，氯胺酮精神病一般病程短，症状消失较快。

（2）其他精神活性物质所致精神障碍。氯胺酮所致精神障碍者常有多物质滥用的情形，常同时滥用其他精神活性物质或无规律交替使用。鉴别时应注意了解具体用药与精神症状的关系，并结合精神活性物质检测。

（3）其他药物或物质急性中毒。氯胺酮急性中毒常需与其他药物或物质急性中毒鉴别，鉴别的主要依据为用药史及精神活性物质的检测结果。

（六）治疗

氯胺酮有害使用应及时发现、积极干预，防止形成依赖。氯胺酮依赖必须进行戒断治疗。

1. 氯胺酮有害使用

治疗以心理社会干预措施为主，必要时可对症使用有关精神药物，如抗抑郁药、镇静催眠药等。

2. 氯胺酮依赖

抗戒断症状治疗主要是应用对症治疗药物，如镇静催眠类药物，亦有使用东莨菪碱的报告。辅以支持治疗，补充水、电解质，加强营养等。抗复吸治疗目前尚无减轻氯胺酮渴求的药物，应着重心理社会治疗。

3. 氯胺酮精神病

主要应用抗精神病药物治疗，如氟哌啶醇、氯氮平和奥氮平等药物。

4. 氯胺酮急性中毒

无特异解毒剂，处理原则与措施与其他药物中毒相同。

（七）病程和预后

氯胺酮有害使用经过积极干预一般预后较好，但如未得到有效的干预也可能进一步形成依赖或引起精神病性障碍等。相氯胺酮依赖戒断治疗效果一般较好，并发症较少。氯胺酮精神病绝大多数治疗效果好，精神症状消失较快。

（八）典型病例分析

李某，女性，26岁，未婚，某中介公司职员，广东省清远市人，汉族，高中文化。因吸食“K粉”约3年，急躁、感到身上有虫子等约2周，于2007年5月12日入院。

患者大约在2004年始与朋友一起去夜总会、酒吧等处娱乐消遣，偶有与朋友一起吸食“K粉”。每次吸食量很少，大约0.1 g左右，多用吸管吸入鼻中，一般数分钟后就会感到头晕、有“幻觉”，看到古里古怪的东西，人也变得很有精神、兴奋等。吸食次数无规律，有时1个月吸食数次，有时数月吸食一次。最近1个多月来，则几乎每晚都与朋友一起去“索K”，有时一次吸食量较多，可能有0.3～0.4 g。入院前两周始，出现睡眠差，入睡很困难，人也变得急躁，烦躁不安，感到身上有虫子爬动，很难受，因而无法坚持工作。末次吸食“K粉”在10天前，约0.2 g。患者生活尚能料理，进食好，大小便正常。未治疗过。今由家人送来住院治疗。

过去史、个人史无特殊。病前性格外向、活泼、开朗和急躁。家族史无特殊。

入院时体格检查未发现明显异常。

精神检查：意识清，接触被动尚好，衣着适时，整洁，年貌相符，定向力完整。交谈合作，切题，能深入。承认经常吸食“K粉”，亦能详细叙述“索K”后的感觉。自称近两个多星期来，鼻子中有蚊子飞出，觉得牙齿中有牙虫，双上肢皮下好像有什么东西在走动，肚子里有虫子游走，感到很不舒服。表情反应稍显痛苦，未发现有怪异、冲动等行为。患者认为身体有问题了，坚信体内有虫子，但表示会配合治疗。

入院时辅助检查：血电解质、心电图和胸部X线摄片等未发现异常。

诊断：氯胺酮所致精神障碍，精神病性障碍。

诊断依据：

（1）患者有确切的长期吸食氯胺酮史；

（2）入院时精神检查发现存有内脏性幻觉，无自知力。精神症状与吸食氯胺酮密切相关。

鉴别诊断：排除功能性精神障碍和其他精神活性物质所致精神障碍。

治疗：

（1）应用抗精神病药物对精神症状的治疗，可选用奥氮平，开始5 mg，qn，逐渐增加到治疗剂量。

（2）其他对症治疗。

（3）病情稳定、症状消失后应加强心理治疗，如认知疗法和家庭治疗等。

（王达平）

第六节　精神分裂症

一、概述

精神分裂症是一种病因未完全明了的重性精神病。多发生于青壮年，常常有思维、知觉、情感和行为等多方面的损害和精神活动与环境的不协调，一般为无意识及智能障碍。

本病的临床表现多样，病程多迁延，是当今世界上导致人残疾的第四大原因，给社会和家属带来了严重的负担，占社会疾病负担的20%。精神分裂症的就诊率和治疗率较低，且治疗往往不及时，因此必须做到早发现、早诊断、早治疗。

患病率常因诊断标准和调查人群的不同，可有较大差别。20世纪70年代，我国不同地区大样本普查资料，现患率（时点患病率）为1.56‰~4.6‰。1982年，全国12个地区精神疾病流行病学调查显示，精神分裂症在城市不论时点或总患病率均明显高于农村，城市为6.07‰和7.11‰，农村为3.42‰和4.26‰。1993年用相同的诊断标准和调查程序，对其中的7个地区进行调查，发现城市患病率仍明显高于农村，城市时点患病率6.71‰，总患病率8.18‰，农村时点患病率4.13‰，总患病率5.18‰。

发达国家资料时点患病患在8‰左右。1988年美国国立精神卫生研究院调查资料为：一个月患病率为6‰，6个月为8‰，终生患病率为13‰。

患病率与性别、年龄、社会经济背景、职业均有关。女性略高于男性，尤其在35岁以上年龄组较明显，约1.6:1；年龄在35岁及55岁两组人群中最高；不论在城乡，分裂症的患病率与家庭经济水平呈负相关。从1982年的调查资料显示：经济水平下等人群的患病率为10.16‰，上等人群为4.75‰；而1993年的调查表明，两者数字分别为 18.90‰和 3.54‰，差异显著。

确切的发病率难以获得。美国（1995）估计年发病率为 0.11‰～0.70‰。英国 1983—1984 年平均发病率 0.16‰。我国大庆地区 1986—1990 年间发病率为 0.17‰～0.26‰，平均年发病率为 0.22‰。

二、病因和发病机理

精神分裂症的病因未明。有人认为病因是遗传，发病机制是代谢障碍；有人认为是心理、环境因素引起的；更多的人则认为是这两种因素相互作用的结果。

（一）遗传因素

早在 19 世纪，人们就认为早发性痴呆是由遗传因素引起的。Kallmann 等发现精神分裂症的家族人员中的发病几率为 4.30%～16.4%，其中以子女、同胞及父母最高。血缘关系越近，精神分裂症的患病率越高，说明本病有遗传性。双生儿在遗传上具有更多的共同性，因此许多研究者研究了精神分裂症双生儿的同病率问题，发现单卵者的同病率要较双卵高 3～6 倍，因为单卵者具有更大的遗传相似性。

根据本病发病形式、症状表现及预后好坏的多样性，人们认为精神分裂症的遗传方式可能是多基因遗传，由若干基因的叠加作用所致。

1. 候选基因方面的研究

在精神分裂症的研究中最受关注的候选基因是多巴胺受体基因。多巴胺受体基因共分 5 个亚型，分别为 D_1、D_2、D_3、D_4 和 D_5，均与精神分裂症有关。

2. 基因扫描方面的研究

在分子遗传学的研究方面，采用所谓基因扫描方法对精神分裂症基因进行数次扫描，相对集中的阳性发现在 2、4、5、6、8、10、22 号染色体。研究结果提示，精神分裂症可能是一种多基因遗传，由若干基因的叠加作用所致。

（二）神经生化病理研究

1. 多巴胺功能亢进假说

多巴胺功能亢进假说主要源于精神药理方面的研究，拟精神病药物苯丙胺能在正常人引起与急性精神分裂症妄想型临床十分相似的症状。苯丙胺的药理作用是在中枢突触部位抑制 DA 的再摄取，使受体部多巴胺的含量增高。

2. 谷氨酸生化假说

最近的神经生化的假说重视氨基酸—谷氨酸神经递质在本病发生中作用的研究。谷氨酸是皮层神经元的主要兴奋性递质，是皮层外投射神经元和内投射神经元的氨基酸神经递质。

（三）环境和社会心理因素

精神分裂症的发生，除遗传因素在病因中起重要作用外，环境中的心理应激和躯体疾病的影响，一直是本病病因学研究的重要方面。

据国内外资料，精神分裂症在贫民区的患病率较高，因而认为本病与社会经济状态有关。美国纽约附近的调查显示，患病率在低社会经济地位阶层与高社会经济地位阶层之比为 9∶1。我国 1982 年 12 地区的精神疾病流行病学调查，发现与上述相似的结果，精神分裂症的患病率在经济水平低的人群中为 10.16‰，经济水平高的人群中为 4.75‰。

在不少精神分裂症患者的病史中，均存在所谓的“精神刺激”。大多学者认为精神刺激只是一种诱因：有时所谓“刺激”，不是引起疾病的原因，而是疾病的后果。因为在疾病的早期，病人的行为紊乱不很明显，但已不能很好地处理工作、学习与生活的关系。例如，工作中不能完成任务，就可能受到批评；生活中不能处理好恋爱关系，就可能失恋。而受批评和失恋等“刺激”，可促使他的症状明朗化，因而被误认为是疾病的原因。总之，心理、环境因素参与了某些病人疾病的产生、恶化或好转，但不是精神分裂症的主要病因。

三、临床表现

（一）精神症状

本病临床症状复杂多样，不同类型、不同阶段的临床表现差别很大。但其均具有特征性的思维、情感、行为的不协调和脱离现实环境的特点。

布鲁勒认为，本病的主要临床特点是人格的分裂。从症状机理出发，分为原发性症状和继发性症状。原发症状包括联想障碍（Association）、情感淡漠（Apathy）、意识缺乏（Abulia）和内向性（Autism）。

1. 思维联想障碍

这是精神分裂症最主要的症状，其程度和形式各不相同。患者可以出现对词义的曲解和错用，例如，患者可能完全忽略词的意义，仅因声音相同就把它联系起来（音韵联想）；还可能出现词义的转用，只根据词的表面意义而不结合环境去理解（如医生问：“你的心情沉重吗?”病人答：“是的，铁是沉重的。”）；有时把两个或几个字缩合而成一个词（创新词）。

联想分裂，即前后概念之间缺乏有机联系，是精神分裂症很重要的症状。病人在谈话或文章中，虽然每个句子都可被人听懂，但前后联系起来却不知所云。联想中断、思维插入、思维被夺、思维播散也是本病的思维障碍表现。

2. 情感淡漠

表现为情感活动范围的狭窄，严重者可达到淡漠的地步。还表现为情感反应不适切，即情感活动与当时的思维内容和处境不协调。

3. 意志行为障碍

病人的活动减少，缺乏主动性，行为被动、退缩，即意志活动减退。病人对社交、工作和学习缺乏要求，被动、行为懒散、发呆等，还可表现意向倒错、矛盾意向、违拗、被动服从、蜡样屈曲、模仿言语、模仿动作或冲动行为。

上述思维、情感、意志活动三方面的障碍使患者精神活动与环境脱离，行为孤僻离群，加之大多不暴露自己的病态想法，沉醉在自己的病态体验中，自乐自笑，周围人无法了解其内心的喜怒哀乐，称之为内向性。

4. 其他常见症状

（1）幻觉和感知综合障碍。幻觉是精神分裂症的常见症状，有时可相当顽固，其特点是内容荒谬，脱离现实。以听幻觉为主（亦可见触、嗅、味、视等幻觉），主要是言语性幻听、评论性幻听。

人格解体在精神分裂症有一定特点，如患者感到脑袋离开了自己的躯干，丧失了体重，身体轻得好像风能吹得起来，走路时感觉不到下肢的存在等。人格解体可分为精神人格解体、躯体人格解体和现实人格解体。

（2）妄想也是本病的常见症状。其特征是妄想的结构松散，妄想对象和内容易于泛化和多变。以被害、关系、影响、疑病妄想最为常见。

(3) 紧张综合征。最明显的表现是紧张性木僵：病人缄默、不动、违拗，或呈被动性服从，并伴有肌张力增高。还可表现为“空气枕头”、蜡样屈曲等。

精神分裂症患者一般无意识障碍。妄想、幻觉和其他思维障碍一般都在意识清楚的情况下出现。无智能障碍，自知力缺失。

(二) 临床类型

精神分裂症的分型，临床上除传统的四型，即偏执型、单纯型、紧张型和青春型外，尚可见其他分型。不同类型的发病形式、临床特点、病程经过和结局有一定差别，对估计治疗反应和预后有一定指导意义。

1. 偏执型（妄想型）

四型中最常见。发病年龄多在30岁前后，主要症状为妄想，起病较缓慢，病初表现为敏感多疑，逐渐发展为妄想。妄想内容以关系妄想、被害妄想最多见，其次是自罪、影响、嫉妒妄想。多数病人均伴有与妄想内容相应的幻觉。少数患者以原发性妄想的形式突然起病。患者一般接触好，病程较长，人格损害不明显。

2. 单纯型

发病多在少年期，缓慢进行，主要表现为兴趣及活动逐渐减退，生活懒散，学习成绩下降。早期不易发现，家长送来时就诊时往往已有数年病史，主要症状为情感淡漠、思维贫乏、行为退缩。妄想、幻觉很少出现。本型少见，预后较差。

3. 紧张型

发病也在青年期，主要表现为紧张性兴奋和紧张性木僵，两者可交替出现。急性的兴奋常带有冲动性，可能伤人毁物；较持续的兴奋则主要表现为各种刻板行为。严重的木僵表现为僵住、蜡样屈曲，较轻的则表现为缄默及动作显著减少，反应迟钝。紧张型精神分裂症现在较少见。

4. 青春型

多在青年期发病，主要症状为联想散漫，并伴有各种幻觉及行为紊乱。发病较急，部分患者呈周期性发作，少数患者很快进入衰退状态。

四、诊断和鉴别诊断

(一) 诊断依据

精神分裂症是一组原因未明的精神病。在青壮年期发病，表现精神分裂症状，意识和智能正常，缺乏能解释这些症状的心理因素，神经系统检查和体格检查都不能发现相应器质性疾病者，应考虑精神分裂症的诊断。

在本病的诊断上，由于缺乏特殊的体格检查和实验室检查指标，所以许多学者都试图找出具有诊断意义的精神症状——特征性症状。例如，E. Bleuler提出的4A症状（思维联想障碍、情感障碍、矛盾意向和内向性）是精神分裂症的特征性症状，具有诊断意义。Bleuler的概念对现今国际诊断标准仍具影响。K. Schneider提出的诊断精神分裂症的“一级症状”有11条。①思维化声：患者体验到一种“声音”在把他的思想大声讲出来。②争论性幻听：患者体验到几种“声音”在争议对他的评价。③评论性幻听：病人感到对他的一举一动都有“声音”在评述。④躯体性被动感：患者感到有某种外力强制进入他体内，使他产生某种感觉。⑤思维被夺：患者感到思维被人夺去，因而“脑子空空”。⑥思维插入：患者感到有外来的思维强制进入他的脑中。⑦思维播散或被广播：患者感到自己的思想会通过某种扩散途径被别人知道。⑧被强加的感情：病人感到自己的情感体验不是自己的，是“被强加”于他的。⑨被强加的冲动（动机）。⑩被强加的意志行为。⑪妄想性知觉。上述症状可归纳为几类，前三种属幻听范畴，最后一种是妄想性知觉，其余七种都属被动体验。

鉴于特征性症状在临床应用上有一定的局限性，近年来发展了症状聚类的诊断方向。

当前国际上影响较大的诊断标准是世界卫生组织制定的国际疾病分类第九次和第十次修订版（ICD－9、ICD－10）、美国精神障碍诊断和统计手册第三版（DSM－Ⅲ）及第四版（DSM－Ⅳ）。

ICD－9、ICD－10有关精神分裂症的诊断标准与布鲁勒的传统概念相等同，在症状学诊断标准方面，重视K. Schneider的一级症状，有症状标准。症状标准中包括了基本人格改变，特征性思维联想障碍，被控制感，评议性幻听；思维剥夺或插入，阴性症状和社会退缩。在概念中提出两条排除症状：意识清晰且智力保存。其特点是要求在上述各类症状中有两项，无病程上的要求。要求特征性症状至少在1个月以上。

DSM－Ⅲ有较明显的纳入标准和除外标准，其要点有：①急性期有某些精神症状；②病后功能有所减退；③起病在45岁以前；④不是由于器质性障碍或精神发育迟滞；⑤病期在6个月以上。症状标准包括思维形式障碍，即言语不连贯、思维联想散漫、思维明显不合逻辑或言语内容贫乏。病期至少持续6个月。病期超过2周不到6个月，称分裂样障碍。DSM－Ⅳ取消了起病年龄标准，症状学标准较简化，合并为五条，即妄想、幻觉、言语紊乱、行为紊乱和阴性症状。

我国精神分裂症的诊断标准内容与DSM－Ⅲ十分接近。

精神分裂症诊断标准（CCMD－3）如下：

症状标准：至少有下面两项，并非继发于意识障碍、智能障碍、情感高涨或低落，单纯型分裂症另有规定。①反复出现的言语性幻听；②明显的思维松弛、思维破裂、言语不连贯、或思维贫乏或思维内容贫乏；③思想被插入、被撤走、被播散、思维中断或强制性思维；④被动、被控制或被洞悉体验；⑤原发性妄想（包括妄想知觉、妄想心境）或其他荒谬的妄想；⑥思维逻辑倒错，病理性象征性思维或语词新作；⑦情感倒错或明显的情感淡漠；⑧紧张综合征、怪异行为或愚蠢行为；⑨明显的意志减退或缺乏。

严重标准：自知力障碍，并有社会功能严重受损或无法进行有效交谈。

病程标准：①符合症状标准和严重标准至少已持续1个月，单纯型另有规定。②若同时符合分裂症和情感性精神障碍的症状标准，当情感症状减轻到不能满足情感性精神症状标准时，分裂症状需继续满足分裂症的症状标准至少2周以上，方可诊断为分裂症。

排除标准：排除器质性精神障碍，及精神活性物质和非成瘾物质所致精神障碍。

（二）鉴别诊断

1. 躁狂抑郁症

躁狂症患者如果行为受到约束，可能产生短暂的妄想症状而被误诊为精神分裂症。抑郁症患者可有幻听，但一般都是“他有罪”、“他该死”等简单字句；如字句及内容复杂，则应考虑精神分裂症。

2. 反应性精神障碍

属创伤后应激障碍。创伤后应激障碍病人的情感反应强烈而鲜明。精神症状随着精神刺激的解除而逐渐减轻、消失。

3. **神经衰弱**

精神分裂症早期可出现类似神经衰弱症状，但神经衰弱患者的自知力完整，有时对自己的病情估计过重，情感反应强烈，积极要求治疗。

4. **强迫症**

精神分裂症的早期阶段以强迫症状为主，此时需与强迫症鉴别。精神分裂症强迫状态具有内容离奇、荒谬和不可理解的特点，自知力一般完整，患者摆脱强迫状态的愿望不强烈，为强迫症状纠缠的痛苦体验也不深刻。

5. **器质性精神病**

多数器质性精神病均表现智能和神经系统阳性体征，一般鉴别诊断不难。近年来，散发性病毒性脑炎较常见，常以精神症状为首发症状。近半数患者在早期阶段未见神经系统体征，因而容易造成误诊。

总之，多数的精神分裂症的诊断不难；部分较困难的患者只要能仔细收集病史，反复进行检查，诊断也是可以确定的；需要进行长期随访来确定诊断的只是极少数。

五、治疗

（一）精神分裂症治疗历史回顾

20 世纪 50 年代以前，对精神分裂症的治疗手段主要是关锁、巫术、水疗、电休克、胰岛素休克治疗。20 世纪五六十年代，多巴胺受体阻滞剂用于精神科临床。出现以氯丙嗪为代表的吩噻嗪类药物后，又出现了以氟哌啶醇为代表的丁酰苯类及以泰尔登为代表的硫杂蒽类药物。20 世纪 70 年代，第一个 5HT/DA 受体阻滞剂氯氮平问世。20 世纪 80 年代后期至今，第二代抗精神病药物不断开发、问世，如既作用于 DA 受体，又作用于 5－HT 受体的利培酮、奥氮平、喹硫平等药物。

（二）治疗精神分裂症常用药物

1. **第一代（典型）抗精神病药物**

主要药理作用是针对 DA 和其他一些神经递质。

（1）氯丙嗪，镇静作用强。治疗剂量一般为 300～400 mg/d。

（2）奋乃静，除镇静作用不如氯丙嗪外，其他同氯丙嗪。对心血管系统、肝脏和造血系统的副反应较氯丙嗪轻。适用于老年、躯体情况较差的患者。成人剂量为 40～60 mg/d。

（3）氟哌啶醇，能较迅速控制精神运动性兴奋，有抗幻觉妄想作用。锥体外系副作用较明显。成人治疗剂量为 12～20 mg/d。

2. **第二代（非典型）抗精神病药物**

主要药理作用是选择性作用 5－HT 和 DA 受体。

（1）氯氮平，有明显抗精神病作用，而锥体外系副作用较轻。其主要缺点是可出现白细胞减少甚至缺乏的副作用，其次是糖代谢紊乱、流涎、心脏毒性及超敏现象。常用治疗剂量为 300～400 mg/d。

（2）舒必利，临床总疗效与氯丙嗪相近，对控制幻觉、妄想、思维逻辑障碍有效外，对改善病人情绪、与周围人接触亦有治疗作用。治疗剂量为 600～800 mg/d。

（3）利培酮，是 5－HT_2/D_2 受体平衡拮抗剂。锥外副作用轻，对阳性症状和阴性症状有效。成人治疗剂量为 3～4 mg/d。

(4) 奥氮平，作用于 D_4、D_3、D_2 受体及 5 - HT_2、α_2 受体。对阳性、阴性症状以及一般精神病态均有良好疗效，锥体外系不良反应少。成人治疗剂量为 5 ~20 mg/d。

(三) 维持治疗

维持治疗旨在减少因复发或症状波动而再住院，持续时间一般在症状缓解后不少于 2 年。药物剂量为治疗剂量的 2/3 或 1/2 或 1/4 不等，以能维持患者良好的恢复状态为标准。

(四) 抗精神病药物的副作用

最主要的是锥体外副作用和迟发性运动障碍。常见副作用有心血管系统（心率加快、体位性低血压）、肝脏损害（转氨酶升高）、血液系统（白细胞降低）、内分泌系统（泌乳、体重增加、性功能下降、月经紊乱、糖尿病）、过敏反应（皮疹）、抗胆碱能副作用（口干、便秘、视物模糊、排尿困难等）。药物作用与剂量大小有关。

(五) 心理治疗和心理社会康复

治疗过程中应了解与发病有关的生活和工作中的应激，了解患者在病情好转阶段对疾病的态度、顾虑，协助患者解除家庭生活中的急慢性应激，并给予支持性的心理治疗。

在住院期间，可开展有组织的文娱、工疗活动，关心病人的社会、家庭的联系。患者重返社会前应重视对慢性精神分裂症患者日常生活能力和社交能力的训练，对患者的家庭进行心理教育，以提高患者的应对技能，改善患者家庭环境中的人际关系。这些措施对减少精神分裂症社会生活中的应激、减少复发、促进患者的心理和社会康复起到积极的作用。

(六) 预防

在精神分裂症的一级预防尚未能实施以前，预防的重点应放在早期治疗和预防复发上。建立精神病防治机构，在群众中普及精神病防治知识，消除对精神病患者的歧视和不正确的看法，使患者能及早发现和得到治疗。在返回社会后，要动员家庭和社会力量，为病人康复创造条件。提高患者社会适应能力，减少心理应激，坚持服药，避免复发，减轻残疾。

由于精神分裂症与遗传有密切关系，因此患者要采取一定的节制生育十分重要，这样既可减少下一代发病的机会，也可以减轻患者抚育子女的负担。

六、典型病例分析

陈某，男性，39 岁，工人，未婚，广东平远人，汉族，高中文化。因“间歇乱语，凭空闻人语，被跟踪感，疑人害，行为古怪 3 个月，加重 1 个月”，于 2005 年 3 月 17 日入院。

患者于 2005 年 1 月初无明显诱因渐起精神异常，表现乱语，称有人想害他，有人在自己买回的食物中放了毒，甚至怀疑母亲也要害他，称周围的人经常议论他，说他坏话。称耳边经常听到有声音讲叫他去死，称经常有人跟踪他，监视他的一举一动。最近 1 个月，病情明显加重，患者常常将自己关在房间，不出门，但仍觉得不安全，将门反锁，又用座椅加固，父母煮的饭都不放心，要他人先尝，自己才肯吃，用棉花堵住耳朵，称太吵。家人因其行为古怪，要其看病，但患者否认自己有病，不肯就医，家人强行送其住院。

既往史：无特殊。个性内向，离群，敏感，固执。

家族史无特殊。体格检查及神经系统检查未见异常。

入院时精神检查：患者意识清晰，定向力完整，问话对答基本切题，思维尚连贯，情感欠协调，谈及有人想害他，并无明显紧张恐惧表现。存幻听，称耳边经常有一种声音叫他去死，走到哪，声音跟到哪；存被害妄想，称有人在饭里下毒，不肯进食；存被跟踪感，称走到哪，总有人跟在后面，他们总想知道自己的一举一动。注意力尚集中，未见古怪动作行为，智能无特殊，自知力缺失，否认自己有精神病。

入院后辅助检查：ECG示正常心电图，脑电地形图示轻度异常脑电活动，CT平扫未见明确病变。实验室检查未见异常。

诊断：精神分裂症（偏执型）。

诊断依据：

(1) 病程3个月；

(2) 情感欠协调，存幻听、被害妄想、被跟踪感，行为怪异，自知力缺失；

(3) 社会功能明显减退。

鉴别诊断：排除脑器质性、躯体疾病及精神活性物质所致精神障碍。

治疗：(1) 急性期建议住院治疗。

(2) 抗精神病药治疗。维思通1 mg，逐渐增加到治疗量治疗。

(3) 病情控制，症状消失后辅以心理康复治疗。

(4) 社区康复治疗。巩固期结束，请假外出或出院在社区接受进一步的康复。药物维持治疗、工娱、家庭心理治疗等，促使患者早日回归社会。

（赵振环）

第七节 偏执性精神障碍

一、概述

偏执性精神障碍（Paranoid Mental Disorders）是一组以妄想为突出临床特征的精神病性障碍。妄想多接近现实，具有系统化的倾向，个别可伴有幻觉，但历时短暂而不突出。病程演进较慢，一般不会出现人格衰退，并有一定的工作和社会适应能力。

偏执性精神障碍在分类学上存在不同的见解，究竟包括哪些疾病，至今仍无统一认识。在既往的精神疾病分类中，偏执狂（Paranoia）和偏执状态（Paranoid State）并列为两种疾病。在CCMD－2－R中，将偏执狂和偏执状态合并为一个诊断，即“偏执性精神病”；在CCMD－3中偏执狂（妄想狂）与偏执状态（类偏狂）合并为“偏执性精神障碍”，均使用同一编码。这也是与ICD－10接近之处，稍有不同的是，ICD－10使用了“持久的妄想性障碍”的概念。

二、病因和发病机理

本病病因尚未明确，可能与遗传、个性特征以及精神因素有关。Krafft－Ebing和Kolle均指出偏执狂有遗传倾向。Miller调查400例具有明显偏执观念患者的家属，2%患有偏执性精神病。北京医科大学精神卫生研究所报告的5例均无阳性家族史。遗传因素在本病的发生中所起的作用尚待进一步研究。

起病年龄一般在30岁以后，女性偏多，未婚者多见。病前性格多具有主观、固执、敏感、多疑、好强、自负、易激动等特征。一般认为本病是在个性缺陷的基础上遭受精神刺激而诱发。由于自负和敏感，对所遭遇的挫折作歪曲的理解而逐步形成妄想；在妄想的影响下容易和环境发生冲突，反过来又强化其妄想。生活环境的改变如移民、服役、被监禁和社会隔离状态，可能会诱发妄想的产生。

三、临床表现

本病多发于中年女性，常于30~40岁期间起病；病前常有性格缺陷。本病发展缓慢，多不为周围人所察觉，逐渐发展为一种或一整套相互关联的妄想。妄想内容并不荒谬离奇，是现实生活中有可能发生的事情。有些患者可能需详细调查，方可定为妄想。

常见的妄想为被害妄想、钟情妄想、嫉妒妄想、夸大妄想和疑病妄想等，其中被害妄想最常见，往往与诉讼相伴随。患者认为社会中存在针对他的恶势力，有计划地迫害他，为达到目的不择手段、不惜代价。患者不断扩大自己的对立面，从最初的对手扩展到一个部门乃至整个社会，谁不相信他讲的话，谁就是被敌人收买了。为此患者会一次次、一级级上告，不达目的，誓不罢休。

嫉妒妄想多见于男性。他们无端怀疑配偶的忠贞，千方百计搜集所谓的证据，逼迫配偶“招供”、写“保证书”，但所有这一切只会令情况更加恶化。有时患者会在妄想支配下产生伤害行为。

钟情妄想多见于未婚中年女性。她所认定的爱人多具有较高的社会地位、名声，也有妻室，患者坚信对方通过各种暗示传达爱意，并认为只有自己才能给对方带来真正的幸福。

本病的妄想特点为系统性妄想；妄想持久，至少持续数月，长者达数年，甚至终生。妄想为本病最突出的精神症状。当涉及妄想内容时，常伴有强烈的情感反应。在不涉及妄想内容时，其他心理过程一般没有明显障碍。

大多数偏执性精神障碍患者没有幻觉，有少数患者在疾病的某个时候可以出现短暂的幻觉，但幻觉不突出，即幻觉与妄想的主题内容有关，对其他心理过程无明显的影响。

本病呈慢性病程，有些患者在缓解后复发，即使病程较长，精神也无明显衰退。

四、诊断和鉴别诊断

（一）诊断依据

以系统性妄想为主要症状，内容比较固定，具有一定的现实性，主要表现为被害、嫉妒、夸大、疑病或钟情等内容。社会功能受损，病程持续三个月以上，并排除相关疾病即可诊断。

目前，我国精神科医生临床使用的诊断标准为CCMD-3，国际上有ICD-10、DSM-Ⅳ。诊断标准内容都比较接近，不同的是ICD-10使用了“持久的妄想性障碍”的概念，DSM-Ⅳ使用了“妄想性精神障碍”的概念；另外，病程标准DSM-Ⅳ规定为一个月。

1. DSM-Ⅳ中关于“妄想性精神障碍”的诊断标准

（1）并不怪异的妄想（即涉及现实生活中所发生的情境，如被人跟踪、被投毒、被感染、被爱恋、被配偶或情人欺骗或患有某种疾病），至少1个月。

（2）不符合精神分裂症的A标准。（注：妄想性精神障碍可有与妄想主题有关的触或嗅幻觉。）

（3）除了妄想或其他有关情况外，功能没有明显缺损，行为并不明显古怪或怪异。

（4）如与妄想同时发生情感（心境）发作，其持续时期比妄想的时期短。

(5) 此障碍并非由于某种物质（如某种滥用药物或某种治疗药品）或由于一般躯体情况所致之直接生理效应。

(6) 类型包括色情狂型、夸大型、嫉妒型、被害型、躯体型、混合型。

2. ICD－10 中关于“持久的妄想性障碍”的诊断要点

(1) 妄想是最突出的或唯一的临床特征，妄想必须存在至少 3 个月，必须明确地为病人的个人观念，而非亚文化观念；

(2) 可间断性地出现抑郁症状；

(3) 不应存在脑疾病的证据；

(4) 没有或偶然才有听幻觉；

(5) 无精神分裂症性症状（被控制妄想、思维被广播等）的病史；

(6) 包括：偏执狂、偏执性精神病、偏执状态、妄想痴呆（晚发性）。

3. CCMD－3 中关于“偏执性精神障碍”的诊断标准

偏执性精神障碍指一组以系统妄想为主要症状，而病因未明的精神障碍，若有幻觉则历时短暂且不突出。在不涉及妄想的情况下，无明显的其他心理方面异常。30 岁以后起病者较多。

症状标准：以系统妄想为主要症状，内容较固定，并有一定的现实性，不经了解，难辨真伪。主要表现为被害、嫉妒、夸大、疑病，或钟情等内容。

严重标准：社会功能严重受损和自知力障碍。

病程标准：符合症状标准和严重标准至少已持续 3 个月。

排除标准：排除器质性精神障碍、精神活性物质和非成瘾物质所致精神障碍、分裂症，或情感性精神障碍。

说明：CCMD－3 中偏执狂（妄想狂）与偏执状态（类偏狂）已合并为一个诊断，使用同一编码，这与 ICD－10 和 DSM－Ⅳ一致。

（二）鉴别诊断

(1) 偏执性人格障碍（Paranoid Personality Disorder）。偏执性人格障碍是自青少年开始的一种比较固定的行为模式，持续至 18 岁以上，主要表现为固执，敏感多疑，过分警觉，心胸狭隘，好嫉妒；自我评价过高，体验到自己过分重要，拒绝接受批评，对挫折和失败过分敏感，如受到质疑则出现争论、诡辩，甚至冲动攻击和好斗。但是没有固定的妄想、幻觉等精神病性症状。

(2) 精神分裂症（Schizophrenia）。偏执型精神分裂症患者也以妄想为主，但其内容荒谬离奇，使人不可理解且泛化多变；妄想结构松散不系统；常见幻觉以及其他精神分裂症的特点，精神药物治疗可使病情缓解，但易复发，晚期往往导致精神衰退。

五、治疗

治疗方面，以抗精神病药物和心理治疗相结合为原则。如果患者的妄想对本身或他人造成威胁，又或者妄想影响其社会功能，则可能需住院治疗。抗精神病药可以起到镇静情绪、缓解妄想的作用，但药物治疗最大的障碍是患者不依从，必要时可以使用长效针剂。心理治疗对妄想的作用不佳。

病程多呈持续性，有的可能终生不愈；但老年后由于体力与精力衰退，症状可有所缓解。个别患者经治疗缓解较彻底。

六、典型病例分析

张某，49岁，已婚，医生。7年前因工作与一同事争吵、打架，受到院长的批评。认为领导处理不公，逐渐认为院长有意对其打击报复，经常利用工作上的小事情来整他、陷害他。于是书写印刷材料，“控告”院长和其他领导对其进行迫害、克扣他和妻子的工资等，并揭发院长“贪污”（纪委查证与事实不符）。近5年反复向市、省、中央各部门告状，长期不上班也不顾及家庭。且身备凶器，扬言要杀人，各部门做了大量的疏导解释工作。但他不听劝告，愈闹愈凶，常造成单位和有关部门难以正常工作。被家属和单位强行送精神病医院住院治疗。

既往史：无特殊。

个人史：个性表现较主观固执，自尊心强。

家族史：无特殊。

入院时检查：体格检查和神经系统检查无特殊。精神检查：意识清晰，接触好。述7年来遭到院长等领导的打击报复和人身迫害，多年告状，各级部门都不处理领导，互相包庇，对此感到非常气愤，决心一定要把领导告倒。未发现感知觉障碍，无自知力。

入院后辅助检查：ECG、胸片、腹部B超、血象、血生化等检查无异常。EEG示轻度异常脑电活动。头颅CT检查未见异常。

诊断：偏执性精神障碍。

诊断依据：

（1）以被害妄想为突出的精神症状，妄想具有系统化、牢固性、现实性特点；

（2）社会功能严重受损，无自知力；

（3）病程7年。

鉴别诊断：排除器质性疾病所致精神障碍、精神活性物质所致精神障碍、精神分裂症。

治疗：

（1）药物治疗：抗精神病药物；

（2）辅以心理治疗；

（3）社区康复治疗：药物维持治疗，定期复诊；结合心理辅导；家属加强监护。

（黄兴兵）

第八节　情感性精神障碍

一、概述

情感性精神障碍，又称心境障碍，是以明显而持久的心境高涨或低落为主的一组精神障碍，并有相应的思维和行为改变。可有精神病性症状，如幻觉妄想。大多数病人有反复发作的倾向，部分可有残留症状或转为慢性。

病名变更情况：

《旧约全书》描述过一种抑郁综合征患者——Ajax自杀的故事。

公元前400年，希波克拉底：躁狂和忧郁（Melancholia）。

公元30年，Aulus Coruelius Celsus：黑胆汁引起的抑郁。

1686 年，Bouet：躁狂—忧郁（Manicao-Melancholicus）。

1854 年，Jule Falret：循环性精神病（Folie Circulaire）。

1882 年，Karl Kanhlbaum：环性心境障碍（Cyclothymia）。

1899 年，Kraepelin：躁狂抑郁性精神病（Manic-Depressive Psychosis）。

2001 年，CCMD－3：情感性精神障碍（心境障碍）。

二、流行病学

1. 患病率

1992 年国内数据：终生患病率为 0.083%；时点患病率为 0.052%。1982 年国内数据表明：抑郁性神经症患病率为 0.311%；农村（0.412%）高于城市（0.209%）。

国外（西方）终生患病率：重性抑郁症终生患病率约 15%；妇女为 25%。双相Ⅰ型障碍终生患病率约 10%。

2. 性别

重性抑郁症患病率女性高于男性（两倍）。双相Ⅰ型障碍患病率女性等于男性。

3. 年龄

重性抑郁症发病年龄为 20～50 岁；平均 40 岁。双相Ⅰ型障碍发病年龄为 5～50 岁；平均 30 岁。

4. 种族

患病率在种族间无差异，由于文化背景不同可能存在诊断上的差别。

5. 婚姻

重性抑郁症多发生在离婚、分居、人际关系恶劣者身上。双相Ⅰ型障碍在离婚、独居者中较已婚者普遍。

6. 经济和文化

经济状况与重性抑郁症不存在相关，抑郁症农村高发于城市。双相Ⅰ型障碍在校大学生高发于已毕业大学生，可能与本病发病年龄较早有关。

三、病因与发病机理

（一）生物学因素

1. 生物胺假说

去甲肾上腺素（NE）和 5－羟色胺（5－HT）是与心境障碍病理生理学密切相关的神经递质，亦存在乙酰胆碱代谢失常。

（1）去甲肾上腺素：设想中的 β 肾上腺素能受体功能下调和抗抑郁剂治疗奏效两者相互关系的基础研究显示，药物对抑郁症患者去甲肾上腺素能系统产生直接的作用。

（2）5－羟色胺（5－HT）：临床上 5－羟色胺重吸收抑制剂（SSRIs）在抑郁症中的肯定作用，5－HT 被认为与抑郁症有关联的生物胺神经递质之一。长期使用抗抑郁剂后，5－HT 再摄取位点大量减少。

（3）多巴胺（DA）：资料提示抑郁症 DA 功能减退，而躁狂症增高。DA 受体新亚型的发现以及对突触前膜和后膜 DA 功能的研究，更丰富了 DA 与抑郁症的关系。

（4）γ－氨基丁酸（GABA）：它是中枢神经系统主要的抑制性神经递质，双相障碍患者的血浆和脑脊液中水平下降。抗癫痫药的作用与脑内 GABA 含量的调控有关。

2. 神经内分泌调节

下丘脑是神经内分泌轴的调节中枢，其调节异常可能是生物胺神经元功能异常的结果。

（1）肾上腺轴：可的松过度分泌与抑郁症间的关系是生物精神病学最先发现的话题之一。可的松至少通过两种机制在回路部分进行反馈：①快反馈机制——海马可的松受体→ACTH 减少（50% 抑郁症对单一地塞米松不能发生正常的可的松抑制反应）。②慢反馈机制——垂体、肾上腺素受体→可的松浓度的稳定状态敏感。

（2）甲状腺轴：约 1/3 重性抑郁症有甲状腺素释放迟缓，可能是促甲状腺激素（TSH）对甲状腺激素释放激素（TRH）的影响。①某种未知的自身免疫功能障碍影响甲状腺功能；10% 心境障碍（双相Ⅰ型障碍）可检测到抗甲状腺激素抗体。②甲状腺功能减退与双相Ⅰ型障碍快速循环的发生有关。

（3）生长激素：①抑郁症自身诱导睡眠刺激的生长激素释放迟缓。②抑郁症对可乐定诱导生长激素分泌增加的反应变为迟钝。

3. 电生理研究

（1）促燃（Kindling）机制：抗惊厥剂对心境障碍有效，提示其病理生理可能与颞叶的促燃机制有关。

（2）生物节律：剥夺睡眠使抑郁症短暂改善提示一种生物节律调节异常。

4. 脑成像研究

（1）双相Ⅰ型障碍男性患者脑室有显著意义的扩大。

（2）重性抑郁症脑室扩大少于双相Ⅰ型障碍。

（3）MRI 研究双相Ⅰ型障碍深部白质损害数量高于对照组。

5. 神经解剖学研究

（1）心境障碍涉及边缘系统、基底核和下丘脑的变化。

（2）边缘系统和基底核非优势半球的刺激性损伤时可能伴发抑郁症状。

（3）抑郁症的睡眠、食欲、性行为改变以及内分泌、免疫学，和时相生物学检测的生物学变化提示下丘脑功能紊乱。

（二）遗传因素

大量研究资料认为心境障碍的遗传因素十分重要，双相Ⅰ型障碍遗传倾向比重性抑郁症更加明显。

1. 家系研究

（1）一级亲属研究，双相Ⅰ型障碍是对照组的 8～18 倍，重性抑郁症是对照组的 2～10 倍。

（2）某些心境障碍随亲属关系等级的疏远而减低。

（3）父母一方患双相Ⅰ型障碍，其子女患心境障碍的概率为 25%。

（4）父母双方患双相Ⅰ型障碍，其子女患心境障碍的概率为 50%～75%。

（5）心境障碍患者有家族史的概率为 30%～41.8%。

2. 寄养子研究

（1）单卵双生子（MZ）的同病率为 56.7%。

（2）双卵双生子（DZ）的同病率为 12.9%。

（3）心境障碍患者亲生父母患病率为 31%，而养父母中只有 12%。

（4）MZ 双相Ⅰ型障碍的同病率为 33%～90%，重性抑郁症的同病率为 50%。

（5）DZ 双相Ⅰ型障碍的同病率为 5%～25%，重性抑郁症的同病率为 10%～25%。

3. **连接研究**（linkage）

限制性片段长度多态性技术（RFLRs）在内的分子生物学，采用特殊基因及基因标志物与心境障碍间的联系研究颇多，但没有一种基因的联系研究结果能得到重复。

（1）分子遗传技术结果相互矛盾。

（2）双相Ⅰ型障碍：5、11 条染色体的基因标志物与性染色体异常。

（3）双相Ⅰ型障碍：性染色体上某一区域间含色盲基因的葡萄糖磷酸羟化酸缺乏。

（三）心理社会因素

1. **生活事件与环境因素**

可能的影响途径是：应激→脑生物学改变→神经递质改变、神经元缺失、突触点↓→心境障碍危险性↑↑。

2. **病前人格因素**

强迫或癔病人格比偏执、反社会人格更容易发病；双相Ⅰ型障碍与心境恶劣和环性障碍有关。

3. **习得性无助**

反复给动物电休克并使其不能逃脱，最终动物放弃逃跑的尝试，同样，人类也可以产生类似的无助状态。

4. **认知理论**

可能的影响途径是：认知性曲解会产生对生活经历的消极歪曲、否定性的自我评价、悲观和无助。

四、情感性精神障碍的疾病分类

（一）《中国精神障碍分类与诊断标准》第三版（CCMD－3）

30　躁狂发作

- 30.1　轻性躁狂症
- 30.2　无精神病性症状的躁狂症
- 30.3　有精神病性症状的躁狂症
- 30.4　复发性躁狂症
- 30.41　复发性躁狂症，目前为轻躁狂
- 30.42　目前为无精神病性症状的躁狂
- 30.43　目前为有精神病性症状的躁狂
- 30.9　其他或待分类的躁狂

31　双相障碍

- 31.1　双相障碍，目前为轻躁狂
- 31.2　目前为无精神病性症状的躁狂
- 31.3　目前为有精神病性症状的躁狂
- 31.4　双相障碍，目前为轻抑郁
- 31.5　目前为无精神病性症状的抑郁
- 31.6　目前为有精神病性症状的抑郁
- 31.7　双相障碍，目前为混合发作
- 31.9　其他或待分类的双相障碍

32　抑郁发作

32.1　轻性抑郁
32.2　无精神病性症状的抑郁
32.3　有精神病性症状的抑郁
32.4　复发性抑郁症
32.41　复发性抑郁症，目前为轻抑郁
32.42　目前为无精神病性症状的抑郁
32.43　目前为有精神病性症状的抑郁
32.9　其他或待分类的抑郁

33　持续性心境障碍
33.1　环性心境障碍
33.2　恶劣心境
33.9　其他或待分类的持续性心境障碍

（二）美国《精神障碍诊断与统计手册》第四版（DSM－Ⅳ）

296.5X　双相Ⅰ障碍，最近发作为抑郁
296.7X　双相Ⅰ障碍，最近发作未能标明
296.89　双相Ⅱ障碍（反复的重性抑郁发作，伴有轻躁狂发作）
轻躁狂：目前为轻躁狂发作
抑　郁：目前为重性抑郁发作
396.2X　重性抑郁障碍，单次发作
396.3X　重性抑郁障碍，反复发作
300.4　心境恶劣障碍
311　未加标明的抑郁障碍
环性心境障碍

五、临床表现

（一）躁狂发作

1. DSM－Ⅳ病例介绍

男性，28岁，被警察送到急诊室，原因是企图闯入联邦大楼，要求与总统开设一个有关艾滋病治疗的全球电视栏目的问题进行对话。警察阻止时，他开始愤怒并充满敌意，抗拒警察的拘捕（攻击性）。

2. 临床症状

心境高涨，兴奋、话多或易激惹是躁狂发作的标志。高涨的心境常表现为欣快并具感染力，易误认为没病；病态的雄心勃发计划受阻时易于激惹。

（1）一般描述：兴奋话多，有时逗人发笑且常活动过多，典型症状为情绪高涨，思维奔逸和活动增多。

（2）情感高涨：主观体验愉快，自我感觉良好，自我评价过高。对挫折的忍耐性差，易导致愤怒和敌意。

（3）思维奔逸：联想过程加快，自觉思维敏捷，思维内容丰富多变，内容包含自信、夸大的主题，其认知功能具有不受约束和思潮加快的特点。言语滔滔不绝且难打断。

（4）活动增多：精力旺盛，兴趣范围广泛，动作敏捷，活动明显增多，爱管闲事，并整日忙碌，但常有始无终。

（5）冲动控制：75%的患者有攻击性或威胁性行为，亦有自杀或他杀行为。双相Ⅰ型障碍对社会名流的攻击比分裂症更具威胁性。

（6）判断力和自知力：判断力损害是躁狂症的显著特征，对自身疾病少有自知力。

（7）可靠性：患者提供信息极不可靠，说谎和欺骗较普遍。

（8）其他：性功能亢进，睡眠需求减少等

躁狂发作表现较轻的为轻躁狂发作。

（二）抑郁发作

1. DSM-Ⅳ病例介绍

男性，40岁，患者主诉以前感兴趣的活动现在让他索然无味。体重下降11磅，每天比闹钟定时早醒2小时，醒后再也不能入睡。他认为“家里没有我会更好些”。尽管诉说大多数时间疲乏不适，但晚上仍感到比白天好些（昼夜变化）。

2. 临床症状

兴趣或愉快感丧失是核心症状；忧愁、绝望、沮丧或无用感（与正常人的悲伤或悲痛有明显区别）；描述为一种十分痛苦的悲痛情绪，甚至诉说欲哭不能。

（1）一般描述：全面的精神运动性迟滞是常见症状，但可有精神运动性激越（老年人表现更明显）。典型症状为情感低落、思维迟缓和意志活动减退。

（2）情感低落：抑郁为核心症状，但半数患者否认有抑郁情绪。无愉快感，缺乏兴趣。严重的可悲观失望，痛不欲生。

（3）思维迟缓：联想速度缓慢，反应迟钝，工作和学习能力下降。思维内容常含有非妄想性，反复思考有关其过失、罪恶、自杀和死亡的内容；或/和感知觉障碍（自责、罪恶、贫穷、失败、迫害等妄想）。

（4）意志活动减退：持久抑制（行为缓慢、生活被动、懒散、社交功能下降），严重的个人卫生、饮食亦不顾，甚至不语、不动、不食（抑郁性木僵）。

（5）认知功能：①定向：大部分对人物、时间、地点定向正确。②记忆：50%～75%有认知损害（假性痴呆）。③冲动控制：10%～15%最终死于自杀，约2/3存有自杀行为。④判断和自知力：评估最好让患者回顾近期行为表现，但患者疾病中的自知力常是过分强调其心境障碍和生活等问题。因此，确认其病情是否已改善是有困难的。⑤可靠性：信息总是带有极端性，要不坏到极点，要不好的少得可怜。

（6）躯体症状：睡眠障碍、食欲下降、体重下降、性功能降低，躯体任何部分的疼痛或不适。少数可出现食欲增强，体重增加。

（7）其他：出现人格解体，现实解体和强迫症状。

（三）恶劣心境

持续存在心境低落，不符合任何一型抑郁的症状标准，同时无躁狂症状；社会功能受损较轻，自知力完整或较完整；前述标准至少2年，且很少有持续2个月的正常间歇期。患病率约3%～5%。

1980年前使用“病态的心境恶劣”，后在DSM-Ⅳ改为“心境恶劣障碍”。

恶劣心境在1980年前大部分被诊断为抑郁性神经症。恶劣心境是指一种短暂的烦躁不安。这种烦躁不安具有某种与生俱来的体验抑郁心境的倾向；而抑郁性神经症是指一种能导致适应不良和重复抑郁性的思维与行为模式；常有焦虑、强迫和躯体化倾向。2001年CCMD-3中已经没有“抑郁性神经症”疾病的诊断。

（四）环性心境障碍

反复出现心境高涨或低落，但不符合躁狂或抑郁发作的症状标准；社会功能受损较轻，符合前述标准至少 2 年，但可有数月心境正常间歇期。终生患病率估计为 1%左右。

六、诊断与鉴别诊断

（一）躁狂发作（CCMD－3）

症状标准：以情绪高涨或易激惹为主，并至少有下列三项（若仅为易激惹，至少需四项）。

（1）注意力不集中或随境转移。

（2）语量增多。

（3）思维奔逸，联想加快或意念飘忽的体验。

（4）自我评价过高或夸大。

（5）精力充沛、不感疲乏、活动增多，难以安静或不断改变计划和活动。

（6）鲁莽行为（挥霍、不负责任、不计后果）。

（7）睡眠需要减少。

（8）性欲亢进。

严重标准：严重损害社会功能，或给别人造成危险或不良后果。

病程标准：①符合症状标准和严重标准至少 1 周。②可存在某些分裂性症状，但不符合分裂症的诊断标准。

排除标准：器质性精神障碍，或精神活性物质和非成瘾性物质所致躁狂。

（二）抑郁发作（CCMD－3）

症状标准：以心境低落为主，并至少有下列四项：

（1）兴趣丧失，无愉快感。

（2）精力减退或疲乏感。

（3）精神运动性迟滞或激越。

（4）自我评价过低，自责或有内疚感。

（5）联想困难或自觉思考能力下降。

（6）反复出现想死的念头或有自杀、自伤行为。

（7）睡眠障碍，如失眠、早醒或睡眠过多。

（8）食欲降低或体重明显减轻。

（9）性欲减退。

严重标准：社会功能受损，给本人造成痛苦或不良后果。

病程标准：①符合症状标准和严重标准至少 2 周。②可存在某些分裂性症状，但不符合分裂症的诊断，若同时符合分裂症的症状标准，在分裂症状缓解后，满足抑郁发作标准至少 2 周。

排除标准：器质性精神障碍，或精神活性物质和非成瘾性物质所致抑郁。

（三）与分裂症鉴别诊断（图解）

根据 CCMD－3：（供参考）

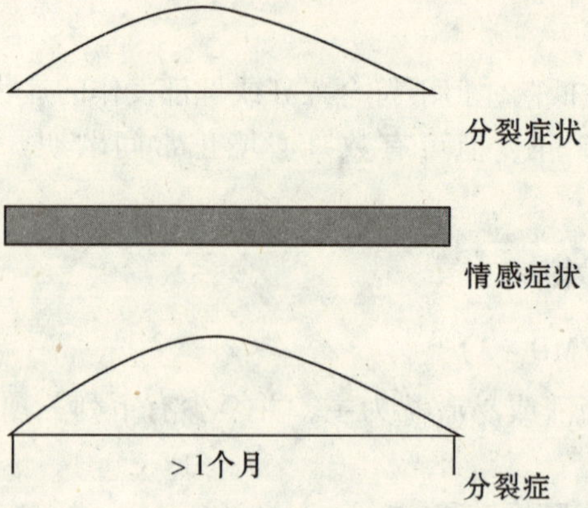

1. 同步出现不同时消失

（1）

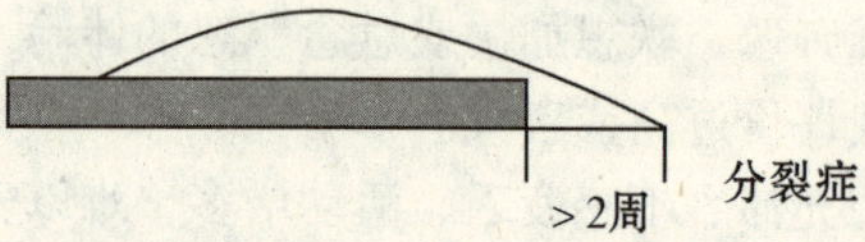

（2）

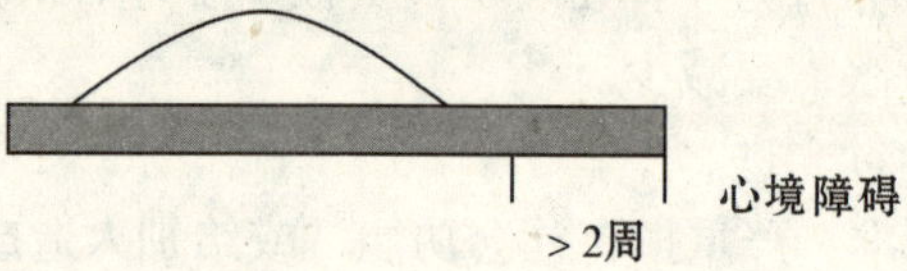

2. 同步出现同时消失

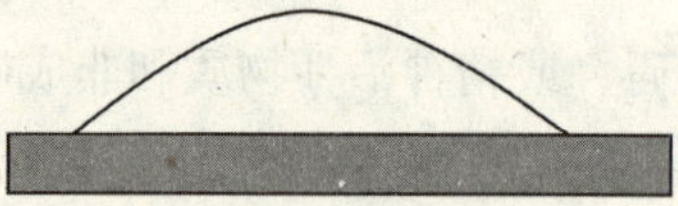

分裂情感性精神病

3. 不同步出现同时消失

（1）

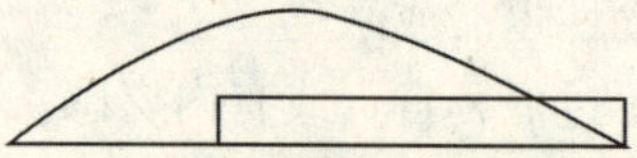

分裂情感性精神病

（2）

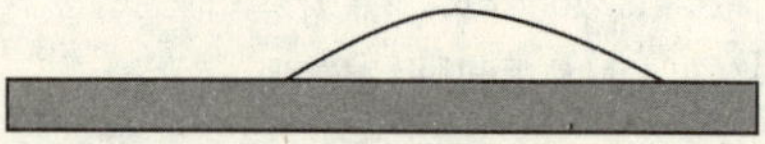

分裂情感性精神病

（如在不同发作中分别表现以分裂症状或情感症状为主要临床相，仍按每次发作的主要临床相做出各自的诊断）

4. 不同步出现不同时消失

(1)

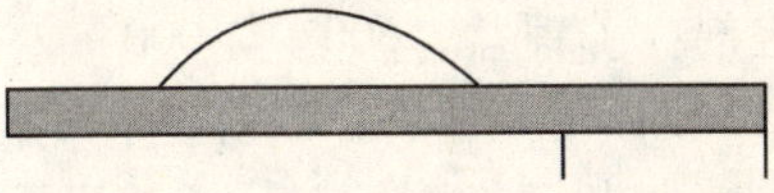

(2)

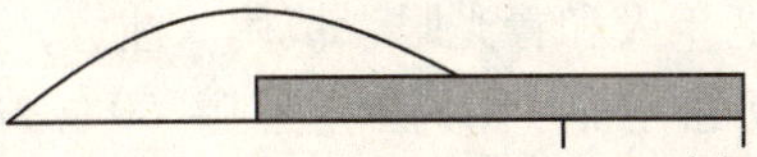

(如抑郁出现在分裂症状缓解或好转后——分裂症病后抑郁)

(3)

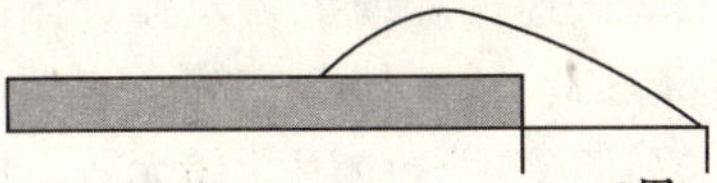

七、治疗

(一) 双相情感性精神障碍的治疗

1. 综合治疗原则

包括精神药物、躯体治疗、物理治疗、心理治疗、家庭治疗和危机干预等综合措施。目的在于提高疗效、改善依从性，预防复发、改善社会功能和生活质量。

2. 全程治疗

双相障碍常是慢性过程，目标除缓解急性症状外，还应长期治疗以阻断复发，主要分三个治疗期：

(1) 急性——控制症状，6~8 周。

(2) 巩固——防止复燃，恢复社会功能。药物剂量一般维持在急性期水平；抑郁4~6 个月，躁狂或混合性发作 2~3 个月。

(3) 维持——防止复发，维持良好社会功能，提高生活质量，一般在第二次缓解后即予以维持。适当调整药量，小心减量或减去非心境稳定剂。以锂盐为例保持血浓度0.6~0.8 mmol/L。维持时间无定论，一般为病情稳定达到既往发作 2~3 个循环间歇期或 2~3 年。

3. 调整治疗

如疗效不满意，寻找原因。

(1) 药物选择、剂量、疗程和联合用药的合理性及药物的依从性。

(2) 是否有伴躯体疾病、药物依赖或其他精神障碍。

(3) 可能存在慢性心理应激因素。

(4) 个体差异性。

4. 药物治疗

(1) 原则：①选用安全有效的药物，以心境稳定剂为主。②根据病情需要，及时联合用药。联合用药要了解对代谢酶诱导或抑制产生的药物相互作用。a. 两种心境稳定剂联用；b. 心境稳定剂加抗精神病药；c. 心境稳定剂加苯二氮卓类；d. 心境稳定剂加抗抑郁剂。③定期监测血药浓度。a. 锂盐治疗指数低，治疗量接近中毒量，要密切观察临床和监测血药浓度；b. 卡马西平和丙戊酸钠应达到抗癫痫水平；c. 取血时间应在末次服药后 12 小时，测谷峰血药浓度标准；④药物换用，判断一种药无效，应排除依从性差和血浓度过低等因素，且用药时间应大于3周。

（2）心境稳定剂：①锂盐，600～2 000 mg/d，血浓度0.8～1.2 mmol/L，老年人<1.0 mmol/L；12岁以下儿童、孕妇前3个月禁用。②丙戊酸钠，400～1 200 mg/d，血浓度50～100 μg/ml，老年人酌情减量；6岁以下儿童、孕妇禁用。③卡马西平，500～1 200 mg/d，血浓度8～12 μg/ml；孕妇、哺乳期妇女，有骨髓抑制病史及心、肝、肾功能损害者禁用，老年人和青光眼者慎用。注意，突然停药可诱发癫痫。

（3）候选心境稳定剂：①拉莫三嗪 50～500 mg/d。②托吡酯（妥泰）25～400 mg/d。③加巴喷丁 800～1 800 mg/d。

（4）心境稳定剂的选择：①躁狂或轻躁狂：首选锂盐，如无效，则加用或选用丙戊酸钠、卡马西平。②快速循环或混合发作：丙戊酸钠、卡马西平或与候选心境稳定剂联用药。③双相抑郁障碍：首选拉莫三嗪，必要时短期合用抗抑郁剂。④难治性病例：锂盐和丙戊酸钠或卡马西平联合应用；如无效，则加用候选心境稳定剂，或据病情加用增效剂。

（5）增效剂：①钙通道拮抗剂：异搏定 180～240 mg/d 或尼莫地平 40～90 mg/d。②甲状腺素：三碘碳甲腺原氨酸 T_3 37.5～50 μg/d 或甲状腺素 T_4 80～200 μg/d。不论有效否，4～6周停药，甲状腺功能低下除外。③5-HT_{1A}受体拮抗剂：丁螺环酮5～20 mg/d 或心得静（增强 SSRIs 作用）。

（二）抑郁障碍的治疗

1. 治疗原则

（1）根据个体而异，剂量逐步递增。

（2）小剂量效果欠佳时，据不良反应和耐受情况增至足量和足够长的时间（4～6周），无效才考虑换药。

（3）氟西汀停药5周才能换用单胺氧化酶抑制剂（MAOIs），其他需2周；反之亦然。

（4）单一用药，足量、足疗程；无效可考虑两种作用机制不同的药物联合用药。

2. 全程治疗

（1）急性期：药物治疗2～4周起效，有效率与时间呈线性关系；6～8周无效考虑换药。

（2）巩固期：原用药量不变至少4～6周，此间病情不稳，复发机会大。

（3）维持期：世界卫生组织（WHO）推荐，仅发作一次，病程短，间歇期≥5年，一般可不维持。首次发作6～8个月；两次以上伴症状严重并有家族遗传史的建议维持治疗2～3年。然后缓慢减药至停止治疗。

3. 抗抑郁药物

（1）5-HT再摄取抑郁剂（SSRIs）。

药名	规格（mg）	常用量（mg/d）	最高剂量（mg/d）	血药浓度（μg/ml）
氟西汀	20	20～40	60	100～300
帕罗西汀	20	20～40	60	30～100
舍曲林	50	50～100	200	20～50
氟伏沙明	50	100～200	300	250
西酞普兰	20	20～60	120	60

注：禁与 MAOIs、氯米帕明、色氨酸联用。慎与锂盐、抗心律失常、降血糖药联用。

CYP（450）：酶诱导剂如苯妥英增加其清除率，降低血浓度，酶抑制剂如米帕明降低其清除率，导致毒性反应。

（2）5－HT和NE再摄取抑制剂（SNRIs）：文拉法新有速释剂（博乐欣）和缓释剂（怡诺思）两种。

（3）NE能和特异性5－HT抗抑郁剂（NaSSAs）：米氮平（瑞美隆）。

（4）三环类抗抑郁剂（TCAs）：咪帕明、阿米替林、多虑平、麦普替林（四环类）。

（5）5－HT2A受拮抗剂及5－HT再摄取抑制剂（SARIs）：曲唑酮，奈法唑酮。

（6）NE和DA再摄取抑制剂（NDRIs）：安非他酮。禁与锂盐、MAOIs和SSRIs联用。

（7）单胺氧化酶抑制剂：分为不可逆性和可逆性两类；不可逆的有苯乙肼、苯丙胺，可逆的有吗氯贝胺。

4. **电抽搐治疗**（Electric Convulsive Therapy，ECT）

临床应用已有60多年，是以一定量的电流通过大脑，引起意识丧失和痉挛发作，从而达到治疗目的的一种方法。

20世纪50年代，发展了改良的电抽搐治疗（Modified Dlectric Convulsive Therapy，MECT），目前已广泛应用于临床，又名无抽搐电休克，即结合应用氯化琥珀酰胆硷等肌肉松弛剂，通过对神经骨骼肌接头的选择性阻断使骨骼肌松弛，不出现抽搐发作同样能发挥治疗作用。

MECT在麻醉师参与下施行；治疗前予阿托品0.5 mg肌注，按年龄、体重给予1%硫喷妥钠1.0～2.5 mg/kg诱导入睡。当出现哈欠，角膜反射迟钝时，给予0.2%氯化琥珀酰胆碱（司可林）0.5～1.5 mg/kg静注，观察肌肉松弛程度。当腱反射消失或减弱，面部、全身出现肌纤维震颤，呼吸变浅，全身肌肉松弛（一般给药后2分钟）时，通电2～3秒。观察口角、眼周、手指、足趾的轻激抽动持续约40秒为一次有效治疗。

（邓河晃）

第九节　分裂情感性精神病

一、概述

分裂情感性精神病是指一组分裂症状和情感症状两种病相同时存在又同样突出的精神障碍。分裂症状主要有思维障碍、幻觉及妄想等阳性精神病性症状，情感障碍以双相形式出现为多。具有反复发作倾向，起病较急，病前可有不同诱因，间歇期缓解良好，个性无明显缺陷，社会功能恢复良好。

美国DSM－Ⅳ将分裂情感性障碍列入其他重性精神障碍之列。ICD－10将此型作为精神分裂症的特殊类型。我国的CCMD－3将它单独归纳为一类。

二、病因及发病机制

（一）遗传因素

本病在遗传学上是介于精神分裂症和双相情感性精神病之间，而单相重症抑郁则无明显的遗传上的特异性。有人推测，分裂情感性精神病是分裂症和双相情感性精神病两种基因突变联合作用的结果。但这一假设与临床特点不符合，若两种基因均有突变，那么分裂情感性精神病的预后应该比以上两种精神病更差，而实际并非如此。有报道说，情感障碍的患病率高于一般人口，研究也多支持与情感性精神障碍的关系。但亦有研究发现亲属中患分裂症的风险较大，支持本病的可能是分裂症的变异。

（二）发病诱因

Kasanin 最早提出，本病在发病前有应激或重大生活事件。有专家报告，31% 的分裂躁狂性精神病发病前有应激，如分娩、手术或重要人际关系问题。此外，有报道称酒精能增加精神病性情感症候群的发病危险度。

（三）发病机制

有人提出可以参考分裂症的素质模式。少数病人遗传负荷、生物学基础极为显著者，不论在任何环境中均能发病，出现分裂症的认知和感知障碍。遗传素质处于中间状态者，必须在一系列环境中生物、心理、社会因素的冲击下发病。另一端遗传素质负荷极为微小者，在应激影响下不易出现分裂症的症状。

三、临床特征

临床上具有以下特征：

（1）有精神分裂症状，同时具有明显忧郁或躁狂发作征象。

（2）起病较急，病前有诱因。

（3）发病年龄以青壮年为多见，女性多于男性。

（4）病前有较好的适应环境的性格。

四、诊断标准

CCMD－3 的诊断标准如下：

（1）症状标准：同时符合精神分裂症和心境障碍躁狂或抑郁发作的症状标准。

（2）严重程度标准：社会功能严重受损和自知力不全或缺乏。

（3）病程标准：符合症状标准的分裂症状与情感症状在整个病程中同时存在至少 2 周以上，并且出现与消失的时间比较接近。

（4）排除标准：排除器质性精神障碍、精神活性物质和非成瘾物质所致精神障碍、分裂症或心境障碍。

如在不同发作中分别表现以分裂性症状或情感性症状为主要临床相，仍按每次发作的主要临床相做出各自的诊断。

ICD－10 的诊断标准如下：

（1）情感性症状与分裂性症状在同一疾病的同一次发作中都很明显，两种症状多为同时出现或至多相差几天。

（2）反复发作，完全缓解，少数有缺损状态。

（3）排除在疾病不同次发作中分别出现精神分裂症状及情感性症状附加于早先存在的精神分裂症。

DSM－Ⅳ的诊断标准如下：

（1）在不间断的一个疾病发作期，出现一次重性抑郁发作、躁狂发作或一次混合发作，又符合精神分裂症 A 症状的症状表现。

（2）在无情感症状下，存在至少 2 周以上妄想和幻觉。

（3）在急性期或残留期的疾病时期，出现符合心境发作标准的症状。

（4）排除由物质及一般躯体情况所致的生理反应。

五、治疗

1. 分裂情感性躁狂的治疗

（1）氯丙嗪和锂盐：两者对控制急性症状均有效。对控制高度兴奋的病人，氯丙嗪效果优于锂盐；对中度兴奋的病人，两者效果相当。两者合用比单独使用效果好，但锥体外系副作用会有所增加。锂盐的剂量要监测血锂进行调整。此外，锂盐可作为维持治疗、预防复发的有效药物。

（2）抗痉挛药：对部分双相型分裂情感性障碍的病人，对难治的病例可考虑使用丙戊酸钠或卡马西平，单独或合并使用。

（3）氯氮平：为了迅速地控制兴奋，在抗精神病药物中，除氯丙嗪外，氯氮平也是一个可供选择的药物，另外还可加用苯二氮卓类药物。

（4）ECT 治疗：ECT 是一种对急性情感性躁狂的有效手段，当需要有快速反应时或其他治疗无效时可采用。

2. 分裂情感性抑郁的治疗

一般认为抗精神病性药物和抗抑郁药物合并使用，对精神病性抑郁是一个可供选择的方案。各类抗抑郁药物有三环类、单胺氧化酶抑制剂、SSRIs 等。

六、典型病例分析

患者许某，女性，23 岁，大学毕业，未婚，无业。

主诉：沮丧、发愁、自责、失眠伴疑心、凭空听见说话声 2 个月，加重 5 天。

现病史：患者于 2001 年 4 月因大学毕业分配不顺利开始出现少语发愁，整天无精打采，闷闷不乐，老说："头疼，浑身不舒服……心情不好，没意思。"上课时注意力不集中，学习成绩逐渐下降；对家人说她觉得自己"脑子越来越慢，记忆也不如以前了"；自责，觉得自己"太笨，无能，智力比别人差"。有时候隐隐约约听见父亲喊她的名字，在耳边和她说话；怀疑自己不用说出来别人就知道她的想法。进食少，体重明显下降；失眠，入睡困难。自同年 6 月开始，患者以浑身不舒服为由，整天卧床，不下地活动，拒食，家人和她说话也不回答。6 月 5 日家人送患者到我院门诊就医，门诊诊断为"抑郁症，缄默状态"，并在家属要求下注射 10 mg 地西泮。患者却认为护士给她打的是"毒药毒水"，说她的父母都是"披着人皮的狼"。家属当即送患者入院。

既往史：既往体健，否认重大躯体疾病史，无手术、外伤及药物过敏史。

个人史：独生女，母孕期体健，足月顺产。幼时生长发育良好，适龄入学，学习成绩好，顺利读至高中毕业。1997 年考入某大学法律系，学习成绩良好。现已毕业，正在联系工作。外向性格，为人随和，开朗，与人相处关系融洽。

月经史：初潮年龄 13 岁，3～4/30，末次月经 2001 年 5 月 28 日。有痛经史。

家族史：据患者父亲介绍，患者母亲曾一度出现过精神失常，主要表现"话多、爱干家务"，未经诊治，自行缓解，可正常工作生活。否认父母两系三代中有其他严重遗传病史。

躯体检查及实验室检查：未见异常。

精神检查：意识清楚，定向力完整，接触被动，言谈切题，语量少，语速慢，语调低沉。住院期间未引出幻觉。同时可引出大量离奇的想法和精神病性症状，说："有时候我觉得别人能够洞察我的内心，比如说我想该睡觉了，护士就过来给我发药，这实在是太奇怪了，我没说想睡觉，她怎么知道的。有时候别人做出一个样子来，我觉得就是在给我打暗号，让我去干什么……我看电视，电视广告就说'海尔创新'，我觉得是创造性破坏的意思……我现在一半是人一半是妖……把我劈开就好了，我不怕死，我死了爸爸妈妈就幸福了……这是个鬼的世界，我想做人，不想做鬼……我觉得这个世界变得很邪了，这全是因为我的原因。"

患者经常诉："从今年4月开始心情不好，高兴不起来，老觉得没意思；上课时注意力不能集中，脑子好像也比平时慢了好多，记不住事儿；对自己没信心，觉得自己不如别人；有时候一阵阵心烦意乱的，什么事都干不下去。饭吃不下去，觉也睡不好，现在我感到脑子很麻木，活着实在太难受了，真的活不下去了，想自杀。"患者表情忧愁。无自知力，否认有病。患者动作缓慢，无自杀行为，要求出院，但不太强烈。

诊断：分裂情感性精神病，抑郁型。

1. 诊断依据

（1）女性患者，23岁，起病较急，病程2个月。

（2）临床表现：主要有抑郁综合征和精神病性症状，前一组症状包括：情感低落伴焦虑，思维迟缓，自责，有自杀观念，同时伴有躯体症状如厌食等。后一组症状包括：片断的幻听及思维障碍。①内心被揭露感：自己想的事不说出来别人也能够知道。②破裂性思维：病人有一段谈话中句子和句子之间没有逻辑关系，如"'海尔创新'，我觉得是创造性破坏的意思……我现在一半是人一半是妖……把我劈开就好了，我不怕死，我死了爸爸妈妈就幸福了……这是个鬼的世界，我想做人，不想做鬼……"可见，患者有明显的思维逻辑障碍和大量离奇的思维内容。③有人格统一性的破坏，如病人自称："我现在一半是人一半是妖……把我劈开就好了，我不怕死。"④无自知力。

从以上症状来看，精神病性症状和抑郁症状几乎同时出现，表现均很典型，并且贯穿于整个病程。经抗抑郁药和抗精神病药物治疗后几乎同时缓解。根据上述特点可诊断为分裂情感性精神病，抑郁型。

2. 鉴别诊断

抑郁症伴有精神病性症状：该诊断是情感性精神障碍的一个特殊类型，临床表现以抑郁症状为主。相对而言，精神病性症状出现较晚，在临床表现中不占有主导地位，多继发于抑郁症状且消散较早。而该患者两组症状同时出现，表现均很突出，并且贯穿于整个病程，治疗后几乎同时缓解，故可以鉴别。值得注意的是，分裂情感性精神病只是一个临时性的诊断，该患者为首次起病，因此应密切随访，仔细观察预后和社会功能的恢复情况。一旦病情出现变化应对其临床症状进行认真的分析，并结合此次发作的情况作出明确的诊断。

治疗原则：对症治疗。

治疗经过：住院后经马普替林（75 mg/d）和氟哌啶醇（20 mg/d）治疗约2个月，抑郁症状和精神病性症状同时缓解，病情显著好转出院。

（宁玉萍）

第十节　周期性精神病

一、概述

周期性精神病是一组以反复发作、病程短暂、症状相仿、有内分泌失调与明显植物神经的症状，抗精神病药物疗效不显著为特征的精神障碍。多见于青少年女性，如与月经周期相联系，则称月经周期性精神病（DSM－Ⅳ将此病症归入“经前心境恶劣综合征”）。

二、临床特征

本病临床上具有以下特征：

（1）月经前2周（排卵期或黄体期）突然发病。

（2）月经结束或来潮时迅速缓解。

（3）可出现精神病性症状，幻觉或妄想。

（4）缓解时期症状消失彻底，有自知力，迫切要求治疗。

（5）每次发作症状均一样，呈“复写症状”。

（6）发作时伴有植物神经和血管运动障碍。

（7）精神病常规治疗无效，而性激素药物有效。

三、诊断标准

CCMD－3对周期性精神病的诊断如下：

1. 症状标准

（1）内分泌失调与自主神经症状，并至少有下列一项：①非协调性精神运动性兴奋，少数为运动抑制；②伴有轻度意识障碍的行为紊乱；③片断的幻觉、妄想与言语紊乱；④明显的情绪高涨或低落。

（2）每次发作的症状几乎相同。

2. 严重标准

发作期社会功能严重受损，间歇期完全缓解，恢复病前状态。

3. 病程标准

急性起病，每次发作不超过2周；在6个月内至少发作3次。

4. 排除标准

排除快速循环型情感性精神障碍、癔症性精神病和分裂样精神病。

四、治疗

1. 抗精神病药物

对症治疗。对精神症状明显期用抗精神病药物治疗。例如，氯丙嗪、奋乃静、氟哌啶醇治疗，特别兴奋躁动者可用ECT治疗。

2. 激素治疗

口服避孕Ⅰ号（含炔诺酮）效果较好。在排卵期之前开始服用，每天至少一片，连服2个月，如果见效，发病周期终止，可改为每月服药3周，停药一周，服药过程中随访肝功能。

3. 中药治疗

可用达营汤或活血化淤中药煎剂，连服2～3个月。

五、典型病例分析

陈某，女，24岁，未婚，因心烦乱语或不语不动，周期性发作11年再入院。患者在11年前（当时13岁）因其母未满足其工作愿望，开始哭闹，话多而乱，骂其母，摔花盆，到处乱走，不听劝说，不睡觉，易与人争吵，声音嘶哑，有时哈哈大笑。4～5天后又出现害怕，认为派出所要抓她，逐渐躺着不吃不动，在室内大小便，表情冷淡，5～6天后又逐渐好转，一般10余天恢复正常。发病期间有时发烧，有时腹泻，刚开始时每年发作2～3次，逐渐发展为每月一次，每次发病均在月经前，月经来潮后即逐渐好转而后转入正常状态。每次发作症状几乎相似，在间歇期，生活、工作、社交均正常，与常人无差别。既往无重大疾病。家族中无精神病史，系第四胎足月顺产，幼时发育好，7岁上学，学习成绩好，曾任班长，性格开朗，好胜心强，人际关系好。初三因患此病而休学。

躯体及神经系统检查无异常。

精神检查：意识清晰，衣饰不整，披头散发，天冷仍穿单衣，鞋上全是泥土，一夜未睡，从家中出走被过路人送回。入院后仍不断叫喊，无故发火，无目的地说个不停，口干舌燥，面色潮红，与病员及护士无端争吵，语无伦次，摔东西，给碳酸锂治疗量达1.8克，氟哌啶醇日量达60 mg，无明显疗效。几天后又开始话少，不动，不与人接触，呆立，并有违拗，作态。2天后月经来潮，症状逐渐缓解，数日内全部恢复正常。发病期间无固定妄想，病后对发病期表现不能全部回忆，只在提醒后略知片断。在发病的早期感到不能控制自己，要求约束，以免损伤自己和他人。

初因诊断不清。曾用多种抗精神病药及抗躁狂药碳酸锂治疗，均不能制止且症状反复发作。后改用避孕Ⅰ号及Ⅱ号以及谷维素治疗，每月24天，连续进行3个月，效果明显，出院后坚持继续服药，又有数次发作，但症状较前减轻，结婚后未再服药，并生一小孩，至今7年未再发作，家庭、生活、工作适应均表现良好。

讨论：

患者系一年轻女性，每次发作均在月经之前，在发作时有轻度意识障碍，发作后对经过有部分遗忘，精神症状具有明显的"复写"性质。其精神症状具有紧张性兴奋与抑制色彩，在发作不同阶段有截然相反的表现。兴奋期出现躁动，动作缺乏目的性，易激惹任性，并要求约束；抑制期意志缺乏，不食不动，发呆直立，意识迷惘，呈木僵状态，并有发热及腹泻等植物神经症状；间歇期人格保持完整，对工作、生活及人际关系表现均如常人，发作为周期性，与月经来潮周期一致；发病期间用抗精神病药物及抗躁狂药物无效，药物也不能预防其再次发作，而用内分泌制剂治疗可停止发作。虽经11年的反复发作，精神无衰退现象。根据上述几点基本可与精神分裂症相鉴别，亦无躁狂及抑郁情感体验。

周期性精神病的临床表现，有以下一些特点：①青春期发病，女性以月经初潮年龄前后最多见。②周期性病程很规则地每月自发地重复发作，少数周期可不规则。③每次发作症状显著相似，有刻板性，即所谓"复写症状"，每次发作持续时间亦大致相同。④每次发作起止急骤。⑤发作间歇期精神状态完全正常，没有精神缺损的表现。⑥发作时伴有植物神经和血管运动障碍。⑦抗精神病药物见效甚微。

（宁玉萍）

第十一节 神经症

一、恐惧症

CCMD－3 关于恐惧症的描述性定义是一种以过分和不合理地惧怕外界客体或处境为主的神经症。患者明知没有必要，但仍不能防止恐惧发作，恐惧发作时往往伴有显著的焦虑和自主神经症状。患者极力回避所害怕的客体或处境，或是带着畏惧去忍受。

在美国 DSM 系统和 WHO 的 ICD 系统中，恐惧症都被归类在焦虑障碍类内。恐惧症的基本特点是由外界客体、情境诱发出现的发作性焦虑情绪，伴有相应植物神经功能紊乱症状，并有习得的对诱发焦虑的客体和情境的回避行为。恐惧症患者所恐惧的对象既可以是单一固定的，也可是多种多样的。根据恐惧症患者所恐惧的客体、情境将恐惧症分为不同类别。

（一）CCMD－3 对恐惧症的诊断标准

符合神经症的诊断标准；以恐惧为主，需符合以下至少四项：①对某些客体或处境有强烈恐惧，恐惧的程度与实际危险不相称；②发作时有焦虑和自主神经症状；③有反复或持续的回避行为；④知道恐惧过分、不合理或不必要，但无法控制；⑤对恐惧情境和事物的回避必须是或曾经是突出症状；⑥排除焦虑症、分裂症、疑病症。

（二）恐惧症的分类

恐惧症主要包括场所恐惧症、社交恐惧症和特定的恐惧症。

（1）场所恐惧症（广场恐惧症，Agoraphobia）。场所恐惧症患者每当处于某些特定且往往是难以逃离的场所时出现强烈的焦虑恐惧情绪，或者是患者感到在这类场所很难得到及时有效的救助时出现惊恐发作或惊恐症状，因此常伴发于惊恐障碍。患者所恐惧的场所既可以是空旷无人的野外或广场，也可以是人群密集的环境，如剧场、车站、商店等，还可以是空间相对幽闭的场合，如车厢内、电梯轿厢内、飞机舱内等。患者每当处于这样的环境就会出现焦虑恐惧情绪或惊恐发作症状，并伴有明显的植物神经功能紊乱的症状，如心悸、胸闷、呼吸困难或窒息感、尿频或便意强烈等，而一旦脱离了这样的环境，患者的焦虑恐惧迅速缓解。这种情况在患者单独面对或周围无亲人时更为显著，若身边有可靠的亲人陪伴时则症状较轻微或不出现症状。当患者发生恐惧、焦虑情绪或惊恐症状后，即急于脱离这样的场所环境，若不得不处在这样的环境中，亦感到备受煎熬。若有机会脱离，患者会毫不犹豫地逃离，并在脱离后焦虑解除，顿感释然。

场所恐惧症的诊断应根据 CCMD－3 诊断标准作出。CCMD－3 关于场所恐惧的诊断标准：符合恐惧症的诊断标准；害怕对象主要为某些特定环境，如广场、闭室、黑暗场所、拥挤的场所、交通工具（如拥挤的船舱、火车车厢）等，其关键临床特征之一是过分担心处于上述情境时没有即刻能用的出口；排除其他恐惧障碍。

场所恐惧症需要与某些精神障碍鉴别，如惊恐发作、特定的恐惧症等，还需要与支气管哮喘、心源性哮喘、心绞痛等发作性躯体疾病鉴别。

（2）社交恐惧症（社交焦虑障碍）。社交恐惧症的核心症状是对在不熟悉的人面前或处于被他人审视的场合这类社交情境有持续与过分的恐惧，患者害怕会在这种场合失态，导致自己出丑或尴尬，或让人看出自己表现出来的焦虑症状。患者可能害怕在公共场合说话、进食，也可能害怕在众目睽睽下从事任何行为，甚至害怕与陌生人对视。患者为了避免这类恐惧，往往有意采取回避行为，甚至完全脱离各种社交活动。

根据患者主要害怕的情境，一般将社交恐惧症分为两种常见亚型，即广泛性社交恐惧症（Generalized Social Anxiety Disorder，GSAD）和非广泛性社交恐惧症（Nongeneralized Social Anxiety Disorder，NGSAD）。

广泛性社交恐惧症是最常见的社交恐惧形式，患者惧怕并回避多种社交情境。这些患者不仅对当众说话或表演有明显的恐惧，而且还对参加聚会、开会、与陌生人交谈等社交情境有明显的恐惧。症状较轻微时，患者可能勉强或被迫参与这类活动，但在整个活动过程中都会有某种“不自在”的感觉，只要条件许可，患者就会寻找机会离开这样的场合。症状较严重的患者则会以各种理由或手段拒绝参加这样的社交活动，若被逼无奈不得已参加，患者在整个活动过程中都会有如坐针毡、局促不安的焦虑体验，并伴有显著的心悸、面红、出汗等植物神经症状。患者会争取尽快离开这些场合，一旦离开则顿觉释然，焦虑症状一扫而光。症状严重的患者根本不可能参加这样的社交活动，以各种借口和方式拒绝，甚至不惜以某些极端手段拒绝。这样的患者只敢面对家中最熟悉的亲属，对稍微生疏一些的亲属都采取回避接触或见面的行为。最为严重的患者根本不能与任何非直系亲属见面，将自己“拘禁”在自己的住房内，不离开房间半步，成为彻底的社会隔离者。此外，部分社交恐惧患者除了有明显的社交回避行为外，还可能表现出严重的缄默表现。笔者诊治的一名社交恐惧症患者除了在家人面前有耳语样言语之外，在外人面前完全缄默，同时伴有不与他人对视的表现。该患者完全脱离了与非亲属的接触，呈严重的自我隔绝和退缩状态。

非广泛性社交恐惧症的患者所恐惧的社交情境较为有限，只对一两种社交情境有恐惧之感。例如，患者可能只害怕当众进食或者只害怕在大庭广众之下表演节目或发表演说。不过，非广泛性社交恐惧症与广泛性社交恐惧症的症状有一定的重叠。例如，有80%的非广泛性社交恐惧症患者害怕当众讲话，而这正是几乎所有广泛性社交恐惧症患者也都害怕的情境。一般而言，非广泛性社交恐惧症的患者可能只对某种特定的社交情境才有明显的恐惧情绪及回避行为，或者只在于某些有特定身份的人交往时才出现明显的恐惧及回避行为。例如，某些患者可能只害怕在舞台上表演或在讲台上讲演，而对其他社交场合则无明显恐惧。另一些患者可能只对某些处于某个年龄段的异性有恐惧及回避，或者只在有威严的长辈或有权威的上司面前表现出相应的恐惧症状与回避行为，这些多属于非广泛性社交恐惧的表现。

日本的学者曾经提出一种所谓“Taijin Kyofusho”的社交恐惧表现，认为这是一种与文化相关的精神障碍特别是社交恐惧的表现形式，其中的冒犯他人亚型（Offensive Subtype）亦应属于广泛性社交恐惧。这样的患者在人际交往中担心自己的言词和行为会触怒某人，因而在社交场合中畏首畏尾、局促不安。

儿童期社交恐惧症的表现：社交恐惧症是一种起病年龄较小的精神障碍，约有半数患者于13岁前起病，90%的患者于23岁前起病。因此，社交恐惧症患者中有相当一部分是儿童。与成年社交恐惧症患者的表现相似，多数儿童患者也主要表现为害怕一些社交情境，并尽可能回避这类所恐惧的社交情境。但是因为年龄相关的心理发展程度的影响，儿童期社交恐惧亦有其自身的特点。例如，儿童期常见的一种形式为选择性缄默，即患儿在某些特定的社交情境中缄默不语，但在另外一些社交场合却又能言语自如。虽然国外的流行病学调查报道称，学龄期儿童患选择性缄默的比例不足1%，远低于其他年龄组的社交恐惧症的患病率。但多数专家都认为，选择性缄默是一种最早起病的、严重的广泛性社交恐惧。有人发现，选择性缄默的患儿的社会功能受损程度较为严重，而且症状一般至少持续半年以上。但是，儿童选择性缄默的表现又很少有持续不变一直至少年期的，部分患儿可能会自发缓解，但多数可能会残留程度不等但却较显著的社交恐惧的症状，直到少年期甚至成年期。

社交恐惧症是一种致残率极高的精神障碍，除了前述“不敢”处于社交场合这一严重症状导致脱离社交活动的表现之外，即使在患者症状改善之后，“不能”从事社交活动也是严重制约患者恢复社会功能的原因——患者因长期回避社交场合使之获得的社交技能差，其社交行为往往不合时宜，常导致患者在社交活动中屡屡受挫，容易再度回避社交活动。

典型社交恐惧症的诊断并不困难，但一旦患者已发展至严重的社会隔离状态时，很容易让人误诊为衰退状态的精神分裂症。

CCMD－3 对社交恐惧症的诊断标准：①恐惧症的诊断标准；②害怕对象主要为社交场合（如在公共场合进食或说话、聚会、开会，或怕自己做出一些难堪的行为等）和人际接触（如在公共场合与人接触、怕与他人目光对视，或怕在与人群相对时被人审视等）；③常伴有自我评价低和害怕批评；④排除其他恐惧障碍。

社交恐惧症要与抑郁症回避外出及人际接触的行为鉴别，不过，社交恐惧症常存在抑郁症共病，此时应作出并列诊断。社交恐惧症还要和精神分裂症的衰退状态鉴别。

（3）特定的恐惧症。特定的恐惧症是指害怕的对象为除场所恐惧症和社交恐惧症所恐惧的情境之外的情境，如惧怕并不会伤害个体的昆虫、小动物、高处、黑暗、雷电、血迹或血液、打针、手术等。特定恐惧症的患者对某些在常人不会感到恐惧的情境或事物感到恐惧害怕并采取主动回避的行为是其核心症状表现。

特定的恐惧症最常见的形式就是对昆虫或小动物的过度恐惧。例如，患者在看到小蚂蚁在自己衣服上爬行时就出现极度恐惧和厌恶表现，引发尖叫或啼哭。患者还常伴有焦虑相关的植物神经功能紊乱症状，如心悸、面色苍白、肢体震颤等。这类表现因女性相对多见，在面对此种昆虫或动物时，患者的典型表现往往是“花容失色”，失声尖叫，并逃离所恐惧的动物。对于其他诸如猫、狗、雷电、血迹、血液、黑暗等恐惧具有相似的表现，有些患者在面对所恐惧的情境和事物时可能出现眩晕发作或跌倒。

根据上述临床表现，特定的恐惧症的诊断较为容易。CCMD－3 对特定的恐惧症的诊断标准：①符合恐惧症的诊断标准；②害怕对象是除场所恐惧和社交恐惧外的情境，包括的特定物体或情境，如动物（昆虫、鼠、蛇等）、高处、黑暗、雷电、鲜血、外伤、打针、手术，或尖锐锋利物品等；③排除其他恐惧障碍。

（三）恐惧症的治疗

恐惧症的最有效治疗是行为治疗或认知行为治疗，但药物治疗也很重要。

（1）行为治疗或认知行为治疗。行为治疗的主要做法就是以暴露疗法为基础的系统脱敏或冲击疗法。具体操作为强迫或鼓励患者面对令其恐惧的情境、场合或事物。若为系统脱敏法，可让患者从暴露于引起最轻微恐惧情绪的情境开始，例如，想象自己处于这样的情境之下，逐渐过渡到直接面对这样的情境。距离可由远及近，情景或事物可由假到真、由小到大，并告知患者不可回避，最终达到直面以往恐惧的情境不产生恐惧感，也不必回避的程度。若为冲击疗法，可强迫患者直面最恐惧的情景或事物，使患者产生恐惧或惊恐症状，直至症状程度逐渐减轻为止。认知行为治疗则包括让患者比较他人处于类似情境时的行为，认真分析自己恐惧情绪的不合理性，形成对以往异常情绪和行为的正确认识，并逐渐矫正。认知治疗还包括为患者示范正确的行为。

（2）药物治疗。药物治疗的主要目的是减轻患者在面对恐惧情境和事物时的恐惧情绪，使之依从行为治疗，并降低患者病情复发的危险。常用的药物包括抗焦虑药物、抗抑郁药物，不少患者除需服用抗焦虑药物和抗抑郁药物之外，服用心境稳定剂也具有增效作用。

二、焦虑症

CCMD－3关于焦虑症的描述性定义是一种以焦虑情绪为主的神经症，主要分为惊恐障碍和广泛性焦虑两种。焦虑症的焦虑症状是原发的，凡继发于高血压、冠心病、甲状腺机能亢进等躯体疾病的焦虑均应诊断为焦虑综合征。其他精神病理状态如幻觉、妄想、强迫症、疑病症、抑郁症、恐惧症等伴发的焦虑，不应诊断为焦虑症。

焦虑是一种内心紧张不安、提心吊胆或伴随有灾难性或不利情况即将发生的预感的不愉快情绪状态。焦虑不同于恐惧，焦虑是在危险或不利情况将要发生前的紧张情绪，恐惧是在危险或不利情况时体验到的害怕心情。焦虑情绪和恐惧情绪是人类乃至很多哺乳类动物都有的原始情绪，适度的焦虑常可因神经系统特别是网状结构上行激活系统的紧张度增加、植物神经交感神经系统的紧张度增加及神经内分泌系统的适应性调整，而使机体处于一种警醒状态，有利于应付困难或危险的局面。如考试前的适度焦虑可以提高个体的注意集中程度和考试效率，面临风险性事件的适度焦虑可使个体的体能增强、机体反应机敏，从而有利于采取合适的策略和方法渡过难关。

但临床医学所描述的焦虑则是一种病理状态。在这种病理状态下，患者经常体验到紧张不安、提心吊胆等情绪，伴有植物神经功能紊乱的表现，或者出现间断发作的极度恐惧感，伴有严重的植物神经功能紊乱表现。这就是本节要叙述的焦虑症。

（一）焦虑症的分类

焦虑症又称焦虑性神经症，包括以持续的紧张不安、担心恐惧为主要表现的慢性焦虑或广泛性焦虑和发作性的极度惊恐为主要表现的急性焦虑或惊恐发作两种形式。

（1）惊恐障碍。CCMD－3关于惊恐障碍的描述性性定义是一种以反复的惊恐发作为主要原发症状的神经症。这种发作并不局限于任何特定的情境，具有不可预测性。惊恐发作作为继发性症状，可见于多种不同的精神障碍，如恐惧性神经症、抑郁症等，并应与某些躯体疾病鉴别，如癫痫、心脏病发作、内分泌失调等。

惊恐障碍的主要临床表现为反复出现、不可预测、历时短暂的极度恐惧，伴濒死感、窒息感或失控感，或强烈的眩晕，并出现严重的植物神经功能紊乱的症状。典型惊恐障碍的惊恐发作并非由某种或某些特定的环境因素诱发，常突然出现，又戛然而止。患者在发作前无明显预感，突然感到无由的极度恐惧感，“怕得要死”是此种内心体验的贴切描述，伴有相应的濒死感，觉得自己马上就要死了，并向周围人求救。患者可以出现窒息感，感觉到自己所处环境中空气稀薄或氧气不够，并可能采取大声呼救、过度换气甚至逃离自感空气稀薄的环境。惊恐发作伴发的失控感常为一种主观性疯狂或歇斯底里式的惊叫与难以抑制的哭喊。惊恐发作的惊恐情绪可以表现为伴有恐惧感的眩晕发作，此时患者可出现剧烈的眩晕和极度的恐惧或焦虑，并需要牢牢抓住周围的人的肢体才可以保持安静。患者在惊恐发作时出现的植物神经功能紊乱表现也非常强烈，除了因窒息感所导致的呼吸急促和过度换气之外，患者还可能出现明显的心前区疼痛、剧烈的心悸，“心好像要从胸口里跳出来一样”是这种体验的准确描述。其他植物神经功能紊乱症状包括骤然全身冷汗、躯干和肢体的不自主震颤、突发的尿急和强烈的便意、腹痛、腹泻等。严重而频繁的惊恐发作可导致患者在发作间歇期都不敢离开自认为安全的环境半步，甚至被“自我禁锢”在床上或家中，严重影响其生活质量和社会功能。许多惊恐发作的患者可能在发作时要求家人呼叫救护车前来急救或自行前往急诊，甚至要求进行心电监护或持续吸氧。惊恐发作每次发作的形式类似，持续时间长短不等，短者持续数分钟后缓解，长者可达1小时以上，但多数在10～30分钟之内。发作过后症状完全消失，但也可残留广泛性焦虑症状，或因担心再发作而出现继发性焦虑。值得注意的是，有些患者在抽搐阈较低的情况下，会在过度换气所引起的呼吸性碱中毒、低碳酸血症基础上发生全身性癫痫（强直—阵挛）发作。这样的病例可能会导致误诊，即仅关注癫痫而忽略了诱发癫痫发作的惊恐发作。

惊恐发作虽然是发作性的，但因为其发作极为突然且程度强烈，对患者常产生较为持久的影响。例如，患者自我禁锢、担心再次发作的继发性焦虑等，使患者即使在发作间歇期也不能正常生活和工作，甚至卧床不起。

CCMD－3对惊恐障碍的诊断标准：

症状标准：符合神经症的诊断标准；惊恐发作须符合以下四项：①发作无明显诱因、无相关的特定情境，发作不可预测；②在发作间歇期，除害怕再发作外，无明显症状；③发作时表现强烈的恐惧、焦虑及明显的自主神经症状，并常有人格解体、现实解体、濒死恐惧，或失控感等痛苦体验；④发作突然开始，迅速达到高峰，发作时意识清晰，事后能回忆。

严重标准：患者因难以忍受又无法解脱而感到痛苦。

病程标准：在1个月内至少有3次惊恐发作，或在首次发作后继发害怕再发作的焦虑持续1个月。

排除标准：排除其他精神障碍，如恐惧症、抑郁症，或躯体形式障碍等继发的惊恐发作；排除躯体疾病如癫痫、心脏病发作、嗜铬细胞瘤、甲亢或自发性低血糖等继发的惊恐发作。

惊恐障碍的核心症状为无诱因的发作性极度恐惧与严重的植物神经功能紊乱症状，且发作间歇期基本正常。其他一些精神障碍也可出现类似的惊恐发作，例如，场所恐惧症患者在处于某些特定的情境如人群拥挤的车站候车室、商店、影剧院或幽闭的电梯间、密室等处，也可出现惊恐发作症状，但一旦脱离这样的场所，患者的惊恐症状便烟消云散，而且患者由此习得回避此类场所。人格解体患者也可在最初出现现实解体症状时出现类似惊恐发作的症状，但患者明确意识到其惊恐是现实解体体验所诱发。惊恐障碍需要与这类精神障碍伴发的惊恐体验相鉴别，其关键鉴别点为惊恐障碍无诱因、无回避行为（虽然患者处于首次发作或频繁发作场所心有余悸，但不会有明确的回避行为）。

惊恐障碍需要和某些躯体疾病鉴别，如嗜铬细胞瘤的肾上腺素危象也有极强的惊恐体验和严重的植物神经功能紊乱表现，但在发作间歇期或危象发生前，患者就已具有相应的交感神经兴奋得表现。甲亢、冠心病发作、心源性哮喘、二尖瓣脱垂等均可出现类似惊恐体验，但体格检查和实验室的阳性发现和病史可资鉴别。

（2）广泛性焦虑。CCMD－3关于广泛性焦虑的描述性定义是以一种缺乏明确对象和具体内容的提心吊胆及紧张不安为主的焦虑症，并有显著的植物神经症状、肌肉紧张及运动性不安。患者难以忍受又无法解脱而感到痛苦。

广泛性焦虑的主要临床表现是经常出现或持续存在的过度的焦虑情绪，伴有明显的植物神经功能紊乱表现等。广泛性焦虑患者的焦虑情绪往往是无客观因素诱发、无具体恐惧对象的紧张不安、提心吊胆，患者焦虑的内容较为泛化，如担心上班迟到、害怕工作失误、怀疑躯体出问题等，任何事情都可能使患者产生过度的紧张不安。这些患者还常有预期性焦虑，即对即将到来的事情有一种不良结局的预感，即使不良结局发生的可能性是万分之一，患者也将之当作百分之百现实的危险来看待。广泛性焦虑患者也可能伴随运动性不安，常坐立不宁、搓手顿足或不停踱步，并伴有肌肉紧张度增加及震颤，肢体常因此酸疼，头部肌肉的紧张度增加也导致闷胀性头痛。患者面部表情也表露出相应的焦虑，眉头紧锁、眼神慌张。患者的植物神经功能紊乱可累及多个系统，如神经系统的耳鸣、眩晕、头痛、刺痛感等；循环系统的心悸、胸闷、心前区不适或疼痛、血压不稳定、皮肤苍白或潮红、出汗等；呼吸系统的气促、呼吸困难感、叹息等；消化系统的口干、咽部异物感、腹胀、腹部隐痛不适、恶心、呃逆甚至干呕或呕吐、便秘、便溏或腹泻等；泌尿生殖系统的尿急、尿频、阳痿、早泄、性快感丧失、月经紊乱等。上述植物神经功能紊乱的症状可能导致患者产生疑病观念，并因此加重自己的焦虑。此外，广泛性焦虑患者还可出现睡眠障碍，如入睡困难、多梦易醒、噩梦频仍、早醒或醒后疲乏感。

广发性焦虑的诊断应遵循 CCMD－3 的相应诊断标准。

症状标准：符合神经症的诊断标准；以持续的原发性焦虑症状为主，并符合下列两项：①经常或持续的无明确对象和固定内容的恐惧或提心吊胆；②伴有自主神经症状或患者运动性不安。

严重标准：社会功能受损，患者因难以忍受又无法解脱而感到痛苦。

病程标准：符合症状标准至少已 6 个月。

排除标准：排除甲状腺机能亢进、高血压、冠心病等躯体疾病的继发性焦虑；排除兴奋药物过量、催眠镇静药物或抗焦虑药物的戒断反应，强迫症、恐惧症、疑病症、神经衰弱、躁狂症、抑郁症或精神分裂症等伴发的焦虑。

正如上述 CCMD－3 诊断标准强调的那样，诊断广泛性焦虑首先应有相应的焦虑情绪体验和植物神经功能紊乱这两项核心症状，并排除其他有焦虑体验和植物神经功能紊乱症状的非原发性焦虑表现的疾患。广泛性焦虑临床综合征包括上述两类核心症状，躯体症状无其他器质性病变基础，若发现与焦虑相关的器质性疾病表现，即应慎重诊断，特别要排除器质性疾病伴发的焦虑综合征。另外，在器质性疾患的情况下，一些患者出现广泛性焦虑的某些症状作为其心理反应也很常见。对于此种病例应进行客观分析，若其器质性疾病作为应激源引起焦虑症的表现而非焦虑症状构成其器质性疾病表现的组成部分时，若同时又符合广泛性焦虑的诊断标准，则应将广泛性焦虑作为另一个独立的诊断。

在诊断广泛性焦虑时，应排除的常见躯体疾患和精神疾患有嗜铬细胞瘤、甲状腺功能亢进、库兴综合征和抑郁症、精神分裂症早期的焦虑症状。

（二）焦虑症的治疗

焦虑症治疗的近期目标是迅速控制惊恐发作和焦虑情绪，远期目标则是巩固疗效和降低复发风险。治疗方式以药物治疗和心理治疗为主。

（1）药物治疗首选抗焦虑药物治疗，多为短期使用。

对于惊恐发作，若处于发作期，静脉注射地西泮（安定）可迅速减轻症状，但应注意注射速度宜慢，否则可能引起短暂呼吸抑制和躯干肌松弛，出现猝倒发作。首次剂量可用 10 ~ 20 mg，在发作控制后加用口服制剂维持，如地西泮片剂 7.5 ~ 15 mg/d，分三次口服。若无静脉注射条件，可予地西泮片剂 5 mg 嘱患者舌下含化，惊恐症状也可较快缓解。一般不采取肌肉注射地西泮，因肌注吸收效果差，很难迅速控制症状。在发作间歇期，口服足量的抗焦虑药物防治再发十分重要：地西泮 5 mg，每日三次，药物常见副反应为过度镇静，导致日间思睡，须向患者说明。可同时给予盐酸萘普洛尔（心得安）10 mg，每日三次。盐酸萘普洛尔的禁忌证为支气管哮喘，患心动过缓、心内传导阻滞或明显低血压者慎用。亦可服用丁螺环酮作为抗焦虑药物，剂量为 10 ~ 20 mg，每日三次；坦度螺酮 10 mg，每日三次。

对于广泛性焦虑，开始治疗时应给予足量的抗焦虑药物，如地西泮 5 mg，每日三次，须注意过度镇静副反应；也可同时给予盐酸萘普洛尔（心得安）10 mg，每日三次；亦可服用丁螺环酮作为抗焦虑药物，剂量为 10 ~ 20 mg，每日三次；坦度螺酮 10 mg，每日三次。焦虑完全消失后，可逐渐减少抗焦虑药物剂量，特别是使用苯二氮卓类药物时，更应缓慢减量，以防焦虑症状反跳。

（2）一般还需要使用抗抑郁药物，应较长时间服用以防止复发。

①三环类抗抑郁药物（TCAs）。这类药物的起始剂量宜小不宜大，如阿米替林 12.5 ~ 25 mg 晚间服用，若不出现难以耐受的副反应可在数日后增加一倍剂量。以后根据患者对副反应的耐受程度逐渐缓慢加量，最大剂量控制在 300 mg/d 以内，分三次口服。多塞平或氯米帕明的使用基本相同。TCAs 的常见且明显的副反应为抗胆碱副反应，可致口干、便秘、视物模糊等，并可致心动过速。阿米替林中大剂量时可出现心电图异常。

②选择性血清素再摄取抑制剂（SSRIs）。与 TCAs 相比，SSRIs 类药物副反应较轻，患者容易耐受其副反应。可选择帕罗西汀、氟西汀、西肽普兰、舍曲林或氟伏沙明中任何一种，原则上注意不同药物之间副反应的差别，如帕罗西汀有较强的镇静副反应，氟西汀镇静作用较弱，舍曲林、西肽普兰和氟伏沙明的副反应更轻微。

③其他抗抑郁药物。米氮平对焦虑患者的失眠具有良好改善作用，可每晚一次给予 15 ~ 30 mg；或者使用单胺氧化酶抑制剂（MAOIs），如马氯贝胺。

（3）其他药物。对于治疗效果不满意者，有人认为增加心境稳定剂作为增效药物有较好效果，如丙戊酸钠、碳酸锂、卡马西平等。

心理治疗中各种形式的认知治疗或行为治疗均可使用，但需因人而异，并应坚持不懈进行。

三、强迫症

CCMD - 3 关于强迫症的描述性定义是一种以强迫症状为主的神经症。其特点是有意识的自我强迫与反强迫并存，二者强烈冲突使患者感到焦虑和痛苦；患者体验到观念或冲动是来源于自我，但违反自己意愿，虽极力抵抗，却无法控制；患者也意识到强迫症状的异常性，但无法摆脱。病程迁延者可以仪式动作为主而精神痛苦减轻，但社会功能严重受损。

强迫症的核心症状包括反复不自主浮现于患者意识领域并引起焦虑或不适的强迫思维和患者为应对强迫思维诱发焦虑而自我采取的刻板重复的强迫行为两种临床表现形式。强迫思维是一些令人不快的恐惧感与不踏实感，或者是一些令人烦恼的某事物不妥当或不完美之感，包括诸如令人不快的心理表象、对患者认定污秽的害怕与厌恶感、某一很坏的事情已经或即将发生的预感、某件需要做好的事情尚未做完的急迫感以及某些内心冲动。具有突兀（冒出来的）、不能自主控制的特点，并常伴有急迫感和实施相应的强迫行为的冲动。强迫行为是一些重复、刻板的外在行为、动作或悄然的内心活动如检查、祈祷、计数或其他心理仪式活动，其目的是为了减轻与强迫思维相关的令人不快感或由强迫思维引起的焦虑情绪。强迫行为实际上是为减轻焦虑的自主行为。

（一）强迫症的基本临床表现

从强迫思维和强迫行为两方面来定义，DSM－IV 中强迫思维的定义包括以下四条：①在患病期间患者有时感到为突兀的和不相称的，并引起明显焦虑或烦恼的重复出现和持续存在的想法、念头或表象；②这些想法、念头或表象并非仅仅是对现实生活中问题的过分担心；③患者竭力忽略或压抑这类想法、念头、表象，或以某种想法、行动去抵消它们；④患者能够认识到这些想法、念头、表象是其自己头脑的产物（而非像思维插入那样，患者认为是被外界强加的）。

DSM－IV 中强迫行为的定义包括以下两条：①患者感到为回应某种强迫观念，或遵从一些必须刻板遵从的规则而被迫进行的重复行为（如洗手、整理、检查）或内心的活动（如祈祷、计数、或默默重复词语）；②这些行为或内心活动的目的是防止、减轻烦恼或预防某些可怕的事情、处境，不过这些行为或内心活动要么与他们所预定抵消和预防的事物并无实际关联，要么就是明显过度的。

强迫思维的临床表现形式为一些令人不快的恐惧感与不踏实感，或者是一些令人烦恼的某事物不妥当或不完美之感。强迫思维是那些与强迫体验相伴随的特殊的念头，若用以解释这些体验则常显得怪异或不恰当。强迫思维可以下述形式出现，如令人不快的心理表象、与患者认定的污秽有关的害怕及厌恶感，亦可是某一很坏的事情已经或即将发生的预感，或者是某件需要做好的事情尚未做完的急迫感。患者上述令人不快的体验几乎均伴有紧急与迫切的感觉。强迫思维常伴有相应的强迫行为，后者是为了减轻前者带来的焦虑情绪。强迫思维出现时亦可无明显的强迫行为，但多数情况下是患者意识到没有什么动作可以减轻这种不快感，从而放弃了从事强迫行为的努力。

强迫行为的表现形式则为一些重复、刻板的外在行为、动作或悄然的内心活动，如检查、祈祷、计数或其他心理仪式活动，其目的是为了减轻与强迫思维相关的不快感或由强迫思维引起的焦虑情绪。具体实施的动作一般与围绕强迫思维的理念相吻合。内心的强迫行为（Mental Compulsion）不同于强迫思维（Obsession）的体验在于：强迫行为是患者主观上愿意采取的有某种目的的内心活动，而不是感觉性或观念性的体验。如患者在行走时总是计算自己的步幅有多长、已经走了多少步、到达目前所在地点的距离大概是多远，而且每到达一个具有一定标志的地点就重新计算一次，这就是内心的强迫行为；而患者脑海中反复闪现某一场景就属于强迫思维。简而言之，强迫意向是患者有主观故意的现象，而强迫思维则具有随机性或主观故意不明显的特点。强迫行为一般是以重复性或刻板性模式来实施的，但有时却可以有情境特异性，这取决于强迫思维的具体内容。患者实施强迫行为亦可并无特定的强迫思维，此时强迫行为一般是作为对某事不妥当或未完成的急切感觉的直接反应（条件反射）而出现的。儿童或青少年患者，甚至某些有明显依赖人格障碍的成年患者有时在自己实施强迫行为时还强迫其父母参与进来，特别是涉及检查、核实方面的强迫行为。其实，前述强迫思维出现时患者认为没有什么动作可以减轻强迫思维引起的不快感而无明显的强迫行为者，多数都会通过寻求证明其恐惧并无事实基础或并不现实的保证，而这种寻求证明的活动常呈重复刻板的特点，显然也是一种强迫行为。

多数成年强迫症患者均能认识到其恐惧与行为是不现实的或是过分的。不过，强迫症患者的自知力可有较大差别，包括从充分认识到自己的症状是荒谬的状态（可同时有些动摇不定的疑虑），到对症状有模棱两可的认识，再到患者坚信其恐惧的正确性及其采取相应行为的必要性这样一种妄想状态。就丧失自知力的患者而言，有些成年患者只有在其病情恶化期间才丧失自知力；另外的患者可能仅在疾病初期才有真正的自知力，或者是在其病情处于静止状态时才有自知力，而这些患者常有分裂型人格特征。儿童或青少年患者因为其心理发育成熟程度所限，对自身强迫症状的异常性认识肤浅，特别是某些儿童在自己父母的容忍或纵容下，任其症状充分表露，很少有确切的自知力。"超价观念"这一术语以往一向用于标明患者所坚信其真实性的强迫思维，但现在人们已不再接受其是一个概念，因为在实践中不能将之与妄想观念相鉴别。多数学者认为，丧失对其强迫症状自知力的患者宜诊断为强迫症的一个亚型。其实，美国学者在 1994 年进行的 DSM－IV 现场测试研究时就发现，8% 的强迫症患者在现场测试的当时没有自知力，5% 的患者从来没有意识到其强迫症状的异常性而无自知力。所以，DSM－IV 的诊断标准中增加了对自知力不良亚型的描述和诊断。

关于强迫症的自知力问题，以往的学者都强调了自知力对于诊断强迫症的重要性。许又新教授所归纳的强迫症状的典型形式具有的三个缺一不可的特征就颇具代表性，这三个特征为：①患者体验到思想或内在驱使是他自己的，是他主观活动的产物，但他有受强迫的体验（与精神病性障碍的思维的异己体验相区别）；②主观上感到必须加以意识的抵抗，这种反强迫与自我强迫是同时出现的；③有症状自知力，即患者感到这是不正常的，甚至是病态的，至少患者希望能消除强迫症。实际上，后两个特征在某些强迫症患者身上是不明显的，至少并非在整个病程中这三个特征同时兼备。

回避现象可能是强迫症的一种突出的继发性症状，强迫症患者可能会回避那些极易激发令人不快的强迫思维或导致需要消耗大量时间的强迫行为的情境。回避现象本身并不是强迫行为，但当病情很严重时，回避现象就可能成为一个很突出的临床表现。在心理治疗过程中，随着回避现象的减轻，可能会发生强迫行为的暂时性、矛盾性的加重，这是因为患者暴露于激发强迫行为的情境的机会增加了。

（二）强迫症的诊断

对强迫症而言，诊断标准的差异是造成诊断不一致的关键因素。实际上，在强迫症的诊断方面存在着一定的悖论（其他疾病也有类似的情况）。若采用较狭窄的诊断标准（如我国的 CCMD－2－R 或 CCMD－3），其诊断特异性较高，并且有较高的诊断者之间的一致性，即被诊断为强迫症的病例几乎不会是其他疾患的病例，但其敏感性就相应地降低，造成一些不典型病例的漏诊。反之，若采用较宽泛的诊断标准（如美国的 DSM－III－R 或 DSM－IV），其诊断敏感性明显增加，使所有的强迫症患者均能进入这个诊断类别，但其特异性必然有所降低，造成一些非强迫症患者被误诊为强迫症。近年来，有些学者不断呼吁修改强迫症的诊断标准，将那些无自知力或对强迫思维内容坚信不疑的患者纳入这一标准之中。这一呼吁显然是使强迫症的诊断标准稍微宽泛了一些。

对强迫症的诊断原则上应遵循 CCMD－3 的诊断标准，CCMD－3 有关强迫症的诊断标准如下：

症状标准：符合神经症的诊断标准，并以强迫症状为主，至少有下列一项：①以强迫思想为主，包括强迫观念、回忆或表象，强迫性对立观念、穷思竭虑、害怕丧失自控能力等；②以强迫行为（动作）为主，包括反复洗涤、核对、检查或询问等；③上述的混合形式；④患者称强迫症状起源于自己内心，不是别人或外界影响强加的；⑤强迫症状反复出现，患者认为没有意义，并感到不快，甚至痛苦，因此试图抵抗，但不能奏效。

严重标准：社会功能受损。

病程标准：符合症状标准至少已3个月。

排除标准：排除其他精神障碍的继发性强迫症状，如精神分裂症、抑郁症或恐惧症等；排除脑器质性疾病特别是基底节病变的继发性强迫症状。

（三）强迫症的治疗

对强迫症的治疗选择范围可以从单纯的应激削减方法到神经外科手术。对那些在时间上与应激有关而发生的轻微的强迫症（即YBOCS评分小于16分），采用减轻应激和支持性措施即可能有效，但对精神科医生所见到的强迫症均需要采用更为确切的治疗措施。

（1）行为治疗：对强迫症的行为治疗包括暴露与反应防止（Exposure and Response Prevention）。根据学习理论，强迫症患者已习得了以一种不恰当的主动回避来应对与激发强迫症状的情境相伴随出现的焦虑。医生必须鼓励患者去感受那些令其不快的情境（暴露）而不实施相应的强迫行为（反应防止）。单一的持续暴露可以减轻暴露引起的焦虑，但若不予以有意的限制，其强迫行为仍然存在。因此，反应防止是至关重要的。一般的做法是：医生先要求患者将其所恐惧的内容按照不同等级排序，接着按照强迫思维与强迫行为一一对应的配对关系制订出治疗方案，让患者按照逐级递增顺序逐一面对其所恐惧的刺激，并禁止其实施强迫行为。在最初暴露时，患者的焦虑既强且久，不过随着反复的暴露，其焦虑程度与持续时间都会降低。当在诊室环境下不能使患者暴露于其所恐惧的刺激时，治疗师可陪同患者到某个出现患者所恐惧的刺激较多的场所，如患者的家中或街道。在患者在门诊接受治疗的条件下，治疗师一般可要求患者自己在两次治疗之间反复暴露于治疗师安排好的一定数目的系列刺激情境作为其"家庭作业"。治疗师还应鼓励患者估计或质疑其强迫思维的有效性，并以此作为行为治疗的附属部分，这样的认知方式可增加患者的依从性。而当患者并无强迫行为或暴露方法不可行时，这一做法可能是治疗的主要附属部分。在另一些情况下，让患者暴露于真实的恐惧事物（如杀害其孩子）不切实际时，必须要患者能专注于想象性暴露。一般情况下，治疗师和患者在一段时间里共同对付一个症状对子，直到该症状减轻到可接受的程度，或者直到两者共同作出决定去对付另一个症状对子。

许多医生既没有时间也没有经验由他们自己去实施行为治疗，应将患者介绍给这方面的专家去进行治疗。行为治疗最可能有效的症状涉及沾染不洁物品的担心以及那些在诊室内可以引出的激发出强迫行为的恐惧。行为治疗最难以实施的是那些只有强迫思维的患者或那些强迫行为只涉及内心活动如计数或内心检查的患者。自知力不佳的患者以及不能忍受暴露的患者采用这一治疗方法也较难奏效。

行为治疗对那些同意接受治疗的患者中约70%的患者有效，不过有30%的强迫症患者会拒绝这种治疗形式。若给患者采取了充分的药物治疗情况下，患者对行为治疗的耐受程度较好。在某些情况下，患者的症状可完全消失，但在以后的6个月时间里，这些症状还可重新出现。因此，需要随后再进行一段短期的行为治疗方可有效地治疗强迫症状。

(2) 药物治疗：药物治疗对强迫症有至关重要的作用。

优先性血清素再摄取抑制剂（Preferential Serotonergic Reuptake Inhibitors，PSRIs）是一类治疗强迫症很有效的药物，其作用机理为优先抑制神经元对神经递质血清素向细胞内的摄取。这些药物包括氯米帕明和选择性血清素再摄取抑制剂类（SSRIs）的氟西汀、舍曲林、帕罗西汀、西酞普兰和氟伏沙明。具有去甲肾上腺素再摄取抑制作用的药物对强迫症无效，并可能抵消或削弱血清素再摄取抑制作用。在优先性血清素再摄取抑制剂类药物中，只有氯米帕明一种药物是三环类抗抑郁药物，并具有明显的抗胆碱能、抗组织胺和抗α肾上腺素能的副作用。氯米帕明还可经代谢成为去甲氯米帕明，这是一种具有抑制去甲肾上腺素再摄取作用的代谢产物。对疗效进行的荟萃分析（Meta－analysis）发现，在治疗强迫症方面，氯米帕明可能比其他优先性血清素再摄取抑制剂疗效更好，但迄今尚无直接证据表明哪种优先性血清素再摄取抑制剂比另外任何一种优先性血清素再摄取药物的疗效更好。除了氟伏沙明之外，每一关于优先性血清素再摄取抑制剂的多中心临床治疗实验都显示出较高剂量对强迫症的疗效较好这样一种未达到统计学显著程度的倾向，这提示了这类药物的最佳剂量可能就是允许剂量范围的高端。

与治疗抑郁症不同，优先性血清素再摄取抑制剂发挥其主要的治疗作用需要在服药治疗4～6周后，而且必须服药达12周以上才能确定其所能达到的疗效。停药常可在2～3周之内随之发生病情复发，因此，医生应建议患者需要继续服药以维持所获得的疗效。优先性血清素再摄取抑制剂罕有发生患者对治疗作用的耐受现象。

用于治疗强迫症的药物很少能够彻底清除强迫症症状。一般而言，按总体估计，患者的症状减轻约35%；而按照多数有效患者的情况估计，其症状减轻达到50%～70%。上述数字还是低估了患者服药后得到的益处。虽然患者的症状严重程度仅比其基线水平减轻不足一半，但这些患者会感到其生活质量有了显著的改善，而且在社会活动中其功能活动的效率也更高了。大约有50%～60%的最先接受一种PSRI药物临床治疗实验的患者获得了显著的临床疗效。这类药物可以使得患者能够忍受强迫思维以及要实施强迫行为的冲动而不去实施。对大多数强迫症患者而言，联用行为治疗和药物治疗可能是最佳的治疗方案，因为对两种治疗其中任何一种治疗无效的患者中，有高达25%的人经联合治疗后有效。

若患者经过8周的药物治疗无效或经12周的药物治疗疗效不佳，医生应考虑试用另一种不同的优先性血清素再摄取抑制剂。经一种优先性血清素再摄取抑制剂治疗无效的患者中，约有20%的人对另一种药物治疗产生疗效。若用第二种优先性血清素再摄取抑制剂治疗无效的患者，应给其试用第三种优先性血清素再摄取抑制剂。这三种优先性血清素再摄取抑制剂治疗试验中所用的药物中应有一种是氯米帕明。

若患者经过足够的优先性血清素再摄取抑制剂治疗试验后仍未获得足够好的疗效，应加用另外一种药物。此种情况下，医生应考虑使用一种SSRI类药物和氯米帕明联用的治疗方案。联用氯米帕明和氟伏沙明可能会显著增强血清素再摄取的作用，因为氟伏沙明还能抑制氯米帕明转换为具有去甲肾上腺素能再摄取抑制作用的去甲基代谢产物。另一种联用药物治疗方案是可以联用小剂量、高效价的神经阻滞剂（如维思通、奥氮平、哌迷清和氟哌啶醇）来增强PSRI治疗，尤其是当患者同时还患有抽动症、有抽动症家族史或分裂型人格障碍的表现。后面这组患者的强迫症症状用传统治疗是难以治疗的，但对神经阻滞剂却可能产生良好疗效。对那些强迫症表现中有明显的焦虑成分的患者、有抽搐史的患者和有符合复杂性部分发作（癫痫）另外一些症状的患者，应考虑加用氯硝西泮（0.5～6 mg）。氯硝西泮还可以作为大剂量氯米帕明（每日剂量超过250 mg）治疗的联合用药，以降低抽搐发作的危险。在患者经过最理想的PSRI治疗至少6～8周之后且药量为患者所能耐受的最大剂量仍疗效不佳时，亦应加用小剂量的神经阻滞剂和氯硝西泮。虽然使用上述联用药物在一周内就可能出现疗效，但足够的联用药物治疗的疗程应达到4～6周。其他作为联用药物治疗的药物有色氨酸、吲哚心安加色氨酸、米氮平、加巴喷丁和酚氟拉明。锂盐、丁螺环酮和吲哚心安对治疗强迫症无明显的增强作用。

对那些采用了合适的行为治疗与足够的PSRI和联用药物治疗后无效的患者，必须考虑使用备选的药物。对那些有惊恐或恐怖症状的患者，应试用一种单胺氧化酶抑制剂(MAOs)；对那些有抽搐病史、脑电图异常或可疑的复杂性部分发作的患者可考虑试用氯硝西泮或卡马西平作为单一药物治疗，大剂量的单一氯硝西泮治疗强迫症的有效率约为20%～30%，而小剂量的单一氯硝西泮治疗对强迫症无效。氯硝西泮治疗可能会导致抑郁发作恶化，若发生此种情况，就应停用该药，因为该药不会使强迫症症状进一步减轻。氯硝西泮治疗还可能干扰行为治疗的疗效。某些可影响血清素能神经递质的药物单一治疗也可能对个别患者有效，这些药物有米氮平、万拉法新、大剂量的曲唑酮和丁螺环酮。可乐宁虽然对成年强迫症患者无效，但用于同时患有抽动秽语综合征和强迫症的儿童患者却能有效地减轻其强迫症症状。锂盐、哌醋甲酯、神经阻滞剂、其他杂环抗抑郁药物以及包括阿普唑仑在内的苯二氮卓类药物作为单一治疗药物对强迫症几乎无效。

（3）家庭治疗：家庭治疗对于存在显著病态人际关系的患者具有其他治疗不可替代的作用。

患者家属可能在不知不觉中就干扰了传统疗法的成功。正如前面所提及的，患者的亲属可能促进强迫症症状，亦可能与患者作对。在这种情况下，家庭治疗可能有一定的效果，至少应尝试对家属就患者的病情和怎样正确应对此种病情进行健康教育。总之，不应让家属辅助强迫症患者实施其强迫性仪式行为，也不应为迁就患者病态症状而明显改变或损害家属的生活质量。患者家属在减轻症状方面应具有支持作用而不应成为患者病情恶化的根源。患者家属还应避免出现关系到强迫症的贬抑性评论。较深入的家庭治疗还涉及在患者与受到影响的家属之间就作为治疗目标需要克制的行为方面达成彼此均可接受的契约。对那些不在契约之内的强迫症行为，而且这些行为对家属生活质量的无危害，就应以积极和建设性的态度来处理。家属应认识到行为治疗是一种逐级样的进程，目前不在契约内的行为可以纳入后来的契约。除了针对强迫症的干预措施，家庭内部的冲突可能也需要在治疗中加以解决，因为这些因素可能会使强迫症症状恶化、损害所有有关人员的生活质量。

（4）神经外科治疗：神经外科手术是治疗强迫症的最后一种手段。

神经外科手术方法有双侧扣带回切开术（Bilateral Cingulotomy）、边缘叶白质切断术（Limbic Leukotomy）、内囊前肢切开术（Anterior Capsulotomy）、尾状核下神经束切断术（Subcaudate Tractotomy）等。虽然尚无人进行设有对照的研究，但人们估计临床有显著改善患者的百分率达25%～90%。在何处为最佳的毁损部位方面，迄今尚有一些不一致的看法。不过，对适应症病例而言，神经外科手术是可能使患者从致残程度的症状和极度内心痛苦中解脱出来的有效治疗手段。手术后患者的症状并非立刻就有改善，但经过一年的时间后就可能出现疗效。手术的副作用包括抽搐发作、脱抑制综合征及有发生相应的全身性麻痹的危险。

除非是患者已经过至少三种足量的优先性血清素再摄取抑制剂的治疗，否则不应让患者去接受手术治疗。这三种优先性血清素再摄取抑制剂中应包括氯米帕明在内，亦应包括分别联用神经阻滞剂和氯硝西泮这两种药物，此外还应让患者试用过单胺氧化酶抑制剂。患者还应接受过一个由有经验的治疗师进行的行为治疗疗程，而且最好在患者接受最佳药物治疗期间进行。此外，接受手术治疗患者的强迫症或其合并症会产生威胁其生命的后果，或者会引起极为严重的功能障碍或造成严重的内心痛苦。若患者准备接受外科手术治疗，应介绍患者到一个有严格的术前纳入标准和在这种治疗方法方面具有广泛经验的医疗机构接受手术。

四、疑病症

在 CCMD－3 的分类系统中，疑病症属于躯体形式障碍中的一个类型。CCMD－3 关于疑病症的描述性定义是一种以担心或相信患严重躯体疾病的持久性优势观念为主的神经症。患者因为这种症状反复就医，各种医学检查阴性和医生的解释均不能打消其疑虑。即使患者有时存在某种躯体障碍，也不能解释所诉症状的性质、程度，或患者的痛苦与优势观念，常伴有焦虑或抑郁。对身体畸形（虽然根据不足）的疑虑或优势观念也属本症。本障碍男女均有，无明显家庭特点（与躯体化障碍不同），常为慢性波动性病程。

疑病症的核心症状为对躯体健康的担心或确信患有严重躯体疾病的优势观念与重复的为核实此种担心或优势观念所采取的就医或检查行为，患者的疑病信念可以达到妄想的程度，且此种疑病观念的主观性极强，导致相应的焦虑恐惧。为消除此种怀疑和焦虑，患者可能采取主动的就医、检查等行为。

（一）疑病症的临床表现

疑病症患者多在综合医院的各个科室就诊。多数疑病症患者病前即有对躯体不适的过分敏感和对躯体变化的过度警觉。在起病后患者对躯体变化的关注程度显著增加，常常为微小的躯体变化而惶恐不安，而这种焦虑情绪伴发的植物神经功能紊乱表现又加重了患者对自身躯体健康状况的疑虑。患者会为此而到多家医院或多个科室就诊，并主动提及自己躯体疾病的主观判断，并要求医生务必按照其要求尽可能详细地进行体格检查和实验室检查。患者可能还经常手持医学专著就诊，在医生面前反复强调其症状的真实性和与教科书描述的吻合程度。若医生无阳性发现或检查结果不支持其患病的信念，且医生作出有理有据的解释后，有些患者可短时间释然，觉得自己的躯体是健康的。但多数患者会怀疑此医生和此医院的医疗技术水平和设备条件不够，辗转到另外一间医院或另外科室就诊，而且这些辗转于多间医院或多个科室就诊的患者往往掩饰其曾经在其他医院或科室就诊的经历，要求医生将其当作初诊的患者进行诊视。这些患者还伴有生理性警觉增高的表现，对躯体的微小变化极度敏感、重视，同时有睡眠障碍，如入睡困难、多梦易醒等。患者在疑病观念及其相伴焦虑恐惧情绪的支配下，用个人坚信其正确性的刻板观点和行为来指导饮食和生活习惯，反复自我检查、就诊和寻求保证。严重者甚至不能正常生活和工作，整日忧心忡忡，担心自己所怀疑的疾病是不治之症。疑病症的病程漫长而时有波动，情绪好些或环境较为有利时，患者疑病症状减轻，一旦情绪差或遭遇环境压力时，患者的疑病症状可明显加重甚至泛化，涉及更多系统和器官。

（二）疑病症的诊断

CCMD－3关于疑病症的诊断标准：

症状标准：符合神经症的诊断标准；以疑病症状为主，至少有下列一项：①对躯体疾病过分担心，其严重程度与实际情况明显不相称；②对健康状况，如通常出现的生理现象和异常感觉作出疑病性解释，但不是妄想；③牢固的疑病观念，缺乏根据，但不是妄想。反复就医或要求医学检查，但检查结果阴性和医生的合理解释，均不能打消其顾虑。

严重标准：社会功能受损。

病程标准：符合症状标准至少已3个月。

排除标准：排除躯体化障碍、其他神经症性障碍（如焦虑、惊恐障碍或强迫症）、抑郁症、精神分裂症、偏执性精神病。

疑病症的表现涉及多个系统和多个器官，因此，在确定疑病症的诊断之前，一定要确认患者的躯体主诉无现实的器质性躯体病变基础。此外，在诊断疑病症之前还需要排除抑郁症、精神分裂症患者常有的疑病症状，特别是疑病、妄想症状。抑郁症患者的疑病症状有时非常类似于疑病症的症状，且这些抑郁患者也会反复就医，为自己的躯体不适查找原因。不过，近年来的资料显示，疑病症患者不少都伴有抑郁症。

（三）疑病症的治疗

疑病症的治疗包括认知行为治疗和药物治疗。

（1）认知行为治疗：对疑病症的认知行为治疗是治疗是否有效的关键性措施。认知行为治疗的第一步是建立良好的治疗关系，是患者接受认知行为治疗作为治疗其痛苦的选择措施，在此基础上，治疗者逐渐帮助患者认识到其痛苦是患者自己对躯体变化的过度关注所导致的。此后，逐渐帮助患者认识其行为的病态性质，矫正其反复自我检查、反复就医、反复寻求保证的行为。

（2）药物治疗：药物治疗的原则与强迫症的药物治疗相似，在此不予赘述。

五、神经衰弱

CCMD－3关于神经衰弱的描述性定义是一种以脑和躯体功能衰弱为主的神经症，以精神易兴奋却又易疲劳为特征，表现为紧张、烦恼、易激惹等情感症状，及肌肉紧张性疼痛和睡眠障碍等生理功能紊乱症状。这些症状不是继发于躯体或脑的疾病，也不是其他精神障碍的一部分。多缓慢起病，就诊时往往已有数月的病程，并可追溯导致长期精神紧张、疲劳的应激因素。偶有突然失眠或头痛起病，却无明显原因者。病程持续或时轻时重。近一个世纪，神经衰弱概念经历了一系列变迁，随着医生对神经衰弱认识的变化和各种特殊综合征和亚型的分出，在美国和西欧一般不作出此诊断。

（一）神经衰弱的症状表现

神经衰弱是神经症中最缺乏特异性表现的一类。神经衰弱大多缓慢起病，呈慢性波动性病程，症状的消长常与心理冲突有关。因此，具有易感素质的个体如果生活中应激事件多，疾病往往波动且病程迁延，难于彻底治愈。神经衰弱具有以下一些特征：

（1）脑功能衰弱表现：是神经衰弱的常见症状。包括精神易兴奋与易疲劳，并具有如下特点：疲劳常伴有不良心境，疲劳常有情境性，疲劳常呈弥散性，疲劳不伴有兴趣和动机的减退，疲劳以精神疲劳为主。

（2）情绪症状：主要为烦恼、易激惹和紧张不安。患者为此痛苦不堪并为此就医，虽然患者知道这些痛苦与自己的态度有关，却无法自控，情绪的强度及持续时间与生活事件或处境不相称。

(3) 心理生理症状：多种形式和程度的躯体不适感，但客观检查无阳性发现，可伴有疑病观念。常见的诉述包括头痛、全身肌肉酸痛、睡眠障碍等。

(二) 神经衰弱的诊断

CCMD-3 关于神经衰弱的诊断标准：

症状标准：(1) 符合神经症的诊断标准；(2) 以脑和躯体功能衰弱症状为主，特征是持续和令人苦恼的脑力易疲劳（如感到没有精神，自感脑子迟钝，注意力不集中或不持久，记忆力差，思考效率下降）和体力易疲劳，经过休息或娱乐不能恢复，并至少有下列两项：①情感症状，如烦恼、心情紧张、易激惹等，常与现实生活中的各种矛盾有关，感到困难重重，难以应付。可有焦虑或抑郁，但不占主导地位。②兴奋症状，如感到精神易兴奋（如联想增多，主要是对指向性思维感到费力，而非指向性思维却很活跃，因难以控制而感到痛苦和不快），但无言语运动增多。有时对声、光很敏感；肌肉紧张性疼痛（如紧张性头痛、肢体肌肉酸痛）或头晕；睡眠障碍，如入睡困难、多梦、性后感到不解乏，睡眠感丧失，睡眠觉醒节律紊乱；其他心理生理障碍，如头晕眼花、耳鸣、心慌、胸闷、腹胀、消化不良、尿频、多汗、阳痿、早泄或月经紊乱等。

严重标准：患者明显感到脑和躯体功能衰弱，影响其社会功能，为此感到痛苦或主动求治。

病程标准：符合症状标准至少已 3 个月。

排除标准：①排除以上任何一种神经症亚型；②排除分裂症、抑郁症。

说明：①神经衰弱症状若见于神经症的其他亚型，只诊断其他相应类型的神经症；②神经衰弱症状常见于各种脑器质性疾病和其他躯体疾病，此时应诊断为这些疾病的神经衰弱综合征。

神经衰弱是一种排除性诊断而非纳入性诊断，即在排除所有其他疾病的可能时才考虑此项诊断。

(三) 神经衰弱的治疗原则

神经衰弱的治疗与焦虑症和疑病症的治疗相似，应使用抗焦虑药物、抗抑郁药物治疗为主的药物治疗和认知行为治疗。

（苗国栋）

第十二节　应激相关障碍

一、概述

(一) 应激相关障碍的定义

应激相关精神障碍是指由心理社会因素所致的精神疾患。本类疾病以其“心因性”区别于其他部分或全部由遗传或躯体因素导致的各类精神疾病；以其明确的致病因素或引起疾病的特定性条件和针对性事件为特征，区别于神经症及其他心理障碍。

(二) 应激相关障碍的分类

按 CCMD-3 分类，本类心理障碍包括急性应激障碍、急性应激性精神病（急性反应性精神病）、创伤后应激障碍及适应障碍等。

（三）应激相关障碍的病因

应激相关障碍往往有一个或多个较明确的应激源。这些应激源与患者的社会文化背景和个性特点相互作用，导致程度不同的心因性精神障碍。

1. 应激源

重大的生活事件或不良的生活处境均可成为本病的应激源。

(1) 强烈的精神刺激因素。如亲人突然亡故，尤其是配偶或幼年的独生子女突然死亡；少女被强奸；痴情者的失恋、钟情夫妻感情破裂等；财产的重大损失等；重大自然灾害如特大山洪暴发、大面积火灾、强烈的地震等。

(2) 持久而沉重的情感创伤，如家庭不睦、邻里纠纷、青少年学习负担过重、工作严重受挫、长期处于外界隔离状态等。

2. 个性特点及个人当时的健康状态

个体对应激的承受能力差异甚大，对待同一类生活事件，不同人有不同的心理感受。性格开朗、意志坚强、神经活动类型强而平衡的人，承受能力强；反之，个性胆怯、敏感、自我中心、固执等性格缺陷明显的人，承受能力差。有的人面对严酷的现实能随遇而安，而有的人稍微改变了生活环境便产生适应性障碍或神经症性反应。患有慢性躯体疾病、月经期、产褥期、过度疲劳也是心因性精神障碍的易患因素。

3. 思想信念、社会文化背景

个人所处的社会文化背景不同、所经历的社会生活不同，造成人们的思想观念、人生信念也不同。因此，对待同一生活事件或生活处境就有不同的生活态度和情绪感受，就有不同的身心状态。因而，思想观念、人生信念和社会文化背景对心因性精神障碍的发生也有重要的影响。

上述几方面因素的共同作用，严重者即可导致急性反应性精神病、急性应激障碍或创伤后应激障碍；反应较轻者可导致适应障碍或神经症性反应。

二、急性应激障碍

急性应激障碍又称急性心因性反应，在遭受强烈精神刺激后起病，精神症状在遭受刺激后数分钟或数小时内出现。历时较短，应激因素去除后，可在几天至一周内恢复，预后良好。急性应激障碍不仅与遭受的生活事件及境遇有关，也与其人格特点、智力、文化水平等有关。此类精神障碍在文化水平较低的青年妇女中较多见。

（一）临床表现

患者主要临床表现为意识障碍，为意识蒙眬状态，患者意识范围狭窄，定向障碍，事后多伴有遗忘。在意识障碍的基础上，患者可表现为伴有强烈情感体验的精神运动性兴奋或精神运动性抑制。精神运动性兴奋不像躁狂症那样具有情感、言语和行为的协调性，表现出兴奋、激越或叫喊，过度乱动，无目的地漫游，言语增多，内容与发病因素或个人经历有关，可见某些夸大色彩。有的患者表现出痉挛发作、情绪暴发，类似癔症。精神运动性抑制者较少见，表现为对周围环境的退缩，有时近似亚木僵状态。与患者接触，表现出缄默少语，或呆若木鸡，可长时间呆坐或卧床，无情感流露，对痛觉刺激也少有反应。

急性心因性反应在每个患者的临床相中有较大差异，上述症状也可混合出现，但幻觉、妄想较少见。此外，还可伴有植物神经系统症状，如心动过速、出汗、皮肤潮红等，提示精神刺激可引起交感神经活动增强。

（二）诊断

CCMD－3 关于急性应激障碍的诊断标准为：

症状标准：以异乎寻常的和严重的精神刺激为原因，并至少有下列一项：①有强烈恐惧体验的精神运动性兴奋，行为有一定盲目性；②有情感迟钝的精神运动性抑制（如反应性木僵），可有轻度意识模糊。

严重标准：社会功能严重受损。

病程标准：在受刺激后若干分钟至若干小时内发病，病程短暂，一般持续数小时至 1 周，通常在 1 个月内缓解。

排除标准：排除癔症、器质性精神障碍、非成瘾物质所致精神障碍及抑郁症。

（三）鉴别诊断

（1）急性脑器质性综合征。如恰好在某种精神刺激因素后起病，易误诊有类似急性心因性反应症状，如中枢神经系统感染、中毒性精神障碍，但这类障碍以丰富生动的幻视为多见，其意识障碍具有波动性。最主要的是此类疾病存在相应的阳性体征和实验检查的异常结果，如脑电图及脑影像学检查异常等。

（2）心境障碍。也可在受某种精神刺激后发病，但主要症状为协调性精神运动性兴奋或抑制，且情感障碍占优势，较少出现意识障碍，病程一般较长，可反复发作。

（3）癔症。常可在心理社会应激下发病，且症状在短期内难与急性心因性反应区别。不过，癔症表现更为多样性，常有夸张或表演性，并给人以极为做作的感觉，病前个性有自我中心、富于幻想、暗示性较强等特点。癔症可反复发作。

三、创伤后应激障碍

创伤后应激障碍是由应激性事件或处境而引起的延迟性反应。应激源往往具有异常惊恐或灾难性质，因而可能对患者导致深度的悲痛或忧伤。例如，目睹暴力造成的死亡、被奸污、恶性恐怖行为等。如果有诱发因素存在，如人格异常或有神经症病史，则可降低对应激源的防御力或加重疾病过程。本类型从遭受创伤到出现精神症状有一潜伏期，一般为几周至几个月，但很少超过 6 个月。

（一）临床表现

精神创伤性体验反复重现，创伤性事件在患者意识中反复涌现，挥之不去，在梦境中也反复出现；情感麻木，兴趣减少，行为退缩，不与他人接触，对周围环境无任何反应；回避对既往创伤处境或活动的回忆，害怕和避免想起遭受创伤的心情也较常见。呈现自发性高度警觉状态，惊跳反应增强和失眠。此外，焦虑或抑郁情绪伴发上述症状出现，少数患者会产生消极念头，有自杀企图。

病程可有波动性，但大多数患者在 1 年内恢复。少数可呈慢性病程，达数年之久，可有人格变化。

（二）诊断

1. CCMD－3 关于创伤后应激障碍诊断标准如下

症状标准：

（1）遭受对每个人来说都是异乎寻常的创伤性事件或处境（如天灾人祸）。

（2）反复重现创伤性体验（病理性重现），并至少有下列一项：①不由自主地回想受打击的经历；②反复出现有创伤性内容的噩梦；③反复发生错觉、幻觉；④反复发生触景生情的精神痛苦，如目睹死者遗物、旧地重游，或周年日等情况下会感到异常痛苦和产生明显的生理反应，如心悸、出汗、面色苍白等。

（3）持续的警觉性增高，至少有下列一项：①入睡困难或睡眠不深；②易激惹；③集中注意力困难；④过分地担惊受怕。

（4）对与刺激相似或有关的情境的回避，至少有下列两项：①极力不想有关创伤性经历的人与事；②避免参加能引起痛苦回忆的活动，或避免到会引起痛苦回忆的地方；③不愿与人交往、对亲人变得冷淡；④兴趣爱好范围变窄，但对与创伤经历无关的某些活动仍有兴趣；⑤选择性遗忘；⑥对未来失去希望和信心。

严重标准：社会功能受损。

病程标准：精神障碍延迟发生（即在遭受创伤后数日至数月后，罕见延迟半年以上才发生），符合症状标准至少已 3 个月。

排除标准：排除情感性精神障碍、其他应激障碍、神经症、躯体形式障碍等。

2. 鉴别诊断

（1）抑郁症。抑郁症有悲伤的体验，触景生情的类似回忆，情绪淡化等表现，但与创伤应激障碍有不同之处。抑郁症的抑郁心境涉及较广，无固定的应激事件、无与创伤性应激事件相关的回忆与梦境，常见自杀企图，整个临床相有晨重夜轻的变化。

（2）焦虑性神经症。在持续性警觉水平增高和植物神经系统症状出现两处上有相似点，但焦虑症往往对自身健康过于忧虑，躯体主诉较多，无明显精神创伤发病因素、无与创伤性应激事件相关的回忆与梦境及对特定环境的回避行为。

（三）治疗

1. 心理治疗

心理创伤后应激障碍皆由明显而强烈的心理社会应激所引起，因此，心理治疗就显得尤为重要。

（1）支持疗法。增加相关知识，提供精神支持和鼓励，树立战胜情感困难和心理问题的信心，指导必要的方法，帮助渡过心理难关。对本病的治疗，医生和治疗师在良好医患关系基础上，与患者亲友一起想方设法提供精神支持和鼓励是非常重要的。注意在急性期不宜采用让患者回忆创伤性事件的认知疗法或暴露疗法，以免加重患者的心理负担。

（2）森田疗法。本病接受“顺应自然”或“为所当为”的心理治疗，有时也是必要的。从“接受现实、承认现实”角度，也可增强患者的心理承受力，促进应激障碍的康复。

（3）认知疗法。改变患者的现实评价和生活信念，帮助患者认识有关的应激源，让患者认识到人生会遇到各种各样意想不到的困难，生活就是同各种困难作斗争。改变了患者的观念就可以取得良好的效果。

2. 环境治疗

在一定意义上说，环境治疗也是心理治疗的一种方法，因其综合性而独立列出，有条件的患者可以采用。所谓环境治疗，就是通过对患者的生活环境（含自然景物和邻里等人际环境）的大变迁或大调整，以减轻或消除应激源对患者的后遗干扰和刺激。实践证明，这种方法可以振奋精神，消除创伤体验，加速症状缓解，对整个治疗有积极作用。

通过心理治疗与环境治疗的良好配合，本病可达到良好的预后效果。

3. **药物治疗**

（1）抗焦虑药。可降低警觉水平、抑制创伤性事件的回忆及闪回、改善睡眠等。常用的有阿普唑仑、劳拉西泮、地西泮等。

（2）抗抑郁剂。SSRI 类药物能改善患者抑郁情绪、记忆回闪及情感麻木等症状较长时期使用可明显改善创伤后应激障碍患者的预后。三环类抗抑郁剂及单胺氧化酶抑制剂亦有较好的疗效，但其副作用较大。

（3）抗精神病药物。部分患者可有幻觉妄想症状，此时宜予小剂量抗精神病药物，如奋乃静、利培酮、奥氮平等，但不宜长期使用。

四、适应障碍

适应障碍是由于某一明显的生活变化或应激的生活事件而引起的短期主观的烦恼和情绪失调，常影响到社会功能，但不出现精神病症状。

引发本病的应激源可以是单个的，如丧偶，也可以是多个的，如事业上的接连失败；可以是突然而来的，如自然灾害，也可以是较慢的，如人际关系不融洽等。某些应激源还带有特定的时期，也会造成一些影响，如退休、新婚、升入新校学习、毕业生新上岗等。适应障碍与患者的个性特点和思想状况也有较大关系，脆弱的个性条件下更容易患本病。

（一）临床表现

本病的临床变化较大，主要表现为情绪障碍，如烦恼、焦虑不安、抑郁心境、无力感、不知所措、胆小害怕等，同时可出现适应不良的行为而影响到日常活动。患者可感到有他人注目行为或暴力行为爆发的倾向，但事实上极少发生。有报道称，临床症状与年龄有某些联系：成年人多见抑郁症状，青少年以品行障碍常见，儿童则表现出退化现象，如尿床、幼稚言语等。

以上症状通常在应激事件或生活改变后 1 个月内出现。的表现可有占优势的临床相，也可以混合出现。下列类型可供临床参考。

（1）抑郁心境的适应障碍。本病是成年人最常见的适应障碍。临床表现以抑郁性症状为主，但比重性抑郁为轻。患者在抑郁心境的基础上，出现无望感、哭泣、沮丧等症状。

（2）焦虑心境的适应障碍。以神经过敏、心烦、紧张不安等为主要表现。这方面的病例报道不多。

（3）混合性情绪表现的适应障碍。表现为抑郁的焦虑心境及其他情绪异常的综合症状。从症状的严重程度来看，比重性抑郁症和焦虑症轻。如某大学生从家中离开父母在外学习后，出现抑郁、矛盾、发怒和高度依赖症状等。

（4）品行异常的适应障碍。品行异常主要表现为对他人权利的侵犯或对社会准则和规章的暴力行为，如逃学、破坏公物、乱开汽车、打架、不履行法律责任等。这些表现多见于青少年。

（5）情绪和品行混合的适应障碍。主要症状既有情绪异常，也有上述品行异常表现。

（6）躯体性主诉的适应障碍。主要症状为疲乏、头痛或其他不适，同时这些症状又不能诊断为某种躯体疾病者。

（7）工作困难的适应障碍。主要表现在工作能力方面。患者平常工作能力良好，突然表现难以进行日常工作，表现为不能学习或不能阅读，或不能书写或不能作报告等，而患者在情绪上并无抑郁或焦虑症状，亦无恐惧症状。

（8）退缩的适应障碍。表现为社会性退缩而不伴有抑郁或焦虑心境，如语句简单、终日沉默、闭门不出等。

本病病程一般不超过6个月，若应激源持续存在，则可能有较长的新适应时间。

（二）诊断与鉴别诊断

1. 诊断标准

CCMD－3诊断标准如下：

症状标准：

（1）有明显的生活事件为诱因，尤其是生活环境或社会地位的改变，如移民、出国、入伍、退休等。

（2）有理由推断生活事件和人格基础对导致精神障碍均起着重要的作用。

（3）以抑郁、焦虑、害怕等情感症状为主，并至少有下列一项：①适应不良的行为障碍，如退缩、不注意卫生、生活无规律等；②生理功能障碍，如睡眠不好、食欲不振等。

（4）存在见于情感性精神障碍（不包括妄想和幻觉）、神经症、应激障碍、躯体形式障碍或品行障碍的各种症状，但不符合上述障碍的诊断标准。

严重标准：社会功能受损。

病程标准：精神障碍开始于心理社会刺激（但不是灾难性的或异乎寻常的）发生后1个月内，符合症状标准至少已1个月。应激因素消除后，症状持续一般不超过6个月。

排除标准：排除情感性精神障碍、应激障碍、神经症、躯体形式障碍以及品行障碍等。

2. 鉴别诊断

（1）抑郁症。适应障碍的抑郁心境如何与抑郁症鉴别，需要有临床的实践经验，没有绝对的鉴别标准。一般来讲，抑郁症的情绪异常较重，并常出现消极念头，甚至有自杀企图和行为。整个临床相有早晚变化，并可循环发作。

（2）焦虑症。本病与适应障碍的鉴别在于持续而广泛的焦虑，同时伴有明显的植物性神经系统失调症状，睡眠障碍也很突出，病程较长，往往无强烈的应激源可寻。

（3）人格障碍。人格障碍是适应障碍发病的重要因素，但不是临床上的显著表现。临床上可见人格障碍应激源加剧，而人格障碍往往早在幼年时即已明显，应激源不是人格障碍形成的主要因素。患者并不为人格异常而苦恼，如人格障碍患者出现新症状并符合适应障碍诊断标准，则应下两个诊断。

（三）治疗

对适应障碍患者主要采用心理疗法。

1. 支持疗法

当应激源停止后，支持疗法是最常用的治疗方法之一。支持和鼓励患者学习新知识、新观念，勇敢地适应当时面临的处境，改善自身状态和周边环境，建立新的生活内容和人际关系，适当地进行方法指导等。

2. 森田疗法

森田疗法适用于情绪性适应障碍，有积极疗效。

3. 认知疗法

改善现实评价，加强现实认知。此法是治疗适应障碍的基本方法之一，可结合使用。

4. 行为疗法

对行为适应障碍，如品行适应障碍、品行适应障碍综合征、工作抑郁的适应障碍等，都可采用行为疗法进行矫正。在适应障碍中，本法往往与其他基本方法配合使用。

此外，对于情绪性适应障碍，如长期情绪郁结不散，也可结合宣泄疗法；如长期有“情结”干扰造成不适应，则可结合认识领悟疗法。在临床或门诊咨询中应根据具体病例制定整体的灵活的治疗措施。

五、典型病例分析

急性应激障碍病例

男性，26岁，工人，未婚。幼年患佝偻病，躯体发育较迟。学习成绩中等，中学毕业后即参加工作。病前个性老实、较孤僻、胆小，工作肯干，思维欠灵活。患者父母年老多病，虽有兄妹三人照顾，唯小妹聪明能干，家人及患者多有依赖。入院前5天，小妹因意外车祸死亡，患者得知后顿时浑身发抖，号啕大哭。少顷，不识亲人，并喊：“妹妹！你不能死……这是什么地方……”言语不连贯。晚间服用镇静药后方可入睡。此日表现较安静，表情茫然，双目直视，无任何情绪反应，生活需人协助。入院后表现定向障碍，时间定向障碍尤为明显。多卧床或呆坐，检查欠合作，难以正常交谈，有时对答不切题，不知来医院的目的，生活需人协助。诊断为急性应激障碍。4天后意识基本清晰，进行心理治疗，劝告如何对待妹妹的意外事件。住院两周，精神状态恢复正常。

（郭扬波）

第十三节　心身疾病

一、概述

心身疾病（Psychosomatic Disease）又称心理生理疾病、心理生理障碍等。目前，心身疾病有狭义和广义两种理解。狭义的心身疾病是指心理社会因素在发病、发展过程中起重要作用的躯体器质性疾病，如原发性高血压、消化性溃疡等。广义的心身疾病除了包括狭义的心身疾病的含义外，还包括心身障碍（Psychosomatic Disorders）的含义，即心理社会因素在发病、发展过程中起重要作用的躯体功能性障碍，如神经性呕吐、偏头痛等。

心身疾病的概念在临床上一直有所变化。我国学者对心身疾病的定义是：“以躯体疾病为基础，其发病前和病程中存在明显的心理因素与一定的性格缺陷，发病后心理因素与躯体因素互相影响促使原发病症加重和复杂化，可形成恶性循环；但经过身心综合治疗可缓解或好转的疾病。”

心身医学（Psychosomatic Medicine）是以人类疾病中的心身关系问题为核心，以心身疾病为主要研究对象，着重探讨躯体疾病中的心理社会因素及其致病方式与条件的医学心理学和医学分支学科。近代建立在生物—心理—社会医学模式基础上把人的身和心统一起来看待是其最核心的思想。1918年，德国精神科医生 Heinroch 在《睡眠障碍》

一书中首次提出“心身”概念；1922 年，Deutsch 提出“心身医学”概念，1943 年 Halliday 提出“心身疾病”概念，1950 年前后经 Alexander 大力提倡而被广泛接受。在我国，心身医学的发展经历曲折的道路后，于 1986 年成立中国心身医学委员会，推动了我国心身医学向前发展。

心身疾病的患病率调查结果的差异很大，可能受不同调查者所调查的医院档次、专科特点及调查方法、标准等影响，国外的调查结果显示其患病率为 10% ~60% 不等。国内徐俊冕等对大型综合性医院 1 108 例门诊患者的调查表明，368 人为心身疾病，占 32.2%。

Alexander 最早提出 7 种经典的心身疾病，包括溃疡病、溃疡性结肠炎、甲状腺机能亢进、局限性肠炎、类风湿性关节炎、原发性高血压及支气管哮喘。在实际临床工作中，由于心理社会因素以神经系统、内分泌系统和免疫系统为中介，广泛地影响人体的各个器官和系统，并分布于临床各科，种类甚多。

心身疾病与精神疾病比较容易区分，因为精神病患者会出现一些精神病的特有症状。

心身疾病与神经症也存在明显差异，下表列出了两者的主要不同点。需要注意的是，心身疾病和神经症可以同时出现在一个患者身上。

心身疾病与神经症的区别

	心身疾病	神经症
症状的类型	以躯体症状为主	以心理或精神症状为主
症状的性质	常固定于特定的器官，呈持续性	涉及多个器官，症状易变
障碍的程度	不仅有功能障碍，而且常伴有器质性损害	呈一过性功能障碍
原因和发病机制	以体质躯体性因素为基础，伴有心理（情绪）因素	心因性的
治疗	必须进行心身两方面的治疗	以心理治疗为主，辅以精神药物
情感活动的认知	± ~ -	+ + + ~ +
情感的语言表达	± ~ -	+ + + ~ +
活动性	行动的，有时冲动的	一般
社会适应状况	适应	不适应

注：本表译自中川哲也．心身症．1985，第一期

二、心身疾病的发病机制研究

（一）心身疾病的发病机制的理论解释

历史上主要有三种理论对心身疾病的发病机制作出解释。

1. 心理动力理论

这一理论十分重视潜意识心理冲突在各种心身疾病发生中的作用。早期的贡献主要是欧洲的心理分析学家作出的，其中 F. Dumbar 和 F. Alexander 是主要代表。弗洛伊德关于心理发展、内部冲突和无意识动机的理论，启发并推动了心身医学的发展，后来被介绍到全世界成为心身医学的理论支柱之一。1935 年，美国精神分析学家杜巴（F. Dunbar）提出特异性人格是心身疾病发生的重要原因，并于 1944 年倡导并成立了美国心身学会。此后，Alexander 等用心理分析学说的理论原则对多种心身疾病提出解释。心理动力理论对心身医学研究的理论指导、对象和方法在各个历史阶段有所不同，但所得结论缺少可靠的证据，大多是根据少数病例作出的大胆概括，因而夸大了潜意识

的作用。同时，对心身疾病的治疗的疗效方面欠满意。

2. **心理生物学理论**

心理生物学研究主要重视心理生理中介机制的研究。Cannon 的情绪生理学和 Selye 的应激学说是主要代表。根据其研究，心理神经中介途径、心理神经内分泌途径和心理神经免疫学途径是心理社会因素造成心身疾病的三项形态学意义上的心理、生理中介机制。心理生物学理论还重视心理社会因素在不同遗传素质个体上的致病性的差异。但由于机制的复杂性，至今尚无法完全阐明心理生物学详细发病机制。

3. **行为学习理论**

这一理论的基础是巴甫洛夫条件反射学说或学习理论，主要代表人物是巴甫洛夫和贝柯夫等。行为学习理论对于心身疾病发生的解释是，某些社会环境刺激引发个体习得性心理和生理反应，由于特殊环境因素的强化，或通过泛化作用，使得这些习得性心理和生理反应可被固定下来而演变成为症状和疾病。该理论对疾病发生原理的解释，虽然缺乏更多的微观研究的证据，但对于指导心身疾病的治疗工作已显得越来越有意义。

（二）心身疾病的心理社会影响因素

生物—心理—社会医学模式已成为认识心身疾病中的心身关系的基础。心身疾病在发生过程中存在四个关键环节：①心理社会因素；②生理反应；③脆弱器官；④心身疾病。

第一，从整体上讲，心理因素即生活事件对疾病的发生没有决定性影响。各种心理应激和情绪反应正是心理刺激物与个体心理特征间交换作用的结果。过于强烈、突然和持久的应激源，可降低机体的抵抗力，构成对心身疾病的易患状态。

第二，人们的反应受个性心理特征、行为方式、生活方式和习惯、人际关系与社会支持等而各异。心理因素是由心理刺激物通过心理特征引起情绪反应而实现对心身疾病的影响（见下图）。

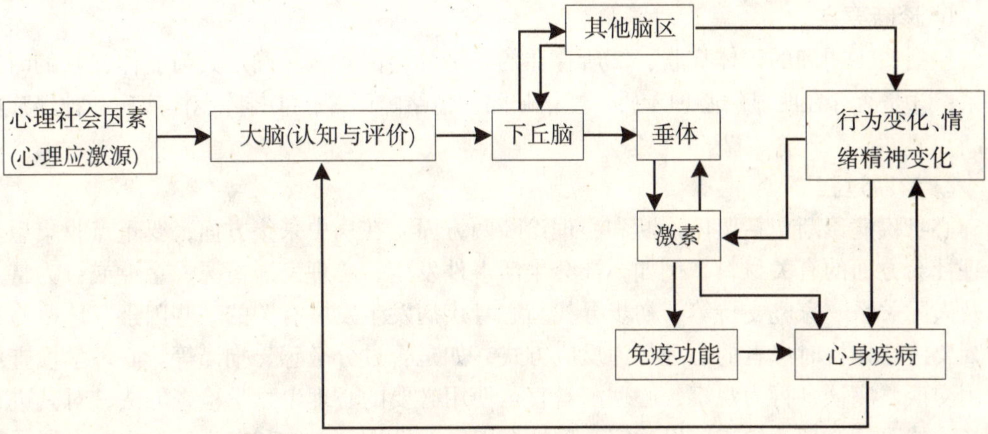

心身疾病的发病机制

第三，心身疾病的发生十分重视生物学因素即个体躯体本身的因素。身体器官的脆弱性是心理因素导致心身疾病的一个重要条件。人通过神经系统、内分泌系统和免疫系统来实现心理因素引起生理反应并调节这种应激，必定诱发身体器官的病理变化。

第四，心身疾病是心身功能长期紊乱的结果。

三、心身疾病的临床表现

（一）躯体症状和体征

各科疾病有相对特异性症状，如头痛、头晕、肢体麻木、易疲劳、全身衰弱、心悸、食欲不振、吞咽困难、腹痛腹泻、虚汗、阳痿早泄、月经失调、发现肿块等，常常成为患者诊治的主体表现。

（二）情感症状

情感控制能力减弱是其特征之一，早期可不明显，也可出现情绪不稳、焦虑、心情低落或高涨、愤怒、易激动、易冲动和情感爆发等，特别是心脑血管疾病患者表现尤甚。极少数患者可表现出强制性哭笑、欣快。消化道疾病患者可出现焦虑、心情低落或与情感平淡并存等。

（三）精神病性症状

极少出现。持续时间短，以片段幻觉，多不固定的妄想如被害感、牵连观念、虚无妄想等为主。

（四）性格改变

一般多见于慢性心身疾病患者。表现为情感迟钝，或易变、偏执、敏感多疑、轻率或固执。

（五）植物神经紊乱症状

这是心身疾病最常见的症状。多以植物神经功能亢进为主，如心悸、气促、窒息感、多汗、面部发红、尿频、性欲缺乏等。

四、诊断、治疗与预防原则

（一）诊断原则

1. 诊断要点

包括：①明确的躯体症状；②所存在的心理社会因素，并确定其与躯体症状的时间关系；③是否存在明显的心理矛盾、性格缺陷和情绪障碍等；④排除躯体疾病和神经症的诊断。

2. 诊断过程

心身疾病诊断包括躯体诊断和心理诊断两方面。在病史采集方面，要重点收集患者心理社会方面的有关材料，例如，社会生活事件发生、心理发展情况、个性或行为特点以及人际关系、家庭支持等，初步寻找与心身疾病发生发展有关的一些因素。体格检查中，要注意体检时患者的心理行为反应方式，如是否过分敏感、拘谨等。心理学检查可采用交谈、座谈、行为观察、心理测量直至使用必要的心理生物学检查方法，对其进行较系统的医学心理学检查，以确定心理社会因素的性质、内容和在疾病发生、发展、恶化和好转中的作用。根据以上程序收集的材料，结合心身疾病的基本理论，对是否心身疾病、何种心身疾病、由哪些心理社会因素在其中起主要作用和可能的作用机制等问题作出恰当的估计。

（二）治疗原则

1. 身体心理同治原则

应采取心、身相结合的治疗原则，但对于具体病例，则应各有侧重。对于急性发病而又躯体症状严重的患者，应以躯体对症治疗为主，辅之以心理治疗。对于以心理症状为主、躯体症状为次，或虽然以躯体症状为主但已呈慢性发展的心身疾病，则可在实施常规躯体治疗的同时，重点安排好心理治疗。例如，对慢性消化性溃疡患者，除了给予适当的药物治疗外，应重点做好心理和行为指导等各项工作。心身疾病的心理干预手段，应视不同层次、方法、目的而决定，可选择使用支持疗法、环境控制、松弛训练、生物反馈、认知治疗、行为矫正疗法和家庭疗法等心理治疗方法等。

2. **明确心理干预的目标**

对心身疾病实施心理治疗主要围绕以下三种目标：①消除心理社会刺激因素；②消除心理学病因；③消除生物学症状。

3. **药物治疗**

（1）躯体症状的对症治疗：积极治疗和改善各种躯体症状，包括各种药物应用、手术和支持治疗等促进器官的功能恢复。

（2）精神症状的对症治疗：主要采用抗焦虑药、抗抑郁药、心境稳定剂等。抗焦虑药常用苯二氮卓类药，如安定、阿普唑仑、氯硝西泮、劳拉西泮等；抗抑郁药常选择新型药物，如SSRIs、SNRIs等，一般不用TCAs或MAOIs类；心境稳定剂常选择丙戊酸钠、碳酸锂、卡马西平等，也可选择非典型的抗精神病药，如利培酮、奥氮平、喹硫平等。

（三）心身疾病的预防

心身疾病的预防应同时兼顾心、身两方面，心理学预防应从早做起。具体的预防工作包括：加强早期健全个性的培养；矫正不良行为问题；调整有工作和生活环境里存在明显应激源的个体；早期疏导情绪危机的正常人等。心身疾病的心理社会方面的预防工作应从多层次、多方面开展。

（朱海兵）

第十四节　精神发育迟滞

一、概述

精神发育迟滞（Mental Retardation，MR）是以智力发育明显落后于正常水平和适应生活能力缺陷为主要特征的一组发育障碍性疾病。既可为生物学病因的单一作用所致，也可因文化教育缺乏引起，多数是生物、心理、社会等多种因素共同作用的结果，其病程和表现受心理和社会因素的影响而有差异。DSM-Ⅳ和美国精神发育迟滞（又称为智力落后）协会（AAMR，1992）对精神发育迟滞的定义均从功能角度而非医学或精神病学角度作出的，在这种定义下，精神发育迟滞患者在家庭、学校、社区等特定环境下需要人们给予特殊的支持才能生活。AAMR（1992）系统没有将精神发育迟滞进一步分为轻度、中度、重度和极重度等亚类型，而是规定在对精神发育迟滞患者进行诊断、分类和鉴别时，需要考虑四个维度：①智力的功能和适应技能；②心理和情绪状态；③身体、健康和病原学因素；④环境因素。相反，ICD-10仍然采用传统的医学方法定义精神发育迟滞。由于病因和发病机制较为复杂，至今其命名、定义和分类在我国尚不统一，教育部门惯用“弱智”，儿科和神经科惯用“智力低下”。

精神发育迟滞是导致人类残疾最为严重的疾病之一。世界卫生组织报道，MR的患病率为1%～3%。据1990年全国普查，我国人群MR的患病率约为1.3%，MR病例伴发精神障碍的比一般人多3～4倍。由于调查方法和诊断标准不同，各国家、地区的患病率的差异很大。据WHO 1977年报道，在发达国家，重度MR（包括极重度、重度和中度）的患病率为0.4%，轻度为3%。发展中国家无确切数据，但估计相差不多。总体来说，国内外的统计数字大体都是轻度居多，中度次之，重度以上者少。1980年，美国DSM－Ⅲ报道，轻度80%，中度12%，重度7%，极重度为1%左右。我国尤其在农村，轻度MR常被忽略，加上测查工具对轻度往往不够敏感，所以MR患病率显得比国外少得多。

从1987年以后，我国引用国外标准化测查和评定工具，并按我国具体情况对MR的定义和诊断标准进行了标准化，在1987年4月1日为标准时间同步进行全国残疾人调查，采取等距、整群和随机抽样方法，并以DSM－Ⅲ为诊断标准，全国调查总人数1 579 316中，确定智残者20 022人，患病率1.27%，其中男性为1.32%，女性为1.22%，性别比为109：87。年龄结构差异：0～14岁占残疾人的46.7%，其次是15～29岁，占24.82%。地区差异：MR患病率农村高于城镇，城镇高于城市。程度比较：轻度占60.6%，重度占39.4%。性别比较：城市男女之比为1：1，农村为0.7：1，山区为0.6：1。轻重程度比较：轻度与重度例数之比在城市约为1.6：1，农村为1.5：1，全国范围为1.5：1。1985—1990年全国八省市0～14岁儿童智力低下的流行病学调查，采取多阶段、分层、不等比例、随机、整群混合抽样法，城市为0.47%～0.82%，总患病率为0.70%，农村患病率为1.20%～1.73%，合计为1.41%。

另外进行了一项中国智力低下儿童的对比性流行病学的研究，对一般城乡、少数民族地区、缺碘未补碘和已补碘的地区进行了多因素分析，发现未补碘和补碘质量不高地区MR的患病率高，经济状况好的地区智力低下的患病率相对较低，患儿组的家族中MR患者比例高达15.7%，病儿组父母文化程度偏低，文盲和小学文化居多；MR组母亲生育年龄偏高。

据国内外报道，农村患病率高于城市，这是由于农村医疗卫生条件较城市为差，相对来讲影响大脑发育障碍的有害因素比城市多；偏僻地区近亲结婚者较多，造成不良遗传的机会较多。随着生活水平提高，医学进步和医疗卫生保健事业的发展，重度精神发育迟滞患者的存活时间延长，调查方法和调查工具也进一步完善，因此MR患病率比过去提高。

二、病因和发病机制

从胎儿到18岁以前影响中枢神经系统发育的因素都可能导致精神发育迟滞，包括生物学因素和社会文化因素，多数患者以生物学因素为主。约半数患者能够发现明确的生物学病因，且多是中度以上智力损害者，而在轻度患者中绝大多数虽然以生物学病因为主，却难以查出确切的病因。目前较为明确的病因主要有以下四个方面：

（一）遗传因素

包括染色体数目和结构异常、嵌合体、遗传代谢性疾病和多基因遗传病等。染色体数目异常可见于常染色体和性染色体，发生的主要原因是生殖细胞在减数分裂时染色体不分离，三体型最为常见。染色体结构异常包括倒位、缺失、易位、重复环形染色体和等臂染色体等。嵌合体是受精卵有丝分裂的差错而造成47条染色体畸形，另一种子细胞只有45条染色体。多见于性染色体非整倍体。常染色体畸变，如唐氏综合征是G组第21对染色体三体型所致。性染色体畸变，如性染色体多了一条X染色体，则为先天睾丸发育不全症（Klinefelter综合征）。若性染色体丢失一条X染色体，表现为先天性卵巢发育不全症（Turner综合征）。一般认为X染色体畸变数越多，智力低下发生率越高，程度越重。

脆性X染色体综合征，由Lubs 1969年首先报道，为唐氏综合征之外最为常见的家族性X连锁的智力低下，主要为男性患病，但女性也有异常表型。

遗传代谢性疾病方面，因为染色体是基因的载体，主要成分是DNA和组蛋白，DNA是遗传物质，储藏着大量遗传信息。如果基因发生突变，也就是DNA分子结构上有关碱基在组成或排列顺序上发生变化，遗传信息的转录和翻译将发生紊乱，其结果将导致蛋白质、氨基酸的组成或排列顺序发生相应的变化，从而引起遗传性状的改变，造成酶活性不足或缺乏，并最终导致遗传性代谢性疾病的发生。苯丙酮尿症是由于苯丙氨酸羟化酶的缺乏，不能将苯丙氨酸氧化为酪氨酸，以致大量苯丙酮酸积蓄在血液和脑脊液中，部分随尿排出产生苯丙酮尿症，并表现出智力低下。

多基因遗传是由两对或多对基因病引起，无显性或隐性的特点。多基因各自起作用，虽每个基因的作用微小，但有积累效应，再加上环境因素的影响，就决定了个体的性状或疾病的易患性。MR约有20%的病因不明，也有人认为其中部分属多基因遗传。

（二）母孕期有害因素

包括风疹、单纯疱疹病毒感染、弓形虫病、巨细胞病毒感染和病毒性肝炎等感染、毒性物质和药物、烟和酒、物理因素，如放射线、妊娠期疾病、孕母的年龄、营养不良、胎盘功能低下以及情绪因素。

母孕期感染以病毒感染为多见，目前认为有五种病原体可直接侵害胎儿，引起胎儿的发育异常或死胎。在妊娠的头3个月损害最为严重，如风疹病毒、巨细胞病毒、单纯疱疹病毒感染，病毒可浸及三个胚层，抑制细胞的增殖与分化。研究发现病毒影响DNA的复制，阻碍胚胎发育和器官形成，最常累及的器官就是脑。

毒性物质和药物：随着工业和交通的发达，空气、食物和水的铅污染日益严重，经常接触铅的妇女不孕、流产、死胎、早产和婴儿死亡率较高。农药污染的食物中含有有机汞，汞进入人体后与酶蛋白等结合，可抑制多种酶的活性，影响细胞的正常功能。汞蒸气具有脂溶性，可通过血脑屏障进入脑组织，影响脑功能，导致智力低下。

孕妇服用某些药物有时可导致胎儿畸形，其中部分出现智力低下。这些药物在妊娠头3个月影响最大。4个月后较安全，但仍有一定影响。因此，孕妇用药一定要谨慎，原则上不宜用药。易致畸形的药物有水杨酸类、地西泮、利眠宁、苯妥英钠、三甲双酮、甲氨蝶呤、碘化物、黄体酮等。

（三）围生期有害因素

通常指胎龄12周至出生后28天这段时间，危险因素包括产前出血、前置胎盘、胎盘早期剥离、母亲与胎儿血型不合、妊娠高血压综合征、妊娠贫血等各种危险因素所导致的围生期缺氧、产伤、核黄疸、胎儿颅缝早闭等。

（四）出生后有害因素

指从出生至18岁左右，通常包括婴幼儿期感染、严重的脑外伤以及心理社会因素等各种原因引起的脑缺氧、婴幼儿期营养不良、内分泌和代谢障碍。

三、临床表现

本病的临床表现为不同程度的智力低下和相应的社会适应能力缺陷，部分患者还可伴有某些躯体畸形或神经系统的体征等。临床通常以智商（IQ）作为评定精神发育迟滞严重程度的标准，并按IQ分值和症状表现将精神发育迟滞分为轻、中、重、极重度等四级（见下表）。以韦氏智力量表为准，IQ 70～85分为边缘智力，70分以下为智力低下。

精神发育迟滞的分型

分 型	IQ	适应能力	比 例（%）
轻度	50～69	经教育可独立生活	75～80
中度	35～49	简单技能、半独立生活	10～12
重度	20～34	自理有限、需监护	7～8
极重度	<20	不能自理、需监护	1～2

（一）轻度精神发育迟滞

轻度精神发育迟滞又称愚笨，IQ为50～69，成年以后可达到9～12岁的心理年龄，在全部精神发育迟滞中占75%～80%。患儿在幼儿期即可表现出智力和社会适应能力低于正常水平，如语言发育延迟、词汇不丰富，也可以没有明显的语言障碍，可进行日常的语言交流，但对语言的理解和使用能力差，分析能力差，抽象思维不发达。就读小学以后学习困难，学习成绩常不及格而留级，小学难以毕业。情感尚丰富，但与不良刺激易产生反应状态。能完成简单手工操作和简单劳动，生活基本自理，躯体一般无异常。通过职业训练只能从事简单非技术性工作，可学会一定的谋生技能和家务劳动。

（二）中度精神发育迟滞

又称愚鲁，IQ为35～49，成年后可达到6～9岁的心理年龄，在全部精神发育迟滞中占10%～12%。患者从幼年开始智力和运动发育都明显比正常儿童迟缓，社会适应能力明显低于正常水平。语言发育差，表现为发音含糊不清，虽然能掌握日常生活用语，但词汇贫乏，有的吐字不清，以致不能完整表达意思。只略识数，或只能计算个位加减法。能辨认亲疏，但情绪不稳定。可从事简单劳动，但质量差，能在督促帮助下部分自理日常简单生活。少数患者伴有躯体发育异常或神经系统体征，在指导和帮助下可学会自理简单生活。

（三）重度精神发育迟滞

又称痴愚，IQ为20～34，成年后只达到3～6岁的心理年龄，在全部精神发育迟滞中占7%～8%。患者在出生后即可出现明显的发育延迟，社会适应能力明显缺陷，语言功能明显障碍，甚至无语言，但经过训练最终能学会简单语句，但不能进行有效的语言交流。不会计数，不能学习，不会劳动，生活不能自理。动作笨拙，严重者不能行走或坐立，无社会行为的能力。只有原始情感，不知危险和自我防御，可同时伴随显著的运动技能损害或脑部损害，如伴有癫痫或先天畸形等躯体异常。

（四）极重度精神发育迟滞

又称白痴，IQ在20分以下，成年以后只达到3岁以下的心理年龄，在全部精神发育迟滞中占1%～2%。完全没有语言功能，社会适应能力丧失，不会逃避危险，不认识亲人及周围环境，以原始性的情绪如哭闹、尖叫等表达需求，生活完全不能自理，大小便失禁，终生需人照料。

部分精神发育迟滞患者可能伴随一些精神症状，如注意缺陷、情绪易激动、冲动行为、刻板行为或强迫行为。常伴有一些躯体疾病的症状和体征，如先天性卵巢发育不全、先天性睾丸发育不全患者有第二性征发育障碍的症状和体征，结节性硬化患者有皮脂腺瘤、白斑、甲周纤维瘤和颗粒状斑等皮损；患者身高和体重往往较正常同龄人为低，常见的躯体畸形有小头、尖头、塔形头及脑积水等头颅异常；前额窄及发际低下，两眼距宽，耳壳位置低下，眼、鼻、唇、牙等颜面和五官发育异常；脊柱、四肢及手足畸形及内脏先天性缺陷等。

美国精神缺陷学会所拟定的不同年龄阶段精神发育迟滞患者的发育特征，对我们的临床和康复工作有较大的参考价值，详见下表。

精神发育迟滞患者不同年龄阶段的发育特征

程度	学龄前（0～5岁） 发育与成熟阶段	学龄期（6～20岁） 训练及教育阶段	成年期（21岁以上） 社会及职业实践阶段
极重度	显著迟钝，感觉及运动功能极少，生活完全需他人照料	具有一些运动功能，可接受极为有限的生活习惯和自我照顾的训练	有一些运动功能及少许语言功能，能做极为有限的自我照顾，终生需人照管
重　度	运动发育差，言语极少，自我表达能力少或无，一般不能接受训练，生活完全需他人照管	能说话，可学着表达自己的意思，可学会基本卫生习惯	在全面监护下，可有部分自我照顾能力及防卫能力
中　度	能说出和表达自己的意思，不能进行社交活动，运动发育良好，经过训练可学会自我生活照顾，但仍需监护	经过训练可学会一些社交及职业技能，学习不会超过小学三年级水平，在熟悉的范围内可独自外出	在照顾性条件下可做些非技术性或半技术性工作谋生，稍遇社会压力及经济困难，即需给予监护及指导
轻　度	有社交能力及表达能力，感觉及运动功能发育稍迟，一般要到较大年龄才能发觉其异常	10岁以后能学会相当于小学六年级的学业，经引导能适应社会生活	具有维持较低生活水平所需的社会及职业能力，遇到较大的社会压力或经济困难时需给予指导及帮助

精神发育迟滞的临床常见类型有：先天愚型、苯丙酮尿症、先天性甲状腺功能减退症、先天性卵巢或睾丸发育不全、脆性X综合征等。

（一）先天愚型

先天愚型又称21－三体综合征或唐氏综合征，主要表现为智力低下，生长发育迟缓，并具有相似的特殊外貌，如双眼距宽、眼裂细小、鞍鼻、“阴囊舌”、耳小位低、通贯掌、手指异常以及常伴有先天性心脏病和脐疝等。

（二）苯丙酮尿症

因先天缺乏苯丙氨酸羟化酶，以致体内苯丙氨酸聚积而引起脑发育障碍所致。患儿出生时智力正常，但数周后即出现易激惹、湿疹、呕吐、鼠臭尿、头发淡黄、皮肤白皙、虹膜呈蓝色、肌张力增高等症状，数月后则表现为发育迟缓、智力低下，其中1/4

的患儿还可伴有癫痫等。血苯丙氨酸含量大于20 mg/dl以及尿三氯化铁试验阳性可明确诊断。采用Guthite细菌抑制法对新生儿进行筛查，可早期发现，早期治疗。

（三）先天性甲状腺功能减低症

先天性甲状腺功能减低症又称地方性呆小症或克汀病，主要是因缺碘引起甲状腺功能减低，并进而引起智力低下和生长发育障碍。除智力低外，患者多表现为矮小且不匀称，眼距宽，鼻翼厚，口唇厚，行走蹒跚，严重者可见痉挛性瘫痪。另外还可见语言障碍，甚至聋哑，X光检查可见骨龄落后于实际年龄，血清T4减低、TSH增高以及甲状腺扫描可确诊。

四、诊断与评估

（一）诊断标准

不同诊断系统对MR的诊断标准分别如下：

DSM－IV、ICD－10和CCMD－3系统中MR的诊断标准

DSM－IV
智能显著低于平均水平：IQ测试结果为70分或更低， 同时存在至少两个下述方面的适应功能缺陷或损害： 交流 自我照料 家庭生活 社交技巧 社区资源的利用 自我取向 功能性学业能力 工作 休闲活动 卫生和安全 18岁之前出现症状 可作如下编码： 轻度：IQ分为50～55至70 中度：IQ分为35～40至50～55 重度：IQ分为20～25至35～40 极重度：IQ分低于20～25
ICD－10
当智力功能活动水平低下，导致对正常社会环境适应能力降低时，才能作出确定的诊断。 对智力水平的评估应基于临床观察、适应性行为，以及心理测验成绩。 IQ分介于50～69属于轻度精神发育迟滞 IQ分介于35～49属于中度精神发育迟滞 IQ分介于20～34属于重度精神发育迟滞 IQ分低于20为极重度精神发育迟滞

（续上表）

CCMD－3
精神发育迟滞是一组精神发育不全或受阻的综合征，特征是智力低下和社会适应困难，起病于发育成熟以前（18岁以前）。本症可单独出现，也可同时伴有其他精神障碍或躯体疾病。其智力水平（按标化的智力测评方法得出）低于正常。智商在70～86为边缘智力。精神发育迟滞如能查明原因，则应与原发疾病的诊断并列，并鼓励使用ICD－10的附加编码，如70.3重度精神发育迟滞，加E00先天性缺碘综合征。 说明：我国常用韦氏智力测验测评智商，并建议用儿童社会适应行为量表测评社会功能。 70.1 轻度精神发育迟滞 诊断标准：智商为50～69，心理年龄约9～12岁；学习成绩差（在普通学校中学习时时常不及格或留级）或工作能力差（只能完成较简单的手工劳动）；能自理生活；无明显言语障碍，但对语言的理解和使用能力有不同程度的延迟。 70.2 中度精神发育迟滞 诊断标准：智商为35～49，心理年龄约6～9岁；不能适应普通学校的学习，可进行个位数的加、减法计算；可从事简单劳动，但质量低，效率差；可学会自理简单生活，但需督促、帮助；可掌握简单生活用语，但词汇贫乏。 70.3 重度精神发育迟滞 诊断标准：智商为20～34，心理年龄约3～6岁；表现显著的运动损害或其他相关的缺陷，不能学习和劳动；生活不能自理；言语功能严重受损，不能进行有效的语言交流。 70.4 极重度精神发育迟滞 诊断标准：智商在20以下，心理年龄约3岁以下；社会功能完全丧失，不会逃避危险；生活完全不能自理，大小便失禁；言语功能完全丧失。

（二）MR的评定

要求采用标准化的智力测验方法，以求得智商和社会适应能力的程度。在我国使用较普遍的是韦氏智力量表，该量表分学龄前期和学龄初期（WPPSI）、儿童期（WISC）和成人期（WAIS）。韦氏智力量表属于一般能力测验，特点是采用项目分类标准，如语言和操作两份测验，分数可单独计算，也可合并计算。从各个侧面或综合能够直接从测验中获知智力情况。韦氏智力量表我国也有常模，从标准化样本得到的数值，平均数定为100，标准差（SD）为15。智力低下是指IQ值低于平均值两个标准差，即70以下。IQ值并非固定不变的，它受一个人的社会经济地位、生活环境、接受教育和激励的机会以及外界的要求等因素所影响，从而随之发生一些变化。不过，一个MR儿童经教育训练后，IQ会有所提高，但变动的范围是有限的，主要是社会适应能力方面的变化。

我国目前常用的社会适应量表是日本的《婴幼儿—初中学生社会生活能力量表》（已修订）。尚有美国智力缺陷学会（AAMD）的适应行为量表，正在进行中国常模研究。Vineland社会成熟量表，也可为正常儿童所用。WHO要求智力水平应根据所有能得到的资料（包括临床证据、适应行为和智力测试结果）进行评定。由此可见，单凭智商诊断MR是不适宜的，而应该因地制宜采用符合当地实际情况并能作为康复计划的方法进行评定。

以下几表分别列出了评估智力和一般认知能力的心理测量工具、适应性行为的心理测量工具和动作以及感觉缺陷的心理评估工具。

评估智力和一般认知能力的心理测量工具

工具适用年龄段	工　具	说　明
婴儿	Bailey 量表 II（Bailey，1993）	可得到智力和动作发展量表分数，以及一份婴儿行为记录；共有100多道测题，完成评估约1小时。有1月至42个月美国婴幼儿常模。
	Griffiths 出生后智力发展量表（Griffith，1970；Huntley，1996）	可得到一个总智商分数和6个子量表分数，即运动、个人、社会、听力和言语、手眼协调、操作、应用推理；100多道测题，完成约需1小时；有1个月至8岁英国儿童的常模。
5岁以下幼儿	McCarthy 儿童能力量表（McCarthy，1972）	可得到一个总量表分和5个子量表分，即言语、知觉操作、数量、记忆和动作；有18个分测验，评估需约1小时；有2.5岁至8.5岁美国儿童的标准化常模。
5岁以下幼儿（也可用在5岁以上儿童和青少年）	韦氏学龄前儿童智力量表（Wechsler，1989）	可得一个全量表IQ分，以及言语IQ分和操作IQ分；有12个分测验，完成评估需约1小时；有3岁至7.25岁常模。
	英国能力量表第二版（BASII）（Elliott，1996）	可得到智力、阅读、拼写、数学和各种认知技能等指标分数；有21个分测验，分为简式版和完整版；有2岁至18岁英国儿童和青少年的标准化常模。
6岁以上儿童和青少年	斯坦福—比内智力量表第四版（Thorndike等，1986）	可得到全量表IQ分和言语推理、视觉推理、数量推理和记忆等分量表分数；有15个分测验，2岁至23岁的常模，评估需1小时。
	韦氏儿童智力量表第三版（WISC－III）（Wechsler，1991）	可得一个全量表IQ分，以及言语IQ分和操作IQ分；还可获得四个因子分，即言语理解、知觉组织、分心注意和加工速度；有13个分测验，完成测验约需1小时；有6岁至17岁常模。
青少年和成人	韦氏成人智力量表（WAIS－R）（Wechsler，1981）	可得一个全量表IQ分，以及言语IQ分和操作IQ分；有11个分测验，完成测验约需1小时；有6岁至17岁常模。

评估适应性行为的心理测量工具

工　具	说　明
适应性行为量表（Nihira 等，1974）	可获得 10 个适应性行为分数（如独立活动、身体发育、经济活动）和 14 个问题行为分数（如暴力或破坏行为）；有 3 岁至 69 岁美国人群的标准化常模；100 多道题目，父母或看护人完成，需 30 分钟。
AAMD 适应性行为量表（学校版）（Lambert & Windmiller，1981）	可获得 9 个适应性行为分数（如独立活动、身体发育、经济活动）和 12 个问题行为分数（如暴力或破坏行为），还可获得 5 个基础研究的因子分，即个人自我满足、社区自我满足、个人—社会责任心、社会适应和个人顺应；有 3 岁至 17 岁美国人群的标准化常模。
Vineland 适应性行为量表（Sparrow 等，1984）	量表有 100 多道题，由父母或看护人完成，需要约 30 分钟可获得 4 个行为分数，即交流、日常生活技能、社会化和动作技能，扩展版还增加了适应不良行为分数；有 0 岁至 19 岁美国人群的标准化常模；存在 3 个版本；调查版、扩展版和课堂版；扩展版有 500 多道题，由父母或看护人完成，需要约 1 小时，另两个版本各有 200 至 300 道题，完成测验需要约 30 分钟。
独立行为量表（Bruininks 等，1984）	可获得 14 个适应性行为子量表分数，分为 4 个领域（动作、社会互动和交流、个人生活和社区生活）和 8 个适应不良行为子量表，分为 3 个领域（内指行为问题、外指行为问题和社会适应不良行为）；有美国儿童和成人标准化常模；量表有 300 多道题，由父母或看护人完成，需要约 1 小时，也有一个 32 道题的简式版，评估只需 10 分钟。

评估适应性行为的心理测量工具

内　容	工　具	说　明
动作能力缺陷	WPPSI－R、WISC－Ⅲ、WAIS－R 和 S－B：FE 的言语分测验	可获得言语 IQ 分或全量表 IQ 分的估计值，可获得感受性语言测量分数
	Peabody 图画词汇测验修订版（Dunn 和 Dunn，1981）	
听力缺陷估计	WPPSI－R、WISC－Ⅲ、WAIS－R 和 S－B：FE 的操作分测验	给出非语言 IQ 分或全量表 IQ 分估计值
	Leiter 国际操作智力量表一般指导手册补充（Leiter，1976）	可获得一个非语言能力测量分数，有 2 岁至 18 岁美国儿童的常模；评估需要约 40 分钟
视觉缺陷	WPPSI－R、WISC－Ⅲ、WAIS－R 和 S－B：FE 的言语分测验	可获得言语 IQ 分或全量表 IQ 分估计值
	Perkins－Binet 盲人智力测试（Davis，1980）	得到全量表 IQ 分
	盲人学习能力倾向测试（Newland，1970）	得到总体能力指标分数

（三）鉴别诊断

本病主要与下列疾病鉴别诊断：

（1）儿童注意缺陷多动障碍。以注意力不集中、多动、任性冲动、学习困难为主要临床表现，因成绩不好易被误认为智力有问题，但多数患儿学习困难实为注意力不集中和多动所致，而并非存在智力障碍，可帮助鉴别。

（2）儿童精神分裂症。学龄前精神分裂症可出现智力减退，但仔细检查可见幻觉妄想、思维障碍、情感淡漠以及行为异常等精神分裂症症状。

（3）儿童孤独症、婴儿痴呆等。为广泛发育障碍，均可出现或伴有明显智力缺陷，但前者主要表现为人际交往和情感交流方面的发育障碍；后者则指患儿2～3岁前已有肯定的语言和其他功能发育完全正常的阶段，起病后主要表现为已获得的功能逐渐减退并终致丧失。

五、治疗与康复

治疗的原则是早期发现，早期诊断，查明原因，早期干预。WHO提出对MR的康复旨在应用医学、社会、教育和职业训练等综合措施，使病儿的智力与技能得到发展，帮助他们成为家庭和社会残而不废的成员。在进行儿童的评估时，特别需要重点评估的内容是儿童在家里和学校的下列需要是否得到满足，以及如何使这些需要得到满足：①融入正常群体的需要；②掌握符合年龄的独立生活技能的需要。教育、训练和照管是治疗的重要环节，轻度智力低下，可以接受教育，中度智力低下一般可以训练，重度和极重度智力低下以养护为主，并辅以药物和饮食治疗。

（一）病因治疗

MR大部分不能进行病因治疗，只有一部分遗传代谢性疾病如苯丙酮尿症、半乳糖血症、先天性甲状腺功能减低症等，可以早期发现、早期诊断、早期治疗。苯丙酮尿症经确诊后，应尽早开始低苯丙氨酸饮食治疗，其智力损害程度与是否能早期发现、早期采用饮食治疗有关。治疗开始得越早越好，最好能在出生后3周内开始施行。出生后3个月内开始治疗者，病儿智力发育可达正常水平；如在6个月以后才治疗，智商一般在50以下。3～6岁开始治疗者效果视具体情况而定，其智力损害是不可逆的。半乳糖血症应及早停止使用乳类食物，以米粉、面粉等代替，如能早期干预，症状可完全消失，5～6岁以后由于体内产生新的半乳糖代谢途径，病儿可进食乳类食品。先天性甲低，早期使用甲状腺素治疗可改善智力，控制症状发展。

（二）促进脑细胞功能发育的辅助治疗

可选用脑复康、脑氨肽、GABA、叶酸以及脑活素等治疗。对于窒息或脑外伤病儿，近年来试用脑活素治疗，可静脉滴注5～10 ml，每日一次，10天一个疗程。如症状有改善，间隔10日后，可重复一个疗程，根据病情需要，可重复进行2～3个疗程。

（三）对症治疗

MR儿童常有兴奋、冲动、自伤、伤人等行为表现，可采用适量的抗精神病药物治疗，如伴有癫痫发作，可采用抗癫痫治疗。

（四）教育训练

MR的康复治疗仍以教育和训练为主。研究证明MR儿童若能早期积极进行教育和训练，可促使他们智力的发展，首先应帮助患儿语言功能和运动功能的发育，随之加强对智力和认知功能的训练。

（五）心理咨询

通常为有精神发育迟滞儿童家庭提供咨询服务的临床心理学家，应在以下五个问题领域对儿童进行评估和干预：

1. 心理教育

目的在于帮助父母和其他家庭成员理解对儿童作出的诊断，以及这种诊断对儿童未来成长的含义。大多数父母刚开始都难以接受和理解精神发育迟滞诊断的意义，因为这种结论打破了他们要培养一个完全健康孩子的期望。为父母和家庭成员提供一个清晰、明确、一致的诊断结论，消除父母对问题的否认，令其接受事实，现实地面对和处理相关的问题。诊断结论还必须包括儿童在AAMR诊断系统四个维度上的状况和准确信息。这样父母才会知道他们的孩子认知能力和适应技能的一般状况、心理和情绪的基本情况、躯体情况，以及孩子进行正常生活所需要的支持和帮助等。

2. 进行恰当的支持和定期检查

负责组织和安排对智力落后儿童和家庭进行恰当的支持和帮助。定期检查这些帮助是否适宜，是否满足了儿童不断变化的需要，是否增加了孩子的负担等，从而对帮助措施进行相应的修改。

3. 生活技能训练

White等人制定的Portage训练程序（White和Cameron，1987）提供了一个高度结构化的方法，可提高父母系统指导儿童各种生活技能的能力。另外，还可以将行为矫正疗法中的原则用于设计技能训练程序，并用于训练父母与学校老师实施这些程序，从而帮助儿童发展生活技能（Yule和Carr，1987）。

4. 应对问题行为

当儿童发生自我伤害、攻击和破坏行为时，心理学家的重要任务是要评估那些维持这些行为问题的情景因素，制订帮助智力落后儿童及其周围的人解决这些问题的方案。儿童出现挑战性危险行为的环境易感因素，包括睡眠觉醒周期紊乱、日常生活规律破坏、处于生活周期的转折之中，生活于提出过多要求的权威式教养环境之中，生活在难以接触到看护者和老师的社会环境中，或生活在对儿童时时变化的需求和挫折耐受性十分不敏感的环境之中（Oliver，1995）。

5. 咨询

在生活转折期间提供咨询，并帮助家庭处理悲伤过程。

六、典型病例分析

于某，女，12岁，因智力低下、反复抽搐发作6年就诊。患儿自幼发育迟缓，2岁多才能喊爸妈，5岁多可讲单词，至今词汇不多。3岁会走，8岁时才不尿床，9岁以后能自己穿衣及照顾自己。8岁入学，一年级语文、数学均仅20~30分，留级两次，仍不能通过。患儿于6岁左右出现发作性全身抽搐，伴不省人事，每次历时不到1分钟，间歇期好，约每一至数月发作一次。去年起辍学在家。可以扫地、洗碗菜，不会煮饭、洗衣服。老实听话，从不一个人外出玩耍，也无其他怪异行为。

足月平产第一胎，母孕期正常，父母非血缘婚，幼时除抽搐外，无其他疾病史。有一弟弟8岁，体健，有一表兄有抽搐史。家族中无精神病和智力低下者。

体检：发育营养可，发际低，面颊部有多处红褐色斑丘疹及扁平疣状物，呈蝶形分布，牙较稀，排列不齐，眼神无异常，大脚趾的甲沟处有绿豆大小疣状物，似Kaenen瘤，余无异常。

神经系统检查：颅神经正常，四肢活动自如，感觉好，反射对称存在，无病理征，步态好。眼底检查无异常。

精神状态可，安静合作、有问必答且认真，口音清晰，词汇量较少。未见妄想或其他思维障碍，未查见幻觉，情绪较幼稚，和蔼可亲，智力差，分不清左右，说不清家庭住址及父母姓名，可数清10以下数字，知道2+3=5，但不知道10-7=？认识黑、白、红色，分不清其他颜色。一般常识及理解判断力更差。知道自己有“猪婆疯”，要医生给药吃。

韦氏智力测试：VIQ：42，PIQ：46，FIQ：43

该患儿的主要表现：①自幼智力发育明显迟滞，不会念书识字，仅能从事极简单的家务劳动，生活可自理。本例之智力发育迟滞属于中度，主要特点：自幼语言、运动能力发育明显迟缓，不能念小学一年级，经训练后可生活自理及从事简单的劳动。②有癫痫发作。③面部皮肤斑丘疹，及足趾疣状赘生物。

此患儿除了智力低下外，还有癫痫和皮肤病变。此三种临床症状同时呈现，构成结节性硬化的三联征，有临床诊断意义。本病发病率不高，临床表现特殊，诊断不难，治疗主要为对症治疗，可控制癫痫。

诊断：中度精神发育迟滞（结节性硬化所致）。

（殷青云）

第十五节　注意缺陷多动障碍（儿童多动症）

一、概述

儿童多动症（Hyperkinetic Syndrome），又称为注意缺陷多动障碍，是一常见于儿童时期的行为障碍，主要表现为持续多动、易激惹、冲动，并且难以集中注意力等，常伴发的心理障碍有学习困难、品行障碍、抽动障碍和情绪障碍。

早在1845年，德国医生霍夫曼第一次将儿童活动过度视作病症。此后，许多精神病学家、儿科专家、心理学家及教育家从不同的角度，对这类儿童行为问题进行了更深入的研究。1947年，施特劳斯等认为多动症是由脑损伤引起的，故将该症命名为“脑损伤综合征 ”。格塞尔和阿姆特鲁德在1949年对此提出了新的看法，认为这种症状是“脑轻微损伤”的结果。在之后的近20年间，不少学者在对具有这一病症的患儿实施神经系统检查时发现，约有半数出现轻微动作不协调，以及平衡动作、共济运动和轮替动作等障碍，但没有发现瘫痪等脑损伤引起的其他体征，故认为多动症不是脑轻微损伤的结果，而是由脑功能轻微失调所引起的。1962年，各国儿童神经科学工作者聚会牛津大学，决定在本病病因尚未搞清之前，暂时定名为“轻微脑功能失调”（Minimal Brain Dysfunction，MBD）。世界卫生组织（WHO）出版的ICD-8（1969）、ICD-9（1977）、ICD-10（1989）均以多动性症状为主，故命名为“多动性障碍”（Hyperkinetic Disorder）。而美国精神病学会（APA）1980年出版的《精神障碍诊断和统计手册》（DSM-Ⅱ）认为本症主要是注意缺陷，故命名为“注意缺陷障碍”（Attentional Deficit Disorder，ADD），对于同时有明显多动者，定名为“注意缺陷障碍伴多动”（ADDH）。1987年出版的DSM-III-R又改成为“注意缺陷多动障碍”（Attentional Deficit and Hyperactivity Disorder，ADHD）。1994年出版的DSM-IV则分为多动冲动为主型、注意缺陷为主型以及多动和注意缺陷混合型。《中国精神障碍分类与诊断标准》

（第三版）（CCMD－3，2001）诊断名称为“多动障碍”，下分为注意缺陷多动障碍（儿童多动症）、多动症合并品行障碍等。

ADHD 对于青少年来说是一个十分严重的问题，因为他们所存在的注意困难、多动和冲动等症状，可令他们进一步出现学业和人际关系方面等问题。注意困难导致在学校里的成绩不良；冲动和攻击性会阻碍其与他人建立并保持恰当的伙伴关系，使其难以形成一个具有支持性的伙伴群体；在家里他们难以符合家长的期望，因此，ADHD 儿童通常会和父母陷入一种矛盾关系中。青少年时期，冲动可能导致一些危险活动，如吸毒、飙车和逃学等，所有这些危险活动都会产生不良后果，并影响以后的生活适应。当 ADHD 儿童开始意识到自己在注意力控制方面的困难、多动和冲动，意识到这些缺陷可能导致他们在家里、学校和同伴关系中的失败，他们就可能会降低对自我的评价，并产生抑郁情绪。大约有 2/3 的 ADHD 儿童注意力不集中、冲动问题会持续到青少年后期，一些缺陷还可能持续到成人期；大约 1/3 的 ADHD 儿童在青少年期会出现明显的反社会行为，包括品行障碍和滥用物质等，而其中大部分人会将问题持续到成人期，导致犯罪行为，有一部分人会出现工作适应问题和自杀尝试。

由于诊断标准不一，各国对 ADHD 发病率的统计结果也差异较大。根据不同的诊断标准和研究人群的人口统计学特征，美国报道 ADHD 的发病率为 1%～19%（Cohen 等，1993；Hinshaw，1994；McArdle 等，1995）。根据严格的英国标准（要求症状的跨情境的稳定性）得出的发病率约为 1%（Hinshaw，1994），而根据 DSM－IV 得出的发病率约为 3%～5%。性别和年龄不同，ADHD 的发生率也不同，男孩的发病率比女孩高，儿童的发病率比青少年高，Cohen 等人（1993）用较为宽松的 DSM－III－R 的诊断标准发现，男孩 ADHD 的发病率在儿童期为 17.1%，青少年中期降低为 11.4%，青少年后期降低为 5.8%；而 ADHD 的发病率在儿童期为 8.5%，青少年中期降低为 6.5%，后期为 6.2%。在社区人群中，品行障碍和 ADHD 同时发生的概率较高，为 23.3%，情绪障碍和 ADHD 的共患率为 10.5%，ADHD 和焦虑症的共患率为 11.8%。这些共患率是根据标准化访谈（DISC 或 DICA）以及 DSM－III 诊断标准获得的。几乎所有的 ADHD 儿童都存在学习问题，但如果还伴有其他各种障碍，则学习困难会更加严重（Hinshaw，1994）。一部分 ADHD 儿童还伴有言语发展滞后和退行问题，但至今还无法为此提供可靠的流行病学资料。我国的统计资料显示患病率不超出 10%，其中男孩大大高于女孩，两者比例约为 9：1。

二、病因和发病机理

本症是由于多种的生物、心理和社会等因素，单独或协同所造成的一种综合征。已有证据表明，这种综合征的产生是因为儿童存在着一种导致过度活动的遗传素质，在遇到产前、围产期和婴儿期的躯体和心理社会环境中的危险因素时，这种遗传素质就会以综合征的形式表现出来。导致儿童适应问题的部分原因还在于他们与家庭、学校和伙伴的关系存在问题。学者们已发展出许多理论来解释 ADHD（Tannock，1998），这些理论分为三类：一类是强调生物学因素在 ADHD 形成中的作用，即遗传因素、大脑构造异常、神经递质失调、饮食因素、唤醒水平过低等；一类是心理内部机制的理论，试图通过一个潜在的核心缺陷来解释注意力不集中、多动和冲动；另外的理论则探查 ADHD 发生和发展过程中的社会心理因素。下表列出了部分理论以及这些理论所包含的治疗原则。

注意缺陷多动障碍的理论和治疗原则

理论类型	理 论	理论原则	治疗原则
生物学理论	遗传假设	ADHD 儿童具有遗传性的气质特征，尤其是过度活动，和环境因素相互作用产生了 ADHD 症状。	长期治疗，在与治疗机构保持长期联系的过程中进行一些短期的干预。
	组织结构缺陷	一些神经组织缺陷导致 ADHD，缺陷可能是产前子宫内环境导致的轻微大脑损伤而产生的。	同上
	神经递质失调理论	大脑腹侧背盖区多巴胺系统的功能失调，去甲肾上腺激素和肾上腺激素分泌失调导致。	神经递质的失调可以通过盐酸哌甲酯和右旋安非他明以及脱莫西丁等药物来进行治疗。
	唤醒水平过低假说	ADHD 儿童对信号刺激的反应性较低，导致他们在注意方面的问题，在对任务保持注意方面的过程总需要给予大量的刺激，其多动也反映了一种寻求刺激的行为。	在进行学习和社会技能的训练中，应使用生动的、能引起注意的刺激材料，对恰当的行为应给予及时的、显著的强化。
心理内部机制的理论	注意力缺失假说	保持注意力困难导致 ADHD 儿童的其他症状，包括多动和冲动。	在学习和社会情景中，治疗的目的放在帮助儿童弥补特定的心理缺陷上（注意力不集中，多动，冲动，遵守规则的问题）。
	多动/冲动假设	在调节动作活动水平上和对刺激作出反应的时间上的困难导致 ADHD 症状，包括讨厌延迟和注意力不集中。	
系统理论		矛盾的亲子关系、婚姻关系、家长的心理问题、不利的社会地位导致了 ADHD 的形成和发展。	家庭和学校干预旨在改变儿童与周围的矛盾交往关系，改善适应困难。

（一）神经递质的研究

有人认为，多动症的发生，可能是由于脑神经递质数量不足，不能及时传递信号而造成的一种病态。脑内神经递质（如去甲肾上腺素、多巴胺）浓度降低，可降低中枢神经系统的抑制活动，使儿童动作增多。而治疗多动症的药物，其化学结构与去甲肾上腺素相似，服药后可通过各种途径增加去甲肾上腺素的含量，使患儿动作减少，注意力集中。因此，建议多动症患儿服药治疗。

（二）神经发育损害或延迟

现代研究发现，神经发育延迟常常伴随严重而持续的多动症。常见的问题有某些精细运动笨拙、语言发育延迟、言语异常以及母孕期或围产期并发症较多等。导致额叶或尾状核功能障碍，如母亲孕期疾病：高血压、肾炎、贫血、低热、先兆流产、感冒；分娩过程异常：早产、钳产、剖腹产、窒息、颅内出血等；生后 1～2 年内，中枢神经系统有感染及外伤的患儿，发生多动症的机会较多。

（三）遗传因素

大约 40% 的多动症患儿的父母，其同胞和其他亲属，在其童年也患此病。单卵孪生儿中多动症的发病率较双卵孪生儿明显增高，多动症同胞比半同胞（同母异父、异母同父）的患病率高，而且也高于一般孩子。上述几点均提示多动症与遗传因素关系密切。

（四）组织结构缺陷理论

早期对 ADHD 的研究基于这样一个假设：症状反映了某种组织结构的缺陷，这种缺陷可能是大脑轻微的损伤而形成的（Strauss & Lehtinen，1947）。脑成像研究没有发现 ADHD 患者特定的大脑结构异常，对于患儿是否存在与大脑局部或广泛损伤相联系的特定认知缺陷，神经心理学研究目前也没有统一的结论。但许多出生前或围产期可能导致大脑损伤的因素，在 ADHD 患儿身上出现的概率要比正常儿童身上高很多。这些因素包括产前困难，孕期母亲吸烟或酗酒，分娩时胎儿心律较低，出生时头围较小，轻微的生理异常，出生时体重较轻，婴儿期患病率较高等。

（五）其他因素

不良的社会环境、家庭破裂、经济过于贫困、住房过于拥挤、父母性格不良或有其他心理障碍、长期寄养于不良条件的家庭中等，均可构成本病诱因。另外，吃了食物中的人工染料，摄入含铅量过度的饮食（不一定达到铅中毒）也可能导致多动症，但目前的研究倾向于轻微的铅中毒与多动症之间并无必然联系。

三、临床表现

ADHD 作为一种行为障碍，它的主要临床表现包括活动过度、注意力障碍和冲动控制力差三大症状。每一个患儿一般三大症状都存在，但在不同个体三大症状的轻重度不同。另外，还可以出现一些其他症状，如学习成绩低下，神经运动和神经生理功能异常，品行问题，社交问题，情绪异常等。

（一）活动过度

多动是 ADHD 的核心症状之一，表现为活动水平明显比正常儿童高，在需要安静坐下或需要有秩序的场合表现得更为突出。患儿往往从小活动量就大，有的甚至在胎儿期就特别好动，随着出生后身体机能的发展更显得不安分。学会了走就不喜欢再坐，学会了爬楼梯后就上下爬个不停。进幼儿园后，这些儿童也不能按正常要求的时间坐在小凳上。到了学校，大部分孩子因受制约而使自己的活动受到限制，多动症患儿过度活动则更为明显。小动作过多，上课时，他们小动作不断，甚至会站起来在教室里擅自走动，一放学便像利箭一般冲出学校。走路蹦蹦跳跳，到了家里翻箱倒柜，忙个不停，即使晚上睡觉也经常不停翻动身子、磨牙、说梦话。多动症儿童中约有一半会出现动作不协调，如不能做系纽扣、系鞋带等精细动作，不会用剪刀。多动症儿童往往也表现出语言的增多，平常好争吵、爱插嘴，很难静下来倾听别人的谈话。在课堂也喜欢和旁边的同学说话，回答问题时经常在老师还未说完就抢着回答，以致回答错误。有些患儿好出风头，经常在课堂上弄出一些噪音或故意搞出动静来吸引别人的注意。

有父母反映孩子平日比较顽皮、活泼，但上课还是可以的。那么如何区分是正常的活泼多动还是患了多动症呢？多动症的儿童显著的特点：一是多场合性，不管是在玩的场合，还是在教室上课、在家学习做作业、到医院就诊、到别人家作客和到其他需要安静的公共场合都表现出活动过度，难以安静。二是活动是否有目的性。多动症儿童的行动常没有明确目的，表现为幼稚、任性、克制力差、一点小事就喊叫哭闹、脾气暴躁、做事易冲动而不顾后果，而正常多动的儿童做事有目的性、有计划性，有一定的自我控制能力，不胡乱吵闹。三是持续性。从婴儿期开始，一天中的不同时候活动量都比正常儿童高。四是难以控制性。多动症儿童活动过度难以控制，难于接受环境的约束，因此，任老师打骂、批评都改不了。

（二）注意障碍

注意障碍是多动症的又一突出症状，主要表现在儿童注意的集中性、稳定性和选择性等特征上的异常。正常儿童在不同年龄阶段注意力集中的时间不同，随着年龄增长而逐渐延长。一般来说，5～6 岁能集中 12～15 分钟，12 岁以上能达到 30 分钟以上。多动症患儿注意力难以集中，干什么事情总是半途而废，即使是做游戏也不例外。环境中的任何视听刺激都可分散他们的注意力。患儿上小学后，在课堂上症状表现更为明显，坐在教室里总是东张西望、心不在焉，集中注意听讲的时间很短，常常要站起来走动。但在看他们喜欢的卡通连环画或看电视、打电子游戏时可以安坐较长时间。由于容易分心，所以对于完成的工作任务或学习任务，总是粗心大意、差错百出。尤其是需要耐心去观察和完成的细节性任务更容易出错，经常丢三落四，把学习用具或生活用品弄丢。做作业拖拖拉拉，一会儿喝水，一会儿弄头发，一会儿上厕所，3～4 小时也完成不了，需要家长在旁边督促，甚至考试也会因注意力不集中而做不完卷子。

（三）冲动控制能力差

冲动控制能力差是多动症儿童的第三大临床症状，表现为耐心差、不能等待、对挫折的耐受能力低。容易与同伴发生冲突，在集体游戏或比赛中不能遵照游戏规则，不能等待按顺序轮流进行，而是插队抢先。经常去干扰其他儿童的活动，不受人欢迎。平常行为鲁莽，行为不考虑后果，凭一时冲动，把原本良好的愿望变成不好的结果。当他们有需求时，不能等待，必须立即得到满足，遇到挫折不能忍受，出现强烈的情绪波动和冲动行为，甚至常常动手打人，导致别人受伤害。由于难以接受社会性规矩的约束，经常违反校规校纪，受到老师批评、学校处罚，而且这些错误经常重复发生，难以改正。

（四）其他症状

1. 学习困难

虽然多动症儿童的智力大多正常或接近正常，但学习成绩却普遍很差。由于他们上课、做作业都不能集中注意力，情绪容易波动，这就严重影响了学习效果。多动症儿童一般表现为文字书写潦草难认，分不清左右、颜色和地点的方向，把词、句子念错或念倒，如上海读成海上，思路不严密，经常粗心大意。感知觉方面的一些障碍也会导致学习困难，如视—听转换障碍会使患儿阅读困难，而空间位置知觉障碍和不能辨别左右会使儿童在学习算式和一些算术符号时发生困难。写字、画画、手工等学习活动也会受到这些感知障碍的严重影响，留级生中多动症患儿占了相当的比例。

2. 感知觉障碍

多动症儿童一般没有神经系统的异常，但部分患儿存在感知觉功能以及中枢神经生理功能的异常，表现为运动障碍、空间位置知觉障碍、听觉综合困难及视—听转换困难、不能辨别左右，如经常穿反鞋子等。临床检查会发现一些神经系统软体征，如手指精细协调困难，手指快速轮替、双手交替翻掌等动作不灵活。这些异常可能是非特异性的各种轻微脑损伤时的表现。

3. 情绪和行为障碍

多动症患儿情绪不稳，极易冲动，对自己欲望的克制力很薄弱，一兴奋就手舞足蹈、忘乎所以，稍受挫折就发脾气、哭闹。他们在学校经常主动与同学争吵或打架，行为冲动而不顾后果，如不顾危险从高处跳下；想喝水时不顾杯子里的水是凉是烫，抓起就喝。这些冲动有时会导致一些灾难性的行为结果。总的来说，不会调节自己的情绪，总是发脾气，走极端，甚至有对抗大人、攻击他人的行为。多动症患儿常常自我评价低，自信心差，把自己看成不快乐、不幸福、不成功和无能的人。由于注意力障碍、多动、成绩低下、冲动控制力差，受到同伴排斥，外界环境可能又给他们过多的批评和过高的压力，自身状态与环境之间出现冲突，从而产生情绪问题。

4. 社交问题

约一半以上的多动症患儿有社交问题，他们常表现为个性倔强、以自我为中心，常对别人发号施令，干扰别人的游戏，不愿受别人制约或排斥小伙伴，所以很难与其他同龄儿童相处，不得不常找比自己年龄小的儿童游戏。在学校里很孤独，感到没有朋友。

5. 品行问题

部分多动症儿童伴有违抗性、攻击性和反社会性行为，如在家违抗父母的命令，故意与父母对着干，在学校不听老师的话，违反学校纪律，说谎、打架、逃学、旷课、外出不归等。这些患儿可能同时符合品行障碍或对立违抗性障碍的诊断标准。多动症儿童容易伴发品行问题，与自身的心理素质因素以及外界环境因素有关。因为他们控制能力差，对环境的抑制性信息反应功能低下，难以接受约束和控制，容易违反社会常规。另外神经发育等生物学因素也可能起作用。

临床上可参照下表来总结注意缺陷多动障碍的心理行为症状。

注意缺陷多动障碍的临床症状

领　域	症　状
认知	注意广度狭窄 抗干扰性差 不能预见行为的后果 不成熟的自我言语（内部言语） 较低的自我评价 缺乏内省 学习困难和学习成绩不良
情感	缺乏对冲动的控制 兴奋性 较低的挫折耐受力 情绪低落
行为	活动性较高 动作发展的滞后和较差的合作性 参加危险程度较高的活动
生理状况	身材和骨骼发育不成熟 轻微的生理异常 过敏 呼吸道感染和耳炎的发病率高
人际适应	与家长、教师、同伴的关系差

四、诊断和鉴别诊断

本症的诊断，目前主要为临床诊断，诊断依据主要是详细而正确的病史，包括从老师、父母和其他亲属、同学等处获得的资料，再结合体检和精神状态检查的结果综合考虑。诊断标准一般包括症状标准、病程标准、严重程度标准和排除标准等部分。CCMD－3关于多动障碍的诊断标准为注意缺陷与多动障碍（儿童多动症）是发生在儿童时期（多在3岁左右），与同龄儿童相比，表现同时有明显的注意力集中困难、注意持续时间短，以及活动过度或冲动的一组综合征。症状发生在各种场合，男童明显多于女童。

症状标准：(1）注意缺陷，至少有下列四项：①学习时容易分心，听见任何外界声音都要去探望；②上课很不专心听讲，常东张西望；③做作业拖拉，边做边玩，作业脏乱，常少做或做错；④不注意细节，在做作业或其他活动中常出现粗心大意的错误；⑤丢失或特别不爱惜东西；⑥难以始终遵守指令；⑦做事难于持久；⑧与他说话时，常常心不在焉，似听非听；⑨在日常生活中常丢三落四。

(2）多动，至少有下列四项：①需要静坐的场合难于静坐或在座位上扭来扭去；②上课时常有小动作；③话多，好插嘴，别人问话未完就抢答；④十分喧闹，不能安静地玩耍；⑤难以遵守集体生活的秩序和纪律；⑥干扰他人的活动；⑦好与小朋友打斗，易于同学发生纠缠；⑧容易兴奋和冲动，有一些过火行为；⑨在不适当的场合奔跑或登高爬梯，好冒险，易出事故。

严重标准：对社会功能（如学业成绩、人际关系等）产生不良影响。

病程标准：起病于7岁前，符合症状标准和严重标准至少已6个月。

排除标准：排除精神发育迟滞、广泛发育障碍、情绪障碍。

在应用上述诊断标准时，应注意：第一，在允许活动的场合，如下课时、放学后，不管儿童的活动多么厉害，也无诊断意义。只有在不该活动的场合，如上课时、做作业时，而仍约束不住，始终动个不停，才有诊断意义。第二，如只有活动过度，而无注意力涣散，往往不能诊断为多动症。相反，若注意力涣散明显，而无活动过度，却应考虑有多动症的可能，因为有的儿童属所谓“不伴多动的多动症”。

历史上常参考以下标准来对ADHD进行分类：问题的普遍性，是否同时出现注意力不集中和多动，是否伴有品行障碍。如果症状在家庭内、外均发生，同时有注意力不集中和多动，并有品行障碍，通常难以进行治疗，预后也较差（Mcardle，1995)。DSM－IV和ICD－10都是根据症候群的模式，或是否伴有其他障碍来对ADHD进行分类，在DSM－IV中，这些分类的主要区别在于是否出现注意力不集中和多动。而在ICD－10中，这些分类的主要区别则在于是否伴有品行问题（Hinshaw，1994)。

对于有注意力不集中、多动和冲动的儿童，应该先进行一个全面的评估，用于评估ADHD的心理工具主要有ADHD测验、Conners家长评定量表、CPT持续注意力测验以及CBCL等。

五、治疗和预后

对ADHD儿童进行的系统治疗方案中应包括以下要素：心理教育、药物治疗、促进家庭内的守纪行为的家庭干预法、矫正儿童在校内学习障碍和品行问题的学校干预法、对儿童进行自控技能的培训、儿童饮食的评估和干预等综合治疗。目前，倾向于认为ADHD是一种终生障碍，儿童和家庭都需要经历持续不断的治疗，在儿童生命周期中的某些关键时期，还要进行一些短期的强化临床干预，这些短期强化临床干预要与长期进行的干预交错进行。当伴有品行或情绪问题时，必须安排集中的干预，尤其是伴有反社会行为的 ADHD 儿童更应如此，因为他们是所有 ADHD 儿童中预后最差的。除了定期的临床干预，对 ADHD 儿童还需要进行适当的功课补习。

（一）药物治疗

目前，对多动症的治疗主要是药物治疗。所选用的药物大多是一些精神兴奋剂，如哌醋甲酯（Ritalin）、右旋苯丙胺（Dexedrine）、苯异妥因（Pemoline）等，这类药物的副作用不是很严重，服用后可使患儿注意涣散状况有所改进，攻击性行为减少。目前大多数专家认为，利他林治疗儿童多动症非常有效，可使注意力集中，缓解活动过多的症状，从而达到改善行为的目的。随着行为的改善，患儿学习成绩也会有所提高；随着情绪的稳定，与同学之间的冲突也会减少。因此，该药也间接地促进了儿童的心理发育。利他林每片 10 mg，餐后服用，如服用一段时间后，效果不显著，可酌情增量。药物有效剂量因人而异，家长应经常与老师联系，密切观察反应，摸索其有效量。如出现食欲减退、头昏、失眠等情况，家长不必惊慌，可稍减量，2 ~3 周后，患儿即可适应，反应消失。为避免产生耐药性，在周日、假日及不学习时，可以不服药，寒暑假也可停药，但如假日需要学习及做作业，可在学习前半小时服用利他林。利他林一次服药作用时间只能维持 4 ~6 小时，因此，必须坚持长期服药才有效果，随意停药，症状又会出现。根据个人不同情况，可服用 1 ~5 年，但随年龄增长，情况好转，药量可逐渐减少，直至停药。但仅靠药物是远远不够的，因为这种病症原本就存在生理及心理的多重病因，所以在使用药物疗法时还需要结合一系列的心理治疗。

（二）心理治疗

1. 自我控制训练

这一训练的主要任务是通过一些简单、固定的自我命令让患儿学会自我行为控制。例如，出一道简单的题目让患儿解答，要求患儿命令自己在回答之前完成以下四个动作：停——停止其他活动，保持安静；看——看清题目；听——听清要求，最后才开口回答。这一方法还可以用来控制患儿的一些冲动性行为。例如，带孩子过马路时，要求在过马路之前完成停、看、听等一系列动作。由于在训练中，动作命令是来自患儿内心，所以一旦动作定形，患儿的自制力就能大大提高。在进行自我控制训练中要注意训练顺序，任务内容应由简到繁，任务完成时间应由短到长，自我命令也应由少到多。

2. 放松训练

用这一方法来治疗儿童的多动行为是近年来的一种新尝试。由于多动症患儿的身体各部位总是长时间处于紧张状态，如果能让他们的肌肉放松下来，多动现象就会有所好转。放松训练可采用一般的放松法，或使用在有关医生指导下的生物反馈法。训练时间要集中，可以一连几天，从早上一直训练到晚上，其间除了患儿吃饭、休息外，其余时间都按计划进行训练。在施行放松训练时，每小时放松 15 分钟，患儿一达到放松要求就给予物质奖励。其余 45 分钟可安排患儿感兴趣的游戏，但一到放松时间就必须结束游戏。

3. 支持疗法

这一疗法单独使用效果并不明显，主要是与其他治疗相结合，用来帮助患儿消解受挫折以后的情绪抑郁和由学习困难而导致的自尊心不足。在实施过程中，父母和教师要对患儿进行鼓励，帮助他们树立信心，一旦病情有所好转，就给予奖励。

（三）家庭与学校教育干预

对待多动症患儿，除了实施药物治疗和心理训练外，家长和教师还要做到以下几点：

（1）明白疾病性质。克服对患儿粗暴、冷淡、歧视的态度，做到相互协作，耐心而有计划地进行教育。

（2）要求适当。要求应该清楚简单，提出要求时所使用的语调应传达希望儿童能遵循这些要求的期望，达标性表扬信息应该加以省略，使用祈使句而非疑问句，避免对儿童产生干扰，并消除电视等其他的干扰源。在提出一个要求时，记住要让儿童重复一遍要求的内容，以确定儿童是否准确听清并理解了要求。在训练儿童遵守所要求的内容时，一旦儿童作出适当的反应，如积极的行为和遵守要求的行为，都应该给予社会强化。一开始对患儿的要求不能与一般孩子一样，只能要求将他们的行动控制在一定范围内，随后再慢慢提高要求。

（3）满足患儿的活动需要，对他们过多的精力要给予宣泄的机会。可指导他们参加跑步、踢球等有系统程式的体育训练，同时要劝止一些攻击性行为。

（4）做到生活规律化。家长、教师督促患儿遵守作息制度。在儿童吃饭、做作业时，家长要控制环境，不要主动去分散他们的注意力，以培养患儿一心不二用的好习惯。

六、典型病例分析

小瑞，男，7岁，因老师发现其上课小动作多，不能安静坐在座位上，不能集中注意力完成作业，于2007年6月来儿童精神卫生门诊求治。

患儿自幼顽皮多动，在襁褓中就比其他儿童多动。1岁多能走之后，就到处东摸西翻，任何玩具到手之后就拆开弄坏。上学后，老师发现他难以管理，上课东张西望，边听边玩，也不能安静待在座位上，总喜欢离开自己的座位，搞恶作剧，绕着教室边跑边叫，严重干扰了教师和其他同学的教学活动。即使单独对他进行补课，他也很难集中注意力。难以和其他同学相处，同学们不喜欢他，因为他总是干扰别人的游戏，不能遵守游戏的规则，也等不及轮到自己。在家里，他总不听话，按他父亲的话说，从一起床到睡觉，他就像一艘“摩托艇”。他总是爬到家具上，大喊大叫，分贝超出他人可接受的范围。做作业时很不专心，经常要父母坐在旁边监督，拖拖拉拉，要2～3个小时才能完成。学习成绩中上，无偷窃、说谎等不良行为。

患儿系第一胎，足月平产，幼时生长发育正常，1岁左右能走，1岁余开始学语，无重大疾病史。祖母有精神分裂症病史。

体检：发育营养可，未见任何先天性畸形改变，心肺正常，腹软，肝脾未扪及，手掌皮纹正常。

神经系统检查：颅神经正常，四肢活动自如，共济及协调动作好，双手的精细动作不显笨拙，反射对称，未见病理征，步态好。

精神状态：衣饰齐整，检查合作，主动交谈，言语流畅。未发现妄想或其他思维联想障碍，未见幻觉。自诉老坐不住，听课时如果搞点小动作，还可以听得进去一点点，如坐着不动，表面上似乎很认真，心里却开小差乱想，什么也听不进去。自己也想好好学习，让父母喜欢，但就是控制不住自己。情绪适度，比较活跃，有自知力。

Achenbach父母行为问卷（CBCL）结果：社会能力总分40，行为问题总分71，多动因子73分，其他行为因子在70分之下。教师报告量表（TRF）结果：适应能力总分43，行为问题分70，神经性多动因子分70，注意力不集中因子分73，其他行为问题因子分在70以下。WISC－R智力测验结果：FIQ 99，VIQ 100，PIQ 97。

此患儿的主要临床表现为：①自幼注意力不能集中；②自幼行为多动；③无其他品行、情绪问题，无智力低下。本例诊断注意缺陷多动障碍。

鉴别诊断应考虑：①品行障碍：主要表现反复或持续存在（至少6个月）的反社会行为、攻击行为或对抗性行为，如冲动伤人、纵火、偷窃、无故离家出走等。②学习技能的特殊发育障碍：本症表现为从发育的早期阶段起，获得技能的正常方式受损，如不能阅读、不能拼音或不会计算等，这种无能不是因缺乏学习机会，不是由于智力发展迟滞、后天的脑外伤或疾病的结果，智力正常，但学习不佳。

处理：综合性治疗，有计划地针对患儿的靶症状。其中包括药物治疗，以减低患儿活动水平，控制不恰当的活动，集中注意力，有利于学习任务的完成。常用的药物为哌醋甲酯等。结合行为治疗、认知行为治疗、家庭治疗和社交技能训练、个别心理治疗和特殊的教育辅助等。总之，应针对患儿的具体情况，有步骤地采用一种或数种治疗。

七、品行障碍

儿童品行障碍是指儿童期出现的反社会行为及攻击行为，但仍未达到违法程度，所以有的媒体又称之为“问题儿童”或“不良少年”，主要表现为逃学、离家出走、说谎、偷盗、争吵、斗殴、破坏物品、性攻击等。上述行为具有下列特点：反复持续出现，偏离正常儿童常规，具有社会适应困难特征，不是由躯体疾病或精神障碍所致。

品行问题是童年期和青少年期出现的代价最高的问题。原因有三：首先，品行问题是童年期和青少年最难治疗的，治愈率仅在20%～40%。其次，大约有60%有品行障碍的儿童预后很差。有品行问题的儿童成年后的表现见下表，从表中我们可以清楚看到，品行问题儿童成年后可能会出现犯罪行为、反社会人格、酒精依赖以及各种心理障碍。他们在健康、学业、工作适应、婚姻稳定、社会适应等方面出现很多问题。代价很高的第三个原因是，品行问题可能在代际间传递。

品行问题儿童成年后的表现

领　域	表　现
犯罪行为	犯罪率、入狱率、酒后驾车率高
心理健康	更多人被送入精神病院，较多的人具有反社会人格，滥用毒品和酒精
身体健康	住院率和死亡率高
学业成就	辍学率高，受教育程度很低
工作适应	失业率高，就业状况不理想，经常变动工作
婚姻状况	分居、离婚、再婚的人数很多

产生儿童品行障碍的原因，除与生物学因素如遗传性、性激素、神经系统反应有关外，最主要的还是家庭、学校的教育不得法和社会不良环境影响所致。如父母娇纵溺爱、管教过严或放纵不管，家庭成员中有不良行为，如打架、诈骗、赌博、偷盗等；学校推行智育第一的方针，老师不注重学生道德品质的培养，或经常过多处罚、排斥有缺点的儿童；社会上的暴力宣传，黄色文化的传播，不正确的道德观、价值观，都可以导

致儿童的品行障碍。儿童品行障碍行为如能及早发现，给予正面教育，调整环境，可望得到纠正。难于纠正者可发展成为青少年违法犯罪，部分人可发展成为精神病。因此，必须给予高度重视。

品行障碍的诊断标准：

（1）侵犯他人基本权利或违犯与年龄相称的主要社会准则和持久反复发生的不良行为，具有下列标准至少三项以上（在过去12个月内），其中至少一项发生在6个月内。

对人或动物的攻击行为：①常威胁、恐吓他人；②常殴斗；③曾使用能使他人产生严重躯体损伤的武器（如短棍、砖块、刀子、枪）；④曾使他人躯体受虐待；⑤曾使动物躯体受虐待；⑥曾经抢劫路人（如背后袭击、抢钱袋、勒索、武装抢劫）；⑦曾胁迫对方进行性行为。

损坏财物：①故意纵火企图造成严重损失；②故意破坏他人财物（除纵火外）。

欺诈或偷窃：①破门进入他人的房屋；②常说谎以取得好处或为了逃避责任（骗子）；③曾偷窃值钱财物（如偷窃、制作赝品）。

严重违犯准则：①常在外过夜，即使父母禁止也是如此，起自13岁以前；②曾至少有2次晚上逃离家在外过夜（或1次长期不归）；③常逃学，起自13岁以前。

（2）行为问题已明显影响社交、学业或工作。

（3）如年龄已超过18岁，尚不符合反社会人格障碍诊断标准。

（殷青云）

第十六节　法医精神病学

一、概念

法医精神病学是研究与法律相关的精神障碍和精神健康问题的医学科学。本学科有狭义和广义两种概念。狭义的法医精神病学，又称司法精神病学（Forensic Psychiatry），主要研究诉讼当事人或诉讼参与者的精神状态和法律能力的评定，为司法部门提供法医学证据和处理意见，并研究、参与有危害行为的精神障碍者的治疗和处理建议。Forensic一词的译义为法庭的，意指本学科是为法庭服务的精神病学。广义的法医精神病学，泛称精神病学与法律（Psychiatry and Law）或法律精神病学（Legal Psychiatry），研究的内容涉及与法律相关的精神障碍和各种精神健康问题更广泛的领域，不限于精神状态的法医学鉴定和被鉴定人的医学处理。

随着法医精神病学的发展，研究的范围逐渐扩大，内容日益丰富和深入。从法医学的观点看，法医精神病学的基本任务是运用精神病学的理论和技术，解决与精神障碍或精神健康相关的法律问题，为维护和健全法制服务，属于法医学的一个分支。从精神病学的观点看，法医精神病学是精神病学在法学方面的应用，是从临床精神病学发展出来的分支学科。这种双重关系反映了法医精神病学具有跨专业的特性。

二、法医精神病学鉴定

在我国的法医精神病学鉴定中最多见、最重要的是刑事责任能力和民事行为能力的鉴定，此外，法医精神病学鉴定还包括诉讼能力、受审能力、作证能力、服刑能力、性自我防卫能力等。

精神障碍患者在精神症状的影响下，一方面不但可丧失辨认自己行为是否正常或合法的能力，而且可丧失控制自己行为的能力，以致作出某些危害社会的违法行为；另一方面使个人的正常活动能力和自我保护能力均降低，不能行使民事权利和承担民事义务，不能独立处理一般事务和管理个人财产，不能有效地保护自己的权益。这些都可能引起各种法律问题。其中引起法律问题最常见的精神症状是幻觉、妄想、智能低下、蒙眬状态、谵妄状态、病理性激情等。精神病发病时，在民事方面可构成无效的法律行为，在刑事方面可导致危害性的违法行为。因此，法医精神病学鉴定应在确定是精神患者的前提下，以发病时的精神症状为主要依据，分析发病和行为之间是否有直接因果关系，判定被鉴定人有无行为能力或责任能力。

法医精神病学鉴定的对象包括患有及可能患有精神疾病的下列人员：①刑事案件的被告人、被害人；②民事案件的当事人；③行政案件的原告（自然人）；④违反治安管理条例应当受到拘留处罚的人员；⑤劳动改造的罪犯；⑥劳动教养人员；⑦收容审查人员；⑧与案件有关，并需要鉴定的其他人员。

一般来说，法医精神病学鉴定的业务范围包括：①精神疾病司法鉴定：刑事案件鉴定、民事案件鉴定、法律关系鉴定；②伤残评定：交通事故伤后精神和智力损伤残疾等级评定、工伤后精神和智力损伤残疾等级评定；③医学鉴定：临床精神医学鉴定、劳动能力鉴定、复工或复学鉴定、计划生育检查（病残儿童医学鉴定）、婚前检查、精神残疾等级评定。

法医精神病学的鉴定人应具有下列资格之一：具有司法部门核准的司法鉴定人资格或在具有司法鉴定资格的机构任职。也就是说，鉴定人是具有专门知识的科学工作者，法律对其资格有较严格的限定。主要包括：具有坚实的精神医学理论知识和丰富的临床实践经验，以及法学基本知识的主治医生或主检法医生以上人员；鉴定人必须实事求是、客观公正、坚持原则、秉公执法、不徇私情；由政府相关部门认可，取得合法的鉴定人资格和执业证书。

法医精神病学鉴定的方式有两类：一类为“直接鉴定”，这是常见的鉴定方式，即被鉴定人与鉴定人发生直接联系，比如门诊鉴定、出诊鉴定或住院鉴定等；另一类为“间接鉴定”，即被鉴定人与鉴定人不发生直接联系，仅根据案情、病史以及证人的陈述等，进行分析研究后作出鉴定结论，如缺席鉴定和死后鉴定。在我国，只要被鉴定人存活，一般不采用“间接鉴定”。

法医精神病学鉴定，应依照委托的目的和要求，根据被鉴定人的个人生活史和成长发育状况，既往病史尤其是精神病史和脑损伤或脑疾病史，不良嗜好史，违法及受惩罚史，精神病家族史，行为表现及变化，以及案件情况、工作单位提供的有关材料、有关人员对其精神状态的证言、医疗记录等，拟订鉴定方案；对被鉴定人进行精神检查、心理学测试、体格检查及神经系统检查等，必要时应做脑电图及脑诱发电位检查、头部的放射学检查、脑超声检查、脑部 CT 检查、实验室检查和染色体分析等；然后鉴定人根据委托机关提供的以及自己调查所得的各种资料进行综合鉴定。

（一）责任能力的法医精神病学鉴定

刑事责任能力简称责任能力，是指一个人具有了解自己行为的性质、意义和后果，并自觉地控制自己的行为和对自己的行为负责的能力，即能够辨认和控制自己行为的能力。有责任能力的人，对自己所实施的犯罪行为应当负刑事责任。无责任能力的人，即使实施了对社会有危害的行为，也不能要求其负刑事责任。

《中华人民共和国刑法》（以下简称《刑法》）第十三条对犯罪规定为："一切危害国家主权、领土完整和安全，分裂国家、颠覆人民民主专政的政权和推翻社会主义制度，破坏社会秩序和经济秩序，侵犯国有财产或者劳动群众集体所有的财产，侵犯公民的私人所有的财产，侵犯公民的人身权利、民主权利和其他权利，以及其他危害社会的行为，依照法律应当受刑罚处罚的，都是犯罪，但是情节显著轻微危害不大的，不认为是犯罪。"依此定义，犯罪具有以下三个基本特征：①社会危害性，即对国家和人民利益的危害性，并具有一定的危害程度；②违法性，即违犯了刑事法律的有关规定；③应受惩罚性。

任何犯罪的成立都必须具备四方面的要件：①犯罪客体，这是指我国《刑法》所保护而为犯罪行为所侵犯的社会制度、社会秩序和各种权利；②犯罪客观方面，指行为人实施的犯罪行为所造成的危害社会的结果及某些犯罪行为的方法、时间和地点等；③犯罪主体，指实施犯罪、依法应负刑事责任的有责任能力的自然人；④犯罪的主观方面，指行为人的行为是出于故意或过失，有的尚具备特定的犯罪目的。犯罪构成是行为人负刑事责任的基础。精神病患者不具备犯罪主体和主观两方面要件，故其对自己违法的危害结果不负刑事责任。

我国《刑法》第十八条规定："精神病患者在不能辨认或者不能控制自己行为的时候造成危害结果，经法定程序鉴定确认的，不负刑事责任，但是应当责令他的家属或者监护人严加看管和医疗；在必要的时候，由政府强制医疗。间歇性的精神病患者在精神正常的时候犯罪，应当负刑事责任。尚未完全丧失辨认或者控制自己行为能力的精神病患者犯罪的，应当负刑事责任，但是可以从轻或者减轻处罚。醉酒的人犯罪，应当负刑事责任。"

责任能力鉴定的要件：责任能力的鉴定应从医学标准和法律标准加以判定。从医学角度判定行为人在危害行为当时是否处于精神病发病状态，是否存在感知、意识、情感、思维、智能等方面的障碍，是否缺乏对疾病和行为反常的自知力。从法律角度判定行为人所患精神疾病和所实施危害行为之间的关系，行为人是否不能辨认自己的行为或者不能控制自己的行为。这两个标准是互相联系、互相统一的，医学标准是基础，法律标准是准则，两者在鉴定时缺一不可。根据现行的《刑法》和《刑事诉讼法》的规定，责任能力分为无责任能力、部分责任能力和完全责任能力三个等级。

（二）行为能力的法医精神病学鉴定

在民事法律关系中，自然人或法人的设定、变更、终止民事权利和义务的行为，称为民事法律行为。民事法律行为包括订立、修改或撤销遗嘱，继承遗产，订立、变更或终止合同，买卖、租赁及馈赠等行为。民事法律行为是一种最重要、最常见、最为广泛应用的法律事实。《中华人民共和国民法通则》（以下简称《民法通则》）第十五条规定，民事法律行为应当具备下列条件：①行为人具有相应的民事行为能力；②意思表示真实；③不违反法律或者社会公共利益。民事法律行为以行为人的意思表示为基本要素。意思表示是指行为人把要求进行法律行为的意思（意愿）以一定方式表现于外部，使他人知晓和获取法律认可的行为。行为人只有进行意思表示，才能在民事交往中实现预期的民法上的效果。行为人的意思表示必须真实，即意思和表示是一致的，表示行为完全反映了内心的意思，即无虚谎和言不由衷，也无受欺和被人强迫。否则，即为意思表示不真实，其法律行为所产生的法律后果无效。

民事行为能力简称行为能力，是指通过自己的行为，取得民事权利和承担民事义务，从而使法律关系发生变更和消除的资格，亦即一个人的行为能否发生法律效力的资格。它除了包括有实施合法行为的能力外，还包括依法承担民事责任的能力。有行为能力的人，如果侵害他人的利益，应对其行为承担法律责任。

有行为能力的自然人是指达到一定年龄的、精神正常的、在民事法律关系中能够正确表达意思并能够理智地处理自己事务的人。根据我国《民法通则》的规定，民事行为能力划分为完全民事行为能力、限制民事行为能力和无民事行为能力三级：①完全民事行为能力指公民以自己的行为，独立地进行民事法律活动，取得民事权利和承担民事义务的资格。18周岁以上的成年公民为完全行为能力人，16周岁以上不满18周岁的公民，以自己的劳动收入为主要生活来源者，视为完全行为能力人。②限制民事行为能力又称不完全行为能力，限制行为能力人包括10周岁以上的未成年人和不能完全辨认自己行为的精神病患者。他们不得独立实施与本人智力和健康状况不相适应的民事活动，已实施的亦无效，而应由他们的法定代理人代为进行，或在征得他们的法定代理人的同意后进行。③无民事行为能力指公民不具有以自己的行为独立进行民事活动的能力，无民事行为能力人包括不满10周岁的未成年人和不能辨认自己行为的精神病患者。有些精神病患者，由于不能辨认自己行为的法律后果（即丧失了辨认能力），缺乏正确的判断力和保护自己及自身利益的能力，因此不能作出正确的、主客观一致的意思表示，从而无法具有行使民事事务的权利，也不能承担相应的民事义务，故在法律上被认定为无民事行为能力。由于精神疾病而导致的无民事行为能力，应经过法医精神病学鉴定，法律上予以认定和宣告，并依法为之指定监护人（即法定代理人）。

根据我国《民法通则》和《民事诉讼法》的有关规定，监护人由下列人员担任：①配偶；②父母；③成年子女；④其他近亲属；⑤关系密切的其他亲属、朋友愿意承担监护责任，经精神病患者所在单位或居民委员会、村民委员会同意者。监护人应当履行监护责任，保护被监护人的人身、财产及其他合法权益，不得自行处理被监护人的财产。监护人依法履行监护的权利，受法律保护。监护人不履行监护职责或者侵害被监护人合法权益的，应当承担责任；给被监护人造成财产损失的，应当赔偿损失。人民法院可以根据有关人员或有关单位的申请，撤销监护人的资格。

常见行为能力的鉴定主要有遗嘱能力、婚姻能力、合同能力等。行为能力鉴定时亦需要将医学标准和法律标准相结合，缺一不可。

三、常见精神疾病的法医学问题

（一）精神分裂症

精神分裂症是各类精神疾病中与犯罪关系最为密切的，本病患者暴力行为和危害行为的危险性高于正常人，在刑事犯罪危害行为中可占40%左右。它是在各种鉴定案例中最常见的一种精神疾病类别，可高达70%以上。危害行为以杀人、伤害罪为主，其次为偷窃、纵火、强奸。

发病期作案最多见。往往是在受幻觉、妄想的支配或影响下作案，较常见的是幻听、关系妄想、被害妄想、嫉妒妄想。其次也可在缓解期（不完全）作案，多为慢性患者，可在残留的精神病性症状、明显的人格改变如敏感多疑、情绪易激惹等的影响下作案。

精神分裂症患者行凶作案的特点：①被害人以患者直系亲属为最多，其中又以杀死配偶和亲生子女较多，未婚或独身者以杀死母亲多见；②作案动机往往模糊不清，甚至莫名其妙或难于捉摸。行凶行为往往极端凶残、残酷无情和带有某种不可理解的荒谬性。作案时一般缺乏自我保护表现，表现突然行凶，公开作案，不选择时间、场合，不顾后果等。作案后常保持无所谓的冷漠态度，行凶后表现冷静、态度漠然，有的仍停留在现场不肯离去。

司法鉴定：主要是刑事责任能力评定，其次为民事行为能力（如离婚诉讼多见）、性自我防卫能力、精神损伤（如生活事件与患病的关系）等。

（二）心境障碍

约占整个鉴定案例的5% ~10%，仅次于精神分裂症和精神发育迟滞，位于第三位。在司法鉴定中抑郁发作比躁狂发作多见，一般是发病期出现危害行为。

抑郁发作时出现危害行为明显多于躁狂，且危害行为的危害性也较大。以凶杀行为最多见，包括扩大性自杀、间接自杀、激越性杀人等。被害人也常是亲属，以子女多见。还可出现偷窃、纵火、抢劫、强奸等违法行为。抑郁发作患者实施危害行为后大多数投案自首，或停留在作案现场，或自杀。危害行为常与情绪低落密切相关，也可在精神病性症状的影响下作案。

躁狂发作的危害行为多与发病时情绪易激惹、控制能力下降有关。危害行为类型主要有调戏、猥亵行为、扰乱社会和治安行为及轻伤害行为。因躁狂发作出现严重的杀人、强奸、抢劫等行为较少见。

司法鉴定：抑郁发作和躁狂发作涉及的鉴定以刑事责任能力居多，其次为民事行为能力（离婚诉讼、合同能力）、精神损伤（如生活事件与患病的关系）等。

（三）精神发育迟滞

在法医精神病鉴定中仅次于精神分裂症而居第二位，其中多数案例是女性患者被强奸案。涉及性自我防卫能力评定中精神发育迟滞可占80%以上。

精神发育迟滞患者的危害行为以偷窃、性犯罪（多见于男性患者）、凶杀及伤害多见，其次为纵火。高智商的犯罪及诈骗、绑架勒索、恐吓等少见。危害行为特点为起因简单、手段拙劣、对象弱小、单独作案。

司法鉴定：以性自我防卫能力评定居多，其次为刑事责任能力、民事行为能力。

四、法医精神病学鉴定的意义及今后研究热点

法医精神病学鉴定的意义主要在以下三点：

（1）为维护和健全法制服务，协助打击犯罪。

（2）维护精神障碍患者权益，促进社会和谐。

（3）彰显人道主义，维护公民人权。

今后的研究热点在以下七点：

（1）防止精神病学滥用、误用问题。

（2）部分刑事责任能力的等级进一步细分问题。

（3）精神障碍者拒绝治疗权和医疗保护入院、强制入院、强制治疗问题。

（4）法医精神病学鉴定的启动权问题。

（5）精神疾病的社会医疗保障问题。

（6）关于精神障碍患者及其亲属的知情同意问题。

（7）为患者保守个人隐私的问题，关于精神障碍患者治疗过程中对第三方的保护问题。

五、两个特殊问题

（一）诈病

诈病（Malingering）指故意模拟或夸大躯体或精神疾病或伤残的行为，目的在于逃避外界某种不利于个人的处境，摆脱某种责任，或者获得某种个人利益。诈病的基本特征就是有意识地伪装或夸大躯体或精神疾病症状，具有借此谋取私利的明确的可理解的目的、动机，但是如不了解诈病者的具体情况，是很难理解其真正企图的。在一般情况下，诈病者照例隐蔽他们的诈病目的是很深的。诈病较多见于男性，且多见于男性占优势的地方，如监狱、军队、工厂，一向为公众所确认在国外军队中多见诈病。如在美国士兵案例中，诈病的发生率为1% ~7%（Bussel & Hitch，1953）。对诈病，临床精神科医生普遍地缺乏认识，甚至不少司法精神科医生对诈病也不熟悉，缺乏必要的、深入的理解。伪装精神病的必要条件是诈病者本人需要对精神病有一定的认识和经验，他们都是按照他们各自的理解来“塑造”精神病的症状表现的，结果有些诈病者会弄巧成拙，往往会被深入细致观察或被有实践经验的医生识破。如果诈病者知识、经验较多，还可以较长时间瞒混过许多人，较难以鉴别。但不管如何善于伪装，在医生的深入和较长时间观察和检查诈病者的“疾病”发生、发展规律性表现时，最终总会显露出不符合真正疾病规律性的迹象，从而被揭露诈病真相。

伪装精神病的基本特点：伪装精神疾病的症状和行为表现是多种多样的，涉及范围很广，但因案例而表现不同。遗忘、少言少语或缄默症、拒食等简单易行的行为最多见于诈病案例，幻觉、妄想的单个精神症状也是较易于模仿的，也极常见于临床病患者，故鉴定案例中也很常见到。但是模仿精神病的兴奋状态，复杂的思维逻辑障碍，情感迟钝或淡漠等一般是有难度的，同时也是难以长时间坚持下来的，所以这些精神症状在诈病案例中是较少见到的。前苏联有一位科学家（1944）很早就已明确指出了伪装精神病的总体特征，他说：“所有的精神病的伪装者都是演员，他们都是按照他们各自理解来表现精神症状。由于他们对精神病认识和理解水平所限，他们所模拟或扮演角色与真正的精神病总会保持一定的差异，这就是诈病的一个重要特征。”概括来说，伪装精神病的一般特征主要有：诈病者的躯体功能障碍和职业功能障碍的严重程度较真实的精神病严重；诈病者一般都是对医生的观察和检查采用不合作或者不友好，甚至抗拒的态度；诈病者的精神症状表现不能准确地或者完全地符合任何一种精神病的临床相；诈病者总是主动地向医生陈述或一再强调他的诈病症状表现；诈病者的“疾病”大都是突然发病，突然中止，然而它的病程、转归常常又是不确定的。

（二）无精神病

无精神病，并不是临床精神科的诊断用语，而只是应用于司法精神病学鉴定工作中的一个特殊用语。这一概念，一般临床精神科医生普遍是不了解的，也是不少司法鉴定医生所不熟悉的。对无精神病，迄今国内外医学文献仍未提出一个能普遍接受的明确定义。对无精神病的案例之专门研究文章也是缺乏的。无精神病的基本概念是指原被怀疑为有精神病的案例，后经鉴定医生通过精神科专门观察和检查，没有发现有符合任何精神病诊断标准的证据，因而最终确定为无精神病的鉴定诊断结论。这一鉴定的诊断结论，必备的前提是被鉴定人存在某种明显异乎常态或偏离于一般正常人的思想、情绪和行为的特殊表现，因而被考虑是否患有精神病，从而有必要进行司法精神病鉴定，而最终经过鉴定医生认真检查和调查确定为无精神病这一诊断结论。可见无精神病这一专门用于司法精神病学鉴定的用语，是针对是否患有精神病作出的否定回答，是相对于有精神病而言的。

通过研究发现，其提起鉴定的主要原因有：

（1）被鉴定人具有明显的伪装精神病行为表现，但诊断根据还不够确切或充分，特别是被鉴定人本人对诈病加以否认，因而有必要进一步进行精神病司法鉴定。

（2）被鉴定人平时工作表现良好，为人本分，人际关系融洽，同事、家属和司法人员对被鉴定人所实施的违法行为一时难以很好地理解或解释，从而进一步要求司法鉴定。

（3）被鉴定人罪行是确定的，本人也供认不讳，但此人的亲属鉴于被鉴定人自幼个性有特殊表现，少年时期存在某些反社会行为表现，难以管教，认为可能患有精神病，于是要求进行司法精神病学鉴定。

（4）在一般民事纠纷案例中，作为被告人或原告人的一方或双方，由于对对方表现出某种显然不同于既往双方感情良好时的表现，怀疑对方精神状态是否异常，并以此作为提出诸如离婚等民事诉讼的理由，从而提出司法鉴定的要求。

（5）由临床精神科医生或鉴定医生，最初在门诊或住院时对患者或被鉴定人作了错误的精神病学诊断，最多见的是误诊为精神分裂症。一旦被误诊为精神分裂症，其后果无疑是相当严重的。后来的专业医生往往由于种种原因，易于因循守旧保持这一精神分裂症的误诊诊断，还往往持续误诊多年而难以纠正，造成更大的影响。

六、典型案例分析

案例一：×××，男，31岁，汉族，未婚，无业，大学文化，广州市花都区人。被鉴定人×××于2007年1月18日18时用铁锤和尖刀将年仅8岁的王某殴打致死。民警在预审中发现其作案动机不明，且其家人反映×××患有精神病，遂要求鉴定其作案时是否患有精神病以及有无刑事责任能力。

精神检查：被鉴定人×××步入检查室，意识清晰，接触被动，注意力集中，检查合作尚可。可查获幻听、关系妄想等精神病性症状。情感平淡，未查见古怪动作。意志力减退，智能未查见异常。自知力缺失。可自述简历。问其频繁调动工作的原因，答："1999年大学毕业后，分配到×金属线材厂做厂长助理，干了一年多就调到公交站，后来因为公交站的人对我不好就不干了。他们骂我，于是我就不干了，他们骂的话一说出口我就害怕，不止一次了，数都数不清。他们怎么骂都与我有关，与名字有关，我原名'××理'，广州话'刁你老母'中的'你'字与'理'字谐音。我还曾字'武'，'刁你老母'中的'母'字与'武'字也谐音。他们有时明着骂，有时暗着骂，我的精神压力太大了。几年前就想死，活着没意思。以前在线材厂工作时他们暗着骂，后来我到大队工作时他们明着骂，在大队骂我的人最多，我肯定王某骂过我。他们骂粗口都与我有关，我生存很困难，他们想把我杀了。"问其从何时感觉生存困难时，答："在上大学时就感觉生存困难，那时大学同学中就有几个广东人这样骂了。现在很不好，每一分钟都好像有人骂我，想静一下都不行。我走到哪，骂声就跟到哪，现在看守所里也有骂声，在家时晚上也听到骂声。睡不着觉，吃了药就听不到了，不吃药就听得到，还有的时候脑子里面出现声音。有时清楚，有时不清楚，清楚的时候就觉得不行了，必须找其他的事情干来代替，我也感觉很奇怪。"问其为何用刀和锤去对付一个小孩时，答："他爸爸就骂过我两次啊，那天他又骂我，用锤子打他头、用刀子捅他，就是想教训他一顿。当时没想让他怎么样，打了四下，捅了四下，我感觉他当时不是很痛啊，他好像没事似的，他还在叫，所以我就又捅了几下。”“我觉得没办法才这么做的，反正我觉得命不长了，是我名字的缘故，人家说粗口就不行了，连发梦时都说我自己死了。”

辅助检查：脑电图检查：界线性脑电活动；韦氏智测：平常智力；头颅 CT 意见：头颅 CT 横断平扫未见病变。

分析说明：

1. 被鉴定人×××，因涉嫌故意伤害他人致死而被收审，在审讯时能够回忆并叙述作案过程。村委反映其自动离职后在本村期间很少和人接触，而家属反映其3年前患有精神病。据××市某精神病医院门诊病历记载，其于2006年始在该院进行抗精神病药物治疗（诊断不详）。据现有材料及鉴定检查结果综合分析，被鉴定人×××缓慢起病，主要有幻听、关系妄想等精神症状，其表现符合《中国精神障碍分类与诊断标准》（第三版）精神分裂症的诊断，作案时为发病期，目前仍未缓解。

2. 被鉴定人×××患精神分裂症，作案时处于发病期，称当天听到被害人王某骂自己，而且他父亲也骂过自己，自己要教训一下王某，其违法行为受其精神病性症状幻听、关系妄想的直接影响，且对“教训”这一行为的后果严重性无实质性理解能力，出手凶狠、作案手段残忍，作案时辨认能力和控制能力丧失。

3. 未发现被鉴定人×××有伪装精神病的表现。

鉴定意见：被鉴定人×××患精神分裂症，作案时为发病期，辨认能力和控制能力丧失，无责任能力。

案例二：×××，女性，84岁，汉族，丧偶，文盲，农民，有高血压、糖尿病史多年，法院在审理被鉴定人×××与子女赡养费纠纷一案时要求对其民事行为能力进行司法鉴定。

精神检查：被鉴定人×××坐轮椅被推入检查室，被鉴定人意识清晰，时间、地点、人物定向障碍，接触被动，注意力基本集中，理解力受损，对答有时不切题，检查尚合作。未查获幻觉、妄想等精神病性症状。情感基本适切。未见古怪动作。智能、记忆力严重受损，自称84岁了，但不知道是哪一年出生的；不记得自己的生日；知道家住棠溪，但不知自己在哪个城市。知道现在是上午，但不知大概几时，也不知是哪年哪月哪日。不知道自己有几个儿女、子孙，也不知道他们的名字，不能辨认身边的亲人，也不能辨认钞票，不能进行简单数字加减法，不记得早饭吃了没有等。疾病自知力缺失。社会功能严重受损。

辅助检查：头颅 CT 横断平扫检查意见：多发腔隙性脑梗死，脑萎缩；简易智力状态检查结果：有痴呆表现；日常生活能力量表评定结果：明显功能障碍。

分析说明：

1. 被鉴定人×××，老年女性，因赡养费纠纷一案而由法院提请鉴定其民事行为能力。据家属反映，其自1996年开始患有高血压和糖尿病，自患病后一直在村卫生所治疗，那时尚可自理生活、上街购物，社会交往良好。2001年中风后身体情况大不如前，行动缓慢，记忆力下降，神情呆滞，有时认不出亲人，将名字张冠李戴，有时疑神疑鬼、自言自语、语无伦次，生活不能自理。据保姆反映，其有时几个白天、晚上都不睡觉，不停乱说，说房间里有很多人、有虫等，不认识钱。此次体格检查可见左下肢肌力Ⅳ级、左侧巴氏征阳性（+）等局部神经系统体征。头颅 CT 横断平扫检查：①多发腔隙性脑梗死。②脑萎缩；简易智力状态检查结果：评分为5分，有痴呆表现；日常生活能力量表评定结果：明显功能障碍。据现有材料及鉴定检查结果综合分析，被鉴定人×××10年前即患有高血压、糖尿病，5年前中风后出现明显智能和记忆障碍等，人格保持相对完整，病程具有波动性，其表现符合《中国精神障碍分类与诊断标准》（第三版）血管性痴呆（重度）的诊断。

2. 被鉴定人×××患血管性痴呆，目前为重度痴呆，其记忆、计算等认知功能严重受损，甚至不知道自己有几个孩子，日常生活不能自理，理解和判断力亦差，对赡养费一事不能理解其内容、实质和意义，也不能就此事表达自己的意思，无民事行为能力。

3. 未发现被鉴定人×××有伪装精神病的表现。

鉴定意见：被鉴定人×××患血管性痴呆（重度），无民事行为能力。

（曹莉萍）

第十七节　精神科急诊

一、概念与范围

精神科急诊是研究突发精神障碍，即患者心理、行为发生急剧变化，危及社会和自身安全，医务人员迅速采取有效的紧急处理措施。各种突发的急性精神病状态，如由于物质滥用或戒断所导致的急性病征，精神药物所致的急性不良反应，精神药物过量中毒和精神科意外事件的抢救，以及当严重自然灾害、重大生活事件所致精神挫折或压力出现心理危机时，紧急提供的危机干预等均属精神科急诊医学范围。

（一）危机干预

危机干预工作是精神科急诊范畴，“热线电话”是进行危机干预的重要方法之一。有人因极端严重的心理应激因素如突然失去亲人，婚姻、恋爱或人际关系破裂等，处于一种严重痛苦或焦虑状态之中，甚至产生自杀意念或行为，对这些人应及时给予帮助。干预是提供紧急支援（社会支持），帮助这些人渡过危机，重建心理平衡与获得健康。

（二）急会诊

各科疾病均有可能伴发精神障碍，且呈急性发作状态；有些精神病患者可因躯体疾病在住院期间症状复发；还有临终患者的精神障碍或心理问题及其他心理危机问题等。此时急需精神科医生会诊处理。

（三）急出诊

人群中局部小范围的集体癔症发作，出现癔症样抽搐、情感爆发、蒙眬状态及肢体瘫痪等；重大自然灾害及其他意外事故时，出现与应激相关的精神障碍；精神病患者拒绝到医院就诊，尤其有严重自杀企图或行为，严重危害社会治安的暴力行为等。上述情况需精神科医生紧急出诊。

（四）精神病医院监护室

各种急性精神障碍，特别是伴有严重自杀、自伤、暴力倾向或急性意识模糊危及自身生命的患者；与酒和药物滥用有关的问题，如急性醉酒、震颤谵妄、严重戒断反应、过量和中毒等；精神药物的严重副作用，如急性尿潴留、麻痹性肠梗阻、恶性综合征、粒细胞缺乏症、过敏性药疹等意外事件如噎食、吞食异物及住院患者发生心搏呼吸骤停、休克、骨折、外伤、癫痫持续状态；以及心理危机的处理。以上情况需在医院监护室处理。

二、评估、诊断和处理原则

发生精神科急诊问题时，首诊医生应尽快完成病史收集，进行体格和精神检查，作出诊断和处理。由于时间仓促，病史可能不全面，精神检查也只是现状，作出肯定的诊断有困难。一般不要求急诊医生必须对每个患者作出精确诊断，但要估计病情的严重程度与危害性并及时作出相应的处理。治疗要根据病情分别采取病因治疗、对症治疗、心理治疗、躯体疾病治疗等方法。急性精神病症状的紧急处置主要是应用抗精神药物及安定类药品。急诊医生要考虑下列情况：

（一）确定是躯体疾病还是精神障碍

精神病患者突发其他疾病时，家属可能首先考虑到精神科紧急就诊，医生应迅速确定急诊主因，如是否有意识障碍、突发心肌梗死、脑血管病、糖尿病性昏迷等。对危及患者生命安全的各种紧急情况，如心跳呼吸骤停、休克、肺水肿、心衰、严重创伤等优先处理。

（二）区分器质性或功能性的精神障碍

器质性和功能性精神障碍的处理原则不同，区分是器质性或功能性疾病十分重要。如脑肿瘤、散发性脑炎、甲亢、肾上腺增生、肝豆状核变性等疾病都可能突发精神症状。医生询问病史时应考察有无肯定或可疑的躯体疾病史、有无家族病史，查体时有无提示躯体疾患的征象，实验室或特殊检查结果是否支持有躯体疾病。

（三）区分轻性或重性精神障碍

区分轻性或重性精神障碍可以从以下几方面考虑：有无精神病性症状；现实检验能力是否受到损害；心理社会因素在发病中的作用；有无自知力；有无精神药物治疗、精神活性物质使用史。如病史明确、查体支持，可立即进行处理。

（四）确定主要症状和综合征

根据主要症状作出诊断，一时难以作出疾病诊断者，可先行处理、继续观察。精神科的处理应该安全并迅速产生疗效，尽快起到安定患者的作用。

（五）确定是否需要精神科的介入

如果很清楚来诊者患精神疾病，肯定要进行精神科治疗。如果诊断不明确，则需要得到更多的资料后再作决定。可选用门诊随访或住院观察补充资料。急诊患者需精神科治疗者，可根据患者的诊断和疾病的严重程度，对自身、他人、环境是否具危险性以及患者支持系统的情况选择入院、药物治疗、非药物治疗等。

（六）不需精神药物治疗的急症处理

因个人问题或社会问题来急诊室寻求帮助，这类急诊者不一定需要精神药物治疗，应考虑是否需要进行心理危机干预或寻求社会帮助。

三、急性兴奋状态

精神运动性兴奋是精神科急诊最常见的紧急状态。患者常因兴奋躁动、不思饮食和拒绝睡眠，影响家庭和社会的安定；长时间处于兴奋状态者，可导致体力消耗过度，出现脱水、电解质紊乱、全身衰竭或并发感染等。

（一）分类

可将兴奋状态分为两类，即协调性精神运动性兴奋和不协调性精神运动性兴奋。

（二）诊断与鉴别要点

1. 精神分裂症

紧张型分裂症、青春型分裂症以及具有丰富幻觉、妄想症状的分裂症患者都可出现急性兴奋状态。其特征如下：

（1）紧张性兴奋。突然发作，具有强烈粗暴的冲动行为，无端攻击他人，伤人毁物，或不停地原地踏步，动作怪异，言语内容单调、刻板。一般持续时间较短，可自动缓解，或转入木僵状态，或与木僵状态交替出现。

（2）青春性兴奋。言语增多，内容零乱，有明显的思维破裂。情感喜怒无常，表情做作，好扮鬼脸，行为幼稚、愚蠢、奇特，易于冲动。本能活动亢进，意向倒错；可有幻觉和片断妄想。

（3）幻觉妄想性兴奋。受幻觉或妄想影响，尤其是幻听，患者情绪激动，高声谩骂以回驳对方。这种兴奋状态，一般为阵发性的，而且持续时间不长。

2. 情感障碍

躁狂发作为协调性精神运动性兴奋，表现出情感高涨、思维奔逸和意志增强。患者的兴奋遍及精神活动各方面，但以情感高涨为突出表现，并影响和支配着其他方面的活动。患者体验到强烈而持久的喜悦和兴奋，面部洋溢着欢乐之情，然而严重者可能愤怒多于欢乐。患者感到思维速度加快而表现出话多、滔滔不绝，严重时语言的速度跟不上思维速度而出现语不成句；动作多，整日忙碌，做事有头无尾，严重时日夜活动不停。患者的精神活动在知、情、意各个过程之间，与其周围环境保持完整、互相协调和配合。具有上述典型表现者诊断不难。

3. 癔症

在精神因素作用下突然发作的爆发性情感障碍，表现为又哭又笑，又吵又闹，可有撒娇、做作、幼稚的表情与动作。以夸张表演的姿态诉说他们的委屈和愤怒，带有尽量发泄的特征。有些患者的精神运动性兴奋颇为剧烈，可大发雷霆、捶胸顿足、撕衣毁物、以头撞墙或有自杀姿态。这类兴奋一般持续时间较短，1～2 小时或几个小时。患者对周围情况的感知并无障碍，一般意识清晰，但严重时可出现轻度意识障碍。患者的暗示性较高，癔病性格也颇为明显。由于癔症样发作可见于多种疾病，甚至见于脑器质性疾病，通常需排除其他疾病后，才考虑癔病的诊断。

4. 急性应激障碍

在强烈的精神刺激下突然起病，表现的主要内容与精神创伤密切相关，伴有相应的情感色彩，易被人理解。有时患者情绪高涨、易激惹，类似躁狂状态，但缺乏躁狂患者的思维奔逸、随境转移等。有些患者表现为木僵后转入兴奋状态，此时可有意识障碍，对周围事物不能清晰感知，自言自语、表情紧张，动作杂乱、无目的性或躁动不安、冲动毁物。病程较短，多在 1 周左右恢复。

5. 精神发育迟滞

患者自我控制能力低，易出现冲动性兴奋，在被他人激怒时易于发生毁物、自伤或伤人等行为，一般持续时间很短，十几分钟至几十分钟便平息。患者可以伴发躁狂，动作和言语增多，可有破坏行为，言语内容单调，虽情绪高涨，但缺乏感染力。依据患者的生长发育史及学习成绩评估智力，而智力测验能较准确地测出患者的智商。

6. **人格障碍**

（1）反社会型人格障碍。患者行为不符合社会规范，缺乏自控能力，行为具有冲动性，易与人争吵、发生斗殴，甚至伤人毁物，多呈发作性。

（2）冲动型人格障碍。患者不能控制自己的情感冲动，以致突然发生暴怒，甚至暴力行为；事后虽能认识到错误，但遇事重蹈覆辙，不知悔改。

7. **脑器质性精神障碍**

多表现为不协调性兴奋，特点是动作行为多杂乱，并带有冲动性，甚至出现攻击行为。患者一般有不同程度的智能障碍，严重时出现痴呆和人格障碍。思维活动缓慢、迟滞，可有语言增多，情感不稳定，易激惹。

8. **躯体疾病与中毒性精神障碍**

可出现急性意识障碍或呈类躁狂状态，情绪高涨，言语与活动增多，多呈阵发性，精神症状与躯体疾病严重程度有平行消长关系。根据病史、实验室检查，易于诊断。

（三）处理

1. **药物治疗**

（1）对精神分裂症和躁狂症的兴奋，可选用镇静作用较强的抗精神病药。较轻者可以口服，较重者可以肠道外给药或肌注；十分严重者，需要静脉给药。如与苯二氮卓类药物联用，可减少抗精神病药用量。必要时应用电痉挛治疗，对控制兴奋效果良好。

（2）对癔症和急性应激障碍的兴奋状态，可采用口服或注射苯二氮卓类药物，必要时加用小量抗精神病药。

（3）对精神发育迟滞的冲动性兴奋，可按上项处理，但此类患者易出现药物副作用，应注意观察，每日总剂量应较上述为低。

（4）人格障碍患者的兴奋多为发作性，可临时给予小剂量抗精神病药。

（5）脑器质性精神障碍、躯体疾病与中毒性精神障碍所致的兴奋慎用抗精神病药。一般用安定肌注或苯巴比妥钠肌注，严重者可考虑配合使用小剂量抗精神病药。密切观察，根据病情随时调整用药和剂量。

2. **心理治疗**

掌握时机，当患者可以接受时，安排好适当的心理治疗，尤其对心因性或癔症性兴奋的患者，可实施暗示性治疗等，消除心因性因素，争取家属及与患者发病有关的人的配合（家庭与社会支持系统），促进康复。

3. **其他治疗**

如给予营养支持性治疗，纠正水、电解质紊乱，调整酸碱平衡等。并发感染者要及时应用抗生素治疗。

四、急性抑郁状态

抑郁状态时患者感到心境低落、恶劣、悲伤、沮丧、缺乏自信、兴趣降低；表情忧愁，思维迟缓，语言、动作明显减少，或者出现激惹、不安状态；本能活动降低，睡眠障碍，不主动进食；对前途悲观或绝望，自责自罪，或消极厌世，甚至出现自杀行为。这是患者看急诊的主要原因。急性抑郁状态指起病急，病程进展迅速，周围人尚未察觉患者心境时，即出现自杀企图或行为的抑郁状态。情感障碍的抑郁发作、伴抑郁症状的分裂症、药源性抑郁和继发于器质性疾病的抑郁患者都有可能出现急性抑郁状态。

（一）诊断和鉴别要点

1. 情感性精神障碍抑郁发作

具有抑郁状态的典型症状，情绪低落、思维迟缓、动作减少。对日常生活丧失兴趣，无愉快感，愁眉苦脸，心境恶劣，持续的疲乏感，活动明显减少，自我评价过低、自责，或者有罪恶妄想，联想困难，出现自杀意念或行为，睡眠障碍以早醒为特征，食欲、性欲降低，体重下降。症状有晨重夜轻的特点。在更年期发病可伴有明显的焦虑和自主神经失调症状。患者可在心理、社会因素作用下起病，间歇发作病程，有抑郁或躁狂发作史，可确立诊断。有的患者存在的心境低落尚未充分暴露，在联想困难的思维中已隐藏着牢固的自杀企图，活动减少的同时掩盖了进行自杀的积极准备工作，随疾病进展可出现自杀行为，这些首发抑郁的病人是较危险的。

2. 精神分裂症

精神分裂症早期或急性期可伴有抑郁症状。以分裂症状为主要临床表现，抑郁症状虽严重，但持续时间短，随分裂症状改善而消失；情感平淡，罪恶、疑病、虚无和贫穷妄想多见，内容比较荒谬，可因悲观厌世或受幻觉支配、妄想驱使出现突如其来的自伤、自杀企图和行为，若自杀未遂，患者缺乏悔恨、悲痛的情感。部分经治疗病情缓解后出现抑郁状态，患者自知力恢复后，面对现实生活，诸如工作、家庭、恋爱、婚姻等无法回避的问题，对自己的疾病和前途产生负性心理反应，称之为分裂症后抑郁。也有抑郁症状出现在分裂症患者的治疗阶段，多在所用抗精神病药物剂量较大时，有明显的锥体外系副作用，尤其是静坐不能，应考虑为药源性抑郁。这两种抑郁状态可出现自杀企图与行为，诊断时应注意相鉴别。

3. 药源性抑郁

抗精神病药物治疗时出现的抑郁症状，为易怒、苦闷、情绪不稳，多有明显的锥体外系副作用，尤其是静坐不能。其他药物如利血平、异烟肼、甲基多巴、口服避孕药、激素、阿的平等也可引起抑郁状态。根据病史，注意观察，可及时识别处理。

4. 继发于脑器质性疾病与躯体疾病的抑郁

脑动脉硬化、脑变性疾病、脑肿瘤、癫痫及内分泌疾病、癌症、尿毒症、肝炎等，也可出现抑郁症状，多在长期患病后。由于对原发病的心理负担过重所致，常伴有明显的焦虑。

（二）处理

1. 预防自杀

抑郁状态最严重的危害是自杀，有严重自杀企图的患者应住院治疗。防止自杀最积极的措施是治疗，在治疗尚未产生临床效应时，必须加强监护、防范意外。一般治疗效果的出现有一个过程，常常首先是失眠、食欲不振等自主神经症状的好转；其次是精神运动性抑制的改变，如与他人接触活动增加等；最后才是心境的改善。当患者出现上述规律颠倒时，需要注意自杀的可能性。

2. 药物治疗

根据情况选用抗抑郁药。有焦虑和睡眠障碍者需合并苯二氮卓类药，保证有良好的睡眠，减少轻生观念；伴有精神病症状者可配合小剂量抗精神病药。

3. 电痉挛治疗

有良好的效果，适用于严重自杀倾向及严重精神运动性抑制的患者，对抗抑郁药治疗效果不佳或难治性抑郁症患者可有较好的疗效。

4. **心理治疗**

心理治疗对心因性抑郁和有心理社会因素作用起病的患者可发挥重要作用，也适用于一些脑器质疾病、躯体疾病伴发抑郁的患者。可根据患者情况，选用支持性、认知、行为等心理治疗方法。

5. **原发疾病与并发症的处理**

如是药源性抑郁症，则应停用引起抑郁的药物和促进药物从体内排出，并选择一种抗抑郁药配合应用。对继发于脑器质性或躯体疾病的抑郁，应积极治疗原发疾病，同时选用副作用小的抗抑郁剂。对自杀未遂者，需积极处理由于自杀行为引起的后果，如心肺复苏，骨折、外伤的处理等。

五、急性木僵状态

木僵状态是在意识清晰下出现的高度精神运动性抑制。轻者言语和动作明显减少或迟缓，患者表现出问之不答、唤之不应、表情呆滞，但姿势较自然，在无人时能自动进食、大小便。严重时称急性木僵状态，表现为全身肌肉紧张，随意运动完全抑制，呆坐、呆立或卧床不动，面部表情僵滞，不吃不喝，唾液不咽，大小便不排，对外界刺激无反应。一些患者如果能在亚木僵状态时得到适当的治疗，可控制住病情不进入严重的急性木僵状态，尽快识别作出诊断是关键。

木僵不同于昏迷，木僵一般无意识障碍，各种反射保存。患者通常能双眼睁开注视检查者，或跟踪移动物体，并且常抗拒检查。木僵解除后患者可回忆起木僵期间发生的事情。昏迷则为严重意识障碍的表现，各种反射减弱或消失。患者通常闭眼，眼睑松弛，肢体任检查者搬动，清醒后对昏迷期间发生的事情不能回忆。紧张型分裂症、抑郁症、应激相关性精神障碍、脑器质性精神障碍及药源性抑郁的患者都可出现急性木僵状态。

（一）诊断与鉴别要点

1. **紧张性木僵**

紧张型分裂症的紧张性木僵是木僵的典型表现。轻者言语动作明显减少，可出现刻板动作与言语、模仿动作和言语及违拗等症状。严重时运动完全抑制，不语不动、不食不饮，双目凝视，面无表情，对刺激无反应，口内唾液顺口角流出，大小便潴留，全身肌张力增高，可引出蜡样屈曲、“空气枕头”。患者呼吸脉搏变慢，血压偏低，瞳孔缩小，对光反射迟钝。患者对周围事物虽无反应，但一般仍能正确感知；知道别人对他的摆布，却不能加以抗拒；患者木僵解除后可回忆经过。部分患者可进入紧张性兴奋状态，或与兴奋状态交替出现。典型的紧张性木僵诊断并不困难，但需与其他木僵，尤其是器质性木僵相鉴别。

2. **抑郁性木僵**

抑郁性木僵是重度抑郁发作的一种表现。随着患者病情加重，运动也逐渐减少。首先感到肢体沉重，继而终日僵卧，不语不食，对外界一般刺激多无反应，也可伴唾液及大小便潴留。如耐心询问，常可获微弱回答，或以点头摇头示意，也可眼角噙泪。患者的情感活动在表情、姿势方面与他内心体验完全相符，是紧张性木僵患者没有的。患者在进入木僵前常有明显的抑郁情绪，睡眠障碍尤其是早醒，食欲降低和消极意念，这些有助于抑郁症的诊断。

3. **反应性木僵**

急性应激障碍可出现反应性木僵，是由急剧而强烈的精神创伤引起的精神运动性抑制。既无动作，也无表情，常伴有自主神经功能失调症状，如心动过速、面色苍白、出汗等，常存在意识障碍。这一状态历时短暂，可迅速恢复或转为兴奋状态。恢复后对木僵状态期间的经历多不能回忆。由于存在典型的病史，这类木僵诊断多不困难。

4. **器质性木僵**

脑器质性精神障碍可引发器质性木僵，是发生于严重急性脑损害的木僵。凡能引起脑损害的原因，如感染、中毒、脑肿瘤、脑血管病、脑外伤、脑变性疾病、癫痫等都可引起器质性木僵。表现为不语不动，有些患者可被动进食或有排便等动作。识别器质性木僵主要依靠病史、体查和实验室或特殊检查所见；患者常有意识障碍、病理反射、癫痫发作和智能损害。

5. **药源性木僵**

由某些精神药物引起，尤其易出现在药物剂量过大时。如在大剂量抗精神病治疗中出现木僵，应考虑药源性木僵的可能。

（二）处理

1. **电痉挛治疗**

电痉挛治疗是紧张性木僵与抑郁性木僵首选的疗法。经 2 ~ 3 次治疗，木僵状态可明显缓解，如患者无禁忌证，应及早予以电痉挛治疗。

2. **药物治疗**

紧张性木僵可采用舒必利治疗，肌注或静脉滴注。待患者能口服时，改为口服用药。抑郁性木僵应给予抗抑郁剂肌注或静脉滴入，每日 1 次；也可合并抗精神病药治疗，方法同上，剂量宜减半；当患者能口服时，可选用的抗抑郁药众多。反应性木僵可自行缓解，一般无须特殊治疗，如木僵持续时间较长，或进入兴奋状态，可给予苯二氮卓类或小剂量抗精神病药，如氯硝安定肌注。

3. **病因治疗**

器质性木僵应尽快明确脑器质性疾病诊断，针对病因采取治疗措施。药源性木僵应停用引发木僵的药物，如为大剂量抗精神病治疗中，可视患者情况一次或分次停药，应注意避免骤停药物引起的其他严重副作用；给予促药物排泄、对症治疗等处理。

4. **支持治疗**

木僵患者进食多有困难，因此，要安置胃管并保留，给予足够的液体和营养；木僵状态患者常伴有脱水、电解质紊乱、代谢性酸中毒、营养不良等，应注意肠道外营养的摄入，补充足够的液体，纠正水、电解质紊乱，调整酸碱平衡。器质性木僵患者还需预防褥疮形成。

六、急性幻觉状态

急性幻觉状态是指在无明显意识障碍的情况下突然出现大量持久的幻觉。以听幻觉和视幻觉较多见，但也可以出现其他幻觉如触幻觉、味幻觉和嗅幻觉。幻觉内容多为对患者不利的。有些患者同时存在妄想。急性幻觉状态常见于精神分裂症，情感性、心因性精神障碍，癔症，中毒性、急性器质性精神障碍。大量持久的幻觉以及被害内容，可引起患者明显的情绪反应以及逃避、自伤、自杀或暴力攻击行为，多因此急诊。

（一）诊断与鉴别要点

1. 精神分裂症

精神分裂症患者尤其是偏执型患者，在疾病的某一时期出现大量的幻觉，以持续较长时间的言语性幻听最多见。幻觉内容多为迫害性质，为此愤怒、恐惧、主动攻击或消极躲避，甚至自伤、自杀。同时存在思维、情感等障碍，其他精神病性症状如荒谬或多种妄想，精神分裂症诊断就比较肯定。

2. 情感性精神障碍

有些严重抑郁症患者可出现幻听，一般为不连贯的片断言语声，如谩骂、斥责或令其自杀等。多伴罪恶妄想。患者有严重的抑郁情绪；兴趣丧失、精神运动性迟钝、早醒、食欲和性欲缺乏、体重减轻等症状有助于抑郁症的诊断。

3. 心因性精神障碍

可有持续较久的幻觉，以听幻觉多见。少数患者以幻觉为突出症状，称心因性幻觉症。幻觉内容不怪异，与精神因素和情感体验密切相关。

4. 癔症

在发作时可出现鲜明的、与以往经历有关的、带有强烈情感色彩的听幻觉或视幻觉，症状可随暗示而改变，同时伴有意识狭窄。

5. 中毒性精神障碍

（1）酒中毒性幻觉症。慢性酒中毒患者可在意识清晰状态下出现丰富的听幻觉，内容充满不愉快和敌意，常带有指责性、命令性、威胁性，可伴有被害和嫉妒妄想。患者因恐惧、愤怒而去投诉，甚至出现攻击、暴力、自杀行为。酒中毒患者在震颤谵妄时也可有明显的视幻觉和听幻觉，但这时患者有意识障碍，因此与酒中毒性幻觉症不同。长期饮酒史及酒中毒性其他精神与躯体症状如遗忘、肝功能受损等，有助于诊断。

（2）致幻剂或麻醉品引起的幻觉症。南美仙人掌毒碱和印度大麻以及麻醉品如可卡因和苯环己哌啶使用后，可出现急性幻觉状态。表现为各种幻觉，尤以听、视幻觉为多，同时有时空方面的感知障碍。长期慢性使用可卡因可形成可卡因精神病，患者觉得有虫子在身体某处皮下爬行，不惜用刀子切开皮肤以取出幻想中的虫子，也可出现被害妄想，援引观念，伴攻击、暴力、自杀行为。诊断主要依靠服药史及血、尿液中查出其代谢产物。

6. 急性器质性精神障碍

谵妄状态时可有视幻觉，还可以有听幻觉，内容多为恐怖性的，因而患者表情恐惧，有可能出现逃避行为如破窗而出发生坠楼等意外事故。患者的意识障碍和同时存在的躯体疾病的症状和体征有助于诊断。

（二）处理

1. 优先处理

首先对处于急性幻觉状态患者出现的兴奋、冲动、攻击、自伤、自杀行为优先处理，以免发生意外。对没有禁忌证的患者可考虑采用电痉挛治疗。

2. 药物治疗

（1）精神分裂症：给予抗精神病药物治疗，可选用经典或非经典抗精神病药。

（2）情感性精神障碍：对严重抑郁发作患者，应给予抗抑郁剂治疗，也可与小量舒必利或奋乃静合用。

（3）心因性幻觉症：可用小剂量抗精神病药。

（4）癔症：给予苯二氮卓类药或小剂量有镇静作用的抗精神病药，让患者入睡即可解除癔病发作状态，幻觉随之消失。

（5）中毒性与急性器质性精神障碍：可应用抗精神病药，剂量不宜大，也可视病情与苯二氮卓类药物合用。同时要戒酒、停止摄入致幻剂及毒品，防止幻觉再发。

3. **心理治疗**

适用于各类疾病的稳定、恢复期，尤其是心因性精神障碍者，适时采取支持性心理治疗、认知治疗等方法，改变环境，消除产生症状的心理环境因素。癔症患者发作后对其进行心理治疗。

4. **病因治疗**

针对病因采取治疗措施，补充营养，纠正水、电解质失衡。

七、急性妄想状态

急性妄想状态可有不同的形式，可以是内容杂乱的妄想，如被害妄想、关系妄想、钟情妄想等混杂在一起，虽然结构松散，但思维完全被妄想支配，可影响患者行为。也可以表现为妄想知觉或妄想心境，如患者感到周围事物都好像完全针对自己，而感到迷惑疑虑，产生不安全感，甚至产生逃避和攻击行为。有些精神疾病，尤其是精神分裂症，在某一段时间以妄想作为临床表现的核心症状。有的伴有幻觉，妄想可因幻觉而加强；亦可不伴幻觉，其他精神活动相对不受影响，以顽固的妄想系统为主要表现，甚至结构相当严密，未经调查，可受其蒙蔽。因妄想的存在，终会导致行为表现，如害怕被人投毒而拒绝进食，害怕被人迫害而先攻击他人，因钟情妄想而盲目追求异性，有夸大妄想而自命不凡。患者被带来急诊多不是由于妄想本身，而是由于妄想引起的行为异常，如自伤、自杀、攻击行为或逃避行为。急性妄想状态常见于精神分裂症、偏执性精神障碍、妄想阵发、感应性精神病、急性妄想性反应、情感障碍及急性器质性精神病。

（一）诊断和鉴别要点

1. **急性精神分裂症**

急性期可以出现原发性妄想。患者的妄想心境和妄想知觉支配着患者的情绪和行为。例如，一位患者在上公共汽车时，突然觉得周围的乘客都是要抓自己的便衣警察，于是，转身冲下车就跑。这种原发性妄想对于精神分裂症诊断具有特征性，但常常难以发现。偏执型精神分裂症以妄想为主要临床表现，妄想内容荒谬离奇，不断泛化，常有两种或多种妄想同时持续存在。产生强烈的情绪反应，且引起过激行为。如有被害妄想、影响妄想、关系妄想的患者，坚信某人或某个集团甚至全社会的人都在用各种方法迫害他，用仪器控制、影响他，别人的一举一动都是针对他的，因此患者逃避迫害，或予以反击、告状，或采取暴力手段攻击所谓迫害他的人；有钟情妄想的患者常追逐、纠缠对方；有嫉妒妄想的患者则跟踪、逼供配偶或攻击所谓第三者。如同时有肯定的幻听，精神分裂症的诊断比较容易肯定。

2. **偏执性精神障碍**

以系统妄想为主要症状，内容固定，有一定的现实性，不经了解难辨真伪，表现为被害、嫉妒、夸大、疑病或钟情等内容。一般不伴有幻觉，若有幻觉则历时短暂且不突出。在不涉及妄想的情况下，无明显的其他心理方面异常。

3. 妄想阵发

一般无明显发病诱因，常突然急性起病，多在1周内症状达到高峰。以突然产生多种结构松散、变换不定的妄想为主，如被害、夸大、嫉妒或宗教妄想等混杂在一起。其特征是妄想从发作开始就完全建立了，没有预兆，妄想在脑中形成并暗暗地发展，然后以不可抗拒的力量突然爆发出来，而且多不会进一步发展。可伴有短暂错觉、幻觉或推理障碍，思维完全被妄想所支配。伴有恍惚、人格解体以及焦虑、激惹，甚至呆滞。病程短暂，缓解迅速，妄想在几天或几周内恢复至病前心理水平，但可复发，部分病例病程可达3个月。

4. 感应性精神病

发病较急，以感应妄想最常见，两个或多个彼此亲近的人出现类似的妄想内容，以被害、着魔或夸大多见。被感应患者与原发患者有思想感情上的共鸣，感应者处于权威地位，被感应者具有驯服、依赖等人格特点。鉴别方法是将他们隔离开，被感应者的妄想可迅速消失。

5. 急性妄想性反应

素质因素和心理应激因素对急性妄想性反应的发生具有重要意义。患者具有易罹患素质，表现为敏感多疑，或具有"脆弱型人格"。在精神因素作用下，发生猜疑、牵连观念、关系妄想和被害妄想。在一些特殊环境（如移民、拘禁）或躯体改变时更容易发生。

（1）移民性精神病。生活于异乡，处于社会隔离状态的脆弱人格或多疑性格者易出现牵连观念，形成以被害妄想为主要表现的急性妄想状态。

（2）拘禁性精神病。被拘禁者，尤其是单独拘禁者，也可以产生以被害妄想为主要表现的急性偏执状态。

6. 情感性精神障碍

严重抑郁症患者可以出现罪恶、虚无、被害妄想；躁狂症患者可以有夸大妄想，并且都可能影响到行为。由于妄想多见于疾病的严重期，同时存在明显的抑郁或躁狂症状，诊断多不困难。

7. 急性器质性精神病

在谵妄状态时，可以出现较多的妄想和幻觉。妄想内容多不固定，以片断关系、被害、疑病妄想多见。急性期过后，有些患者可残留被害妄想等。患者的意识障碍和同时存在的脑器质性及躯体疾病症状有助于诊断。

（二）处理

1. 优先处理

优先处理受妄想支配出现的兴奋、攻击、自伤、自杀等行为障碍，必要时可选用电痉挛治疗。

2. 药物治疗

对控制急性妄想状态有效的治疗措施是使用抗精神病药。急性期可采用非口服方法。精神分裂症患者应系统用药，达到有效治疗量（中、高剂量）和有效的治疗时间。偏执性精神障碍患者宜选用副作用小、依从性较好的非典型抗精神病药。妄想阵发未能自行缓解者仍需给抗精神病药。感应性精神病患者的处理同精神分裂症。急性妄想性反应与急性器质性精神障碍使用抗精神病药剂量不宜大。情感障碍患者在严重时可加用抗精神病药治疗。

3. **心理治疗**

心理治疗适用于各种疾病恢复期。对于偏执性精神障碍患者，用正确的认知等心理学方法逐步影响、改变患者的偏执，在治疗中占重要地位。另外，改变环境、社会支持也有助于疾病康复。同样可酌情应用于感应性精神病和急性妄想性反应者。

4. **病因治疗**

对急性器质性精神障碍应针对病因采取治疗措施，同时注意补充营养，纠正水、电解质平衡紊乱。

八、惊恐发作

惊恐发作是以反复出现强烈的恐惧感，伴濒死感或失控感，及严重的自主神经症状为特点，患者感到十分恐惧，也使亲属感到十分惊骇的状态。因此，发作时一般去看急诊，绝大多数患者是去内科急诊室。

惊恐发作时，患者突然出现强烈的惊慌、恐惧，感到大难临头或即将死去，或者感到失去理智和控制能力。同时伴有难以忍受的不适感，胸闷、胸痛、心悸、气短、窒息感、头昏头胀，或发生晕厥、面部潮红或苍白、步态不稳或手脚麻木、震颤、肌肉抽动、胃肠道不适或大小便紧迫感等自主神经症状。在这种惊恐状态下，患者可来回踱步、搓手顿足，或惊叫求救、跑出去求助；有的患者不敢活动，甚至抓住他人。发作持续几分钟至几十分钟，可自行缓解，发作时意识清晰，事后能回忆，发作后一切如常，但不久又可突然再发。由于反复发作，患者在间歇期时也因担心再度发作而惶恐不安，有些患者因担心发作时得不到帮助而主动回避一些活动，不愿单独出门，不去人多的热闹场合，或出门时要人陪伴。惊恐发作是急性焦虑症的主要临床表现，但也可见于躯体疾病、药物所致或其他精神障碍。惊恐发作伴有抑郁症状者，自杀倾向增加，应特别重视。

（一）诊断与鉴别要点

1. **急性焦虑症**

急性焦虑症又称惊恐障碍，是以反复的惊恐发作为主要原发症状的神经症。发作并不限于任何特定的情境，具有不可预测性。诊断急性焦虑症需要：①一个月内至少有三次惊恐发作，或在首次发作后继发害怕再发作的焦虑持续一个月；②排除其他原因，如躯体疾病和药物等引起的惊恐发作。

2. **广泛性焦虑**

广泛性焦虑以持续的焦虑症状为原发的和主要的临床相，偶尔也出现惊恐发作。其焦虑症状表现为经常或持续的无明确对象和具体内容的恐惧或提心吊胆，伴自主神经系统症状和运动性不安，如心悸、气短、多汗、头昏和小动作增加、不能静坐、徘徊等。有些患者的担忧似乎与现实有联系，但其担忧的内容和严重程度远远超过正常范围。可伴有睡眠障碍，多为入睡困难、睡眠浅或噩梦，有的患者从噩梦中醒来后感到极度恐惧，大汗淋漓，症状典型者诊断并不困难。

3. **其他神经症**

其他神经症如疑病症、恐惧症和强迫症虽然可以出现惊恐发作，但发作频率达不到诊断惊恐障碍的诊断标准，而且患者具有疑病、恐惧或强迫症的临床特点。

4. **重性精神病**

精神分裂症患者的急性期、情感障碍的抑郁症患者也可以出现惊恐发作，但患者还有精神分裂症或抑郁症的临床特点，惊恐发作只作为伴发症状。

5. **药源性惊恐发作**

服用过量的咖啡因、苯丙胺或其他似交感药时可出现类似惊恐发作的表现。巴比妥药物依赖者，戒断时也可出现类似惊恐发作的表现。患者有明确的服药史有助于诊断。

（二）处理

1. **药物治疗**

患者处在惊恐发作时，立即给予安定静脉缓慢注射或肌注、口服，或舌下含化氯羟安定，该药作用迅速。如患者出现过度换气，可用一塑料袋或纸袋罩住患者的口、鼻（不要完全密封），让患者吸入较多量的二氧化碳以减轻过度换气引起的碱血症，从而减轻惊恐发作。

惊恐障碍或广泛性焦虑可应用抗抑郁剂，还可采用抗焦虑药，治疗剂量不宜过高，苯二氮卓类各药应交替使用。其他神经症、重性精神病伴发惊恐发作者在治疗主要临床相基础上可酌情使用上述药物。

2. **心理治疗**

在药物控制焦虑的基础上采用适当的心理学治疗方法，调动患者的积极因素，可有减轻焦虑的作用。如支持性心理治疗、放松治疗、行为治疗、催眠疗法等都有助于减轻惊恐发作患者的心理负担。

3. **治疗原发病**

由躯体疾病或药物所致的惊恐发作需治疗躯体疾病，避免过量应用药物，巴比妥依赖者宜递减使用药物，逐步戒除。

九、暴力行为

暴力行为可发生于人格障碍，酒、毒品滥用，癫痫及急性起病的精神疾病。以人格障碍等非重性精神病者居多。重性精神病患者仅占一部分，他们在幻觉、妄想的支配下发生暴力行为，其行为突如其来，不可理解，而且毫无自控能力。除已实施的暴力行为外，还存在潜在的或可能的暴力行为。患者发出言语威胁或作出姿态要采取暴力行为，或者立即要实施暴力行为。对于这类患者，如采取适当措施，则可防止暴力行为发生。

（一）精神病患者暴力行为的预测

预测精神疾病患者的暴力行为是十分困难的，因为精神病患者的暴力行为多是突然发生，许多临床学者对这一问题进行研究，但结果不一致。下面介绍一些预测暴力行为的特征以做参考。

1. **一般特征**

多数人认为男性、年轻、单身、失业的患者发生暴力行为的可能性要大些。不同的看法有：女性患者暴力行为较多，男性患者暴力行为的威胁较多；单身患者更多的是威胁要攻击他人、言语攻击和毁物，而已婚患者更多的是攻击他人。

2. **临床特征**

诊断精神分裂症出现暴力行为者最多见。相关的精神症状有敌意、冲动、幻觉妄想和躁狂状态等。曾有暴力行为史者很可能再次发生暴力行为。暴力行为对象常是与患者关系亲密的人，患者发生暴力行为前可能对受害者表现出敌对态度。患者有激动、不安、强求、高声大叫或多疑者，可能立即发生暴力行为。如果患者手中没有武器，也许不会引起很大危害。患者所处的位置也在一定程度上决定引起危害的大小。

（二）诊断与鉴别要点

1. 精神分裂症

在幻觉、妄想的支配和影响下，精神分裂症患者可突然向周围人发起攻击。如受被害妄想影响攻击“迫害”者；有嫉妒妄想的患者可能对其配偶或“第三者”进行殴打，甚至行凶；紧张性兴奋患者常突然发作，伤人毁物、行为粗暴，无目的性；青春型患者本能活动亢进，可发生性骚扰行为。由于存在典型症状，一般不难作出诊断。精神分裂症患者如伴有精神发育迟滞、人格障碍、酒或药物滥用，发生暴力行为的危险增加。

有些精神分裂症患者发生暴力行为不是由精神病性症状所致，可能与患者对其周围人平日的厌恶态度产生敌对有关，也可能由于正常自我防卫而引起。

2. 情感障碍

急性严重躁狂患者极易激惹，遇到要求未得到满足、活动受到限制等不如意时就可能发生攻击行为。有的抑郁症患者不表现自杀，而是攻击他人，或者以杀人来达到杀己的目的。有些严重抑郁的患者，怕亲人因自己的“罪恶”遭受惩罚，先将自己的亲人（多为年幼的子女）杀死后再自杀。

3. 人格障碍

人格障碍特别是反社会性人格障碍和冲动性人格障碍患者发生暴力行为的危险增加。人格障碍患者住院率不高，发生暴力行为常在精神科病房以外，在暴力行为中居首。这类人有许多行为问题和心理障碍，情绪不稳定，常常对他人发怒或攻击他人，对社会缺乏责任、义务感，对自己的暴力行为无内疚和负罪感。多次发生暴力行为者，虽受惩治也不吸取教训。

4. 物质滥用

醉酒可以引起暴力行为。酒依赖合并人格障碍也是发生暴力行为的原因。酒中毒性幻觉症、妄想症及震颤谵妄时常出现攻击性行为。

许多毒品可以引起暴力行为。一次大剂量使用可卡因导致急性中毒，可出现狂躁不安、幻觉、躁狂样谵妄状态，导致冲动伤人甚至杀人。长期慢性服用可卡因可形成可卡因精神病，在幻觉、妄想的支配下出现攻击行为。成瘾者渴求毒品或为了得到购买毒品的钱财也可发生暴力行为。致幻剂可引起判断受损、知觉改变和妄想。短效巴比妥类药可以引起类似酒滥用时的暴力行为。

5. 器质性精神障碍

癫痫患者在大发作后意识障碍时，可能出现伤人、毁物，甚至行凶杀人。颞叶癫痫患者发作期可发生无目的性的暴力行为。有人格改变的癫痫患者固执、易激惹，且凶狠、残忍，也可能发生暴力行为。癫痫发作史、脑电图改变有助于诊断。

脑器质性精神障碍、躯体疾病所致精神障碍患者常出现意识障碍，不能正确辨认周围事物，行为盲目或受幻觉、妄想支配出现暴力行为。脑器质性精神障碍患者，尤其是癫痫和较严重的颅脑外伤患者可以突然出现强烈而短暂的病理性激情，可发生残酷的暴行如伤人、毁物。患者当时不能控制，事后多不能回忆。

6. 间发性暴怒障碍

特点是反复发生不能控制的攻击性冲动，造成人身攻击和财产破坏。患者的狂暴行为突然发生，不可预测，事后感到后悔，不逃避责任，常为再次发作感到担忧，甚至导致自杀。间发性暴怒障碍患者多为男性，存在心境障碍、攻击行为家族史、神经系统软体征、EEG 异常。常因微不足道的社会心理紧张刺激导致暴力行为，发作一般持续几分钟至几小时，然后迅速缓解，发作间期可正常。其病因与发病机制尚不清楚，一般认为与脑器质性损害及儿童期不良环境有关。

7. 精神发育迟滞与染色体异常所致精神障碍

由于自控能力低下，易出现暴力行为，染色体异常中以47染色体，类型以XYY型为多。

（三）处理

1. 紧急处理

原则上是将暴力行为的损害控制在最低程度。有暴力行为先兆的应注意：不要单独检查患者，不要将患者带到一个关闭的空间，如办公室、单人病房，不要与患者对抗。控制暴力行为的方法有言语安抚、安全保护和应用药物。处理方式，取决于患者的具体情况，但优先要考虑的是安全。

在暴力行为发生现场，对患者进行劝诱。可以用好言抚慰患者，答应其要求，尽量用平和的方法使患者停止暴力行为。一般来说，严重精神病患者或脑器质性疾病患者的暴力行为较难用对话方式解决。如劝诱无效，为了保证患者及其他人员的安全，给予保护性约束。待精神检查、应用药物后视患者情况决定是否解除患者的安全保护。应对患者加强监护，防止发生意外事故。

2. 药物治疗

抗精神病药肌肉或静脉给药，可用于精神分裂症、躁狂症和其他精神病。苯二氮卓类药物可单独应用于非重性精神病患者，也可与抗精神病药合用。如氯硝安定肌注，具体方法也可参照兴奋状态处理。卡马西平对癫痫患者的攻击行为和易激惹有效，对其他发作性的暴力行为患者，特别是无明显脑损害或精神迟滞的人格障碍患者有一定的疗效。

3. 心理治疗

可根据病情采用行为疗法，长期的心理治疗适用于非精神病性患者，应使患者悟出他为什么要用暴力行为作为表达方式。

4. 病因治疗

物质滥用者待暴力行为控制后应进行戒酒、脱毒治疗。器质性精神障碍患者应积极治疗原发病。

十、自伤和自杀行为

自伤是有意伤害自己身体的行为，目的是损伤自己，而不是结束生命。方式可用刀或其他器械切割，或吞食异物、有意过量服药。自伤可发生于精神病患者包括精神发育迟滞、痴呆、癫痫、人格障碍患者。有些患者本来的意图是进行非致命性自伤，但由于缺乏正常知识，有可能危及重要器官，如脑、大血管及内脏，可能导致死亡的结局。

自杀是自行结束生命的行为。导致了死亡结局的为自杀死亡，未导致死亡结局的为自杀未遂，自杀想法未采取行动的称自杀意念，如已准备采取行动的称自杀企图。有意采取不足以致死行为的称为自杀姿态，但有时也可能导致死亡。自杀姿态作为非语言交流的一种形式，具有警告、威胁或求助的含义。自杀在神经症和人格障碍患者中较常见，在重性精神病患者中更为常见，也可发生在躯体疾病患者和其他陷入危机状态的人群中。

自伤、自杀行为是常见的急诊。自杀死亡者不可能再来医院，因此精神科医生遇到的是自杀未遂、自杀企图、自杀意向、自杀姿态者，医生要识别出那些由心理因素或精神障碍引起的自杀，并采取适当措施防止患者自杀。

（一）自杀动机与自杀危险的判断

当一个人陷入表面上无法容忍、无法解决的困难处境，并且认为只有结束生命才能摆脱困境时，将会出现自杀行为。动机可以是失望、焦虑、恐惧，特别是面临危险、疾病、死亡、罪过的暴露、突发精神疾病、丧失威信以及受别人鄙视时，由绝望而引起的。

由于激动和紧张等导致的思路中断或思维短路在自杀行为中往往起重要作用，此时当事者不再能考虑以后解决问题或提高适应能力的可能性。许多人在自杀念头出现到自杀行为落实之间持续不到一天时间，持续时间较长的自杀意向，多有准备及实施手段。一些人的自杀企图无确切的实施计划，以至于许多自杀行为能得到挽救。有些自杀行为者在自杀行为发生后马上寻求别人帮助，尤其是在服了安眠药之后。

大约1/5的自杀不可预测，而以我们现有的认识想确实地预见也十分困难，然而也绝非是不可能的。当出现下述情况时，应考虑有较高的自杀危险性。

（1）患者曾有过自杀未遂行为，家庭或周围环境中发生过自杀事件。

（2）公开或直接地谈论自杀或威胁性地表示要自杀，如“你们绝不会因为我而烦恼了”。

（3）有急性恐惧不安、持久而严重的抑郁、自罪的体验，痛苦地表述对生活的绝望。

（4）近期发生过具有重要意义的丧失事件，如丧偶、失业。

（5）出现异乎寻常的行动，如表示决心，与朋友过深地倾诉，将自己的财产送出，暗中积存药物，准备刀、绳或书写遗嘱。

（6）出现异乎寻常的态度及情绪，如突发的悲泣、愤怒或退隐，作出自杀决定后的精神松弛或情绪沮丧变轻。这种情绪变化表面上看似乎矛盾，但毕竟在长时间痛苦地犹豫、踌躇之后作出自杀的决定如同一种解脱。

（二）诊断与鉴别要点

1. 精神发育迟滞和痴呆

由于患者智能障碍，缺乏自我保护能力，自制能力低下，在受到刺激时可出现碰墙、咬或打自己等自伤行为。

2. 癫痫

患者在意识障碍时可发生自伤行为。

3. 自杀未遂导致的自伤

这类患者的目的是自杀，由于方法不当而造成了自伤，仔细询问可以发现患者的自杀意图。

4. 精神分裂症

患者可在幻觉、妄想影响下出现自伤、自杀行为。有的患者采取自杀行动没有可以解释的原因，当他脑子中突然出现了自杀冲动就采取了自杀行为。伴抑郁症状的精神分裂症是导致自杀的最常见原因，精神药物所致药源性抑郁及病愈后害怕成为精神病患者的自卑、无助无望，也可促使患者出现自杀行为。

5. 情感性精神障碍与继发性抑郁

抑郁症患者的自伤很可能是自杀的后果，但也可能受罪恶妄想影响，采取痛苦的自伤来惩罚自己。急性发病、抑郁症状严重者自杀率较高，绝望感、兴趣丧失、活动减少、早醒、厌食和罪恶妄想都多见于企图自杀的抑郁症患者。严重或慢性难治性躯体疾病继发抑郁状态，如癌症患者可能不堪疾病折磨而宁愿安乐死。

6. 人格障碍

表演性人格障碍患者有可能发生自伤行为。冲动性人格障碍患者常发生割腕等自伤行为，有的患者的自伤行为也是一种自杀姿态。冲动性人格障碍患者可能出现冲动性自杀或自杀姿态。

7. 酒中毒及吸毒

长期嗜酒和吸毒者易出现自杀行为，他们多伴发抑郁、焦虑、人格障碍。酒中毒幻觉、妄想影响及出现严重的戒断综合征时，患者易出现自杀行为。

8. 癔症

癔症患者一般不会有自杀意念或企图，更不会采取自杀行为，但可能采取自杀姿态以达到自己的目的。

9. 心理因素或生活事件引起的自伤、自杀行为

日常生活中可以看到有些人因失恋、夫妻不和等生活事件发生自伤、自杀行为，有的人是因为不会应付痛苦的情感或为了逃避、解脱某种困境，也有的人是为了引起他人的注意而出现自伤、自杀行为。

（三）处理

1. 对症处理

首先要处理外伤及其他自伤、自杀未遂后果，如清创缝合、心肺复苏、骨折的处理及防治休克等。

2. 预防自杀行为

对有自杀意念、自杀企图或自杀未遂的急诊者，重要的是防止他们采取自杀行为，应住院治疗。正确的诊断和积极治疗是最好的预防措施，在治疗未起效之前，需有专人对患者进行严密监护。

3. 电痉挛治疗

对严重自杀、无治疗禁忌证者可采用电痉挛治疗。

4. 药物治疗及其他

根据患者病情，可给予抗抑郁、抗焦虑、抗精神病药物及戒酒、脱毒综合治疗措施。

5. 心理治疗

对有自杀倾向的人，心理治疗是重要的方式。要让患者表达出他的不良心境、自杀冲动与想法，使内心活动外在化，产生疏导效应。向患者讲明自杀的想法源于疾病，而疾病是可以治好的，医务人员可以帮助他，希望他能共同配合达到治愈目的。

十一、拒食

拒食是指在意识清晰的状态下有意拒绝进食，有时还拒绝饮水。可有不同的原因，如受幻觉支配，听到有声音不让他进食；从食物或水中闻到或尝出特殊不愿接受的气味或味道；受被害妄想的影响，坚信食物或水中有毒；严重抑郁特别是有罪恶妄想的患者可以拒食作为结束自己生命的手段；严重兴奋躁动的患者可能无暇进食或不能进食。严重躯体疾病患者如肝病的进食明显减少，这不是拒食，可能是食欲缺乏造成的厌食。拒食可见于精神分裂症、抑郁症、神经性厌食症、谵妄状态患者。拒食可作为患者的主要症状或伴发症状而被送来精神科急诊。长期拒食可造成机体衰竭，有可能导致死亡。

（一）诊断与鉴别要点

首先应根据病史、症状、体征排除各种躯体疾病引起的进食障碍。

1. 精神分裂症

出现拒食的多为偏执型、紧张型患者。受幻觉、妄想支配和影响而拒绝进食的，或因精神活动及运动抑郁而不进食的患者，由于这类患者精神分裂症症状典型，诊断多不困难。

2. 情感性精神障碍

严重抑郁症患者拒绝进食，希望以此结束生命。抑郁性木僵患者由于运动抑制而不能进食。长期有严重的躯体疾病可使患者情绪低落，产生自杀意念，以拒食来达到目的。

3. 神经性厌食

多见于青少年女性的进食行为异常，为故意限制饮食或有时不吃，少出现长时间的拒食。患者可采用运动、引吐、导泻等方法使体重减轻，拒绝保持与年龄和身高相应的最低体重，即使身体很瘦还认为太胖，医生进行解释也无效，常有营养不良、代谢和内分泌紊乱。

4. 谵妄状态

患者可受幻觉、妄想影响而拒食，诊断与鉴别要点见急性意识障碍一节。

5. 其他

如气功所致精神障碍，认为“练功可不进食”，或受幻觉、妄想影响而拒食。反应性木僵时因精神活动抑制而不能进食。

（二）处理

1. 支持治疗

优先处理由拒食造成的机体极度衰弱状态，注意生命体征变化，调节酸碱平衡，纠正水、电解质紊乱。同时采用静脉与鼻饲维持基本营养需要。

2. 电痉挛治疗

对精神分裂症、抑郁症拒食患者疗效最佳。如无禁忌证，应及时采用。

3. 药物治疗

对症给予抗精神病、抗抑郁药物治疗。

4. 心理治疗

适用于前述各类疾病，尤其对神经性厌食与继发性抑郁患者更重要。可依病情采用认知疗法、行为治疗等。

5. 病因治疗

谵妄状态者可针对病因进行治疗。

（郑洪波）

第十八节　心理危机的应急干预

一、概述

心理危机是指个体突然遭遇重大应激事件，如严重灾难、重大生活事件或精神压力，尤其是出现了用现有的生活条件和经验难以克服的困难时，极度痛苦，超出其心理或生理的承受能力，导致心理内环境的不平衡和精神活动濒临崩溃的状态。常伴有极度紧张、苦恼、焦虑、抑郁、麻木不仁甚至产生绝望、轻生意念，以及自主神经症状和行为障碍。一般不将其视为疾病。

确定危机需符合下列三项标准：①存在具有重大心理影响的事件；②急性情绪扰乱或认知、躯体和行为等方面的改变均不符合任何精神疾病的诊断；③当事人用通常解决问题的手段暂时不能应对或应对无效。

心理危机的应急干预（也称作危机干预）系一短期帮助过程，是针对处于心理危机的个体及时给予适当的心理援助，协助其尽快摆脱困境，渡过危机，恢复心理平衡，重获健康。危机干预的最终目标是让当事人学会解决问题、应付挫折的方法，有利于渡过当前的危机和应付以后遇到的生活事件。

危机干预的主要作用包括：防止过激行为，如自杀、自伤或攻击行为的发生；鼓励当事者充分表达自己的思想和情感，鼓励当事者恢复自信，帮助当事者获得新的信息或知识，提供适当的建议，使其能够正视危机，自行选择可能的应对和处理方式，促进问题的解决；帮助当事者回避一些应激性情境；督促当事者接受帮助和治疗；提供适当的医疗帮助，如处理昏厥、情感休克或激动状态。

进行心理危机干预，可以开展心理咨询热线服务，也可以建立心理危机干预中心，为发生心理危机的求助者提供危机干预、适当的医疗帮助、现场急救和处理，收治高度危机的当事者。

二、心理危机的原因和正常应对

（一）心理危机的常见原因

1. 生理因素

个体生命生长发育过程中出现的危机，属于发展性危机。如青春发育期的生长危机、更年期的心理生理危机，以及妊娠、分娩、危重症、急性残疾或长期身患（严重）疾病、绝症等所导致的心理生理危机。

2. 社会心理因素

（1）事故性危机，指意外的生活事件。

（2）事业性危机，如重要考试失败、晋升失败、失学、失业等。

（3）混合性或中间性危机，如由于恋爱关系、婚姻关系、朋友关系的破裂而产生的情感危机、家庭关系危机，以及老年人丧偶等。

（二）正常应对

个体对应激事件都会有所反应。由于个体对于创伤性应激事件或逆境的认识水平、应对技巧，以及个体所处的家庭、社会环境等社会支持系统的不同，不同个体对同一性质事件的反应方式、反应强度以及持续时间均有不同。

第一阶段：创伤性应激事件使当事者表现为极度的恐惧、激动或悲伤；对于极度的应激性刺激，当事者甚至会表现为麻木、茫然、否认或不相信。

第二阶段：继而产生紧张、焦虑、痛苦、愤怒、罪恶感、抑郁或悲观失望等情绪问题，并影响到日常生活，通常采用既往惯用的应对机制，来拮抗其情绪反应所带来的不适，以恢复原有的心理平衡。

第三阶段：既往惯用的应对机制不能解决目前所存在的问题，虽然创伤性应激事件已经过去，但创伤性应激反应仍然持续存在，当事者的社会适应功能明显受损或减退。

第四阶段：当事者情绪、行为和精神症状进一步加重，促使其觉察自身的反应方式，接受事实，并为将来做好计划，应用尽可能的应对或解决问题的方式来减轻心理危机或情绪困扰，但依赖于社会支持、危机干预等因素作用。

第五阶段：活动的危机状态。当事者由于缺乏一定的社会支持，或者应用了不恰当的心理防御机制等，使得问题长期存在，可以导致明显的人格障碍、行为退缩、自杀或精神疾病。

三、心理危机的表现和种类

（一）心理危机的表现

心理危机在临床上主要有情绪、认知、行为和躯体症状四个方面的表现。

1. 情绪方面

当事者往往表现为高度的紧张、焦虑、抑郁、悲伤和恐惧，部分人甚至会出现恼怒、敌对、烦躁、失望和无助等情绪。

2. 认知方面

急性危机阶段，表现为注意力过分集中在悲伤事件或反应之中，出现记忆和认知能力方面的“缩小”或“变窄”，判断、分析和决定能力下降，部分人会有记忆力减退、注意力不能集中等。

3. 行为方面

表现为痛苦悲伤的表情、哭泣或独居一隅等“反常”行为。可有工作能力下降，不能上班和做家务；兴趣减退和社交技能丧失，日趋孤单、不合群、抑郁寡欢，对周围环境漠不关心；对前途悲观失望，从而拒绝他人的帮助和关心，自卑、暴躁、易怒或易冲动。

4. 躯体症状方面

在危机阶段，当事人会有失眠、多梦、易醒、早醒、食欲下降、心悸、头痛、全身不适等多种躯体不适表现，部分当事人还会出现血压、心电及脑电生理等方面的变化。

心理危机通常为自限性，危机过程一般持续不会太久。即使亲人或朋友突然死亡的居丧反应，一般也会在6个月内消失，否则应视为病态。危机期的个体是较为开放的，常会发出求助信号，愿意接受外部的帮助或干预（尤其是非医源性的），甚至主动求助。危机的预后取决于个体的素质、适应能力和主动作用，以及他人的帮助或干预程度。如果未得到及时解决，可导致精神疾病、物质依赖、自杀或攻击他人等不幸结局。

（二）心理危机的种类

由于危机产生的原因——应激事件不同，危机的种类及其表现也各有差异。

1. 严重躯体疾病

如焦虑、恐惧、抑郁、性格改变等。

2. 恋爱关系破裂

引起严重的内心痛苦和愤懑情绪，产生自杀观念或行动，或者由爱成恨，采取攻击行为（如毁容、伤害、杀害等），攻击恋爱对象（或其亲属）或所谓的第三者。一般持续时间不长，给予适当的帮助和劝告可使当事者顺利渡过危机期，而且随着时间的迁延会逐渐淡化。

3. 婚姻和家庭关系危机

导致危机的常见因素有家庭不和、夫妻争吵、婚外恋、夫妻感情破裂等，离婚多是其最终结局，如果双方都能接受，一般不会引起心理危机，否则不然。

（1）夫妻间暂时纠纷。夫妻间的意见分歧受当时情绪影响使矛盾急剧激化时，可引发冲动行为，甚至凶杀。

（2）夫妻间长期纠纷。产生原因包括彼此不信任，一方有外遇、受虐待，财产或经济纠纷等，可使双方（尤其是女方）产生头痛、失眠、食欲和体重下降、疲乏、心烦、情绪低落等，严重者出现自杀企图或行为。

4. 亲人死亡的居丧反应

与死者关系越密切的人，居丧反应越严重。猝死或意外死亡，居丧反应最严重。

（1）急性反应。听到噩耗后立即陷于极度痛苦状态，痛不欲生或呼天抢地，或者处于极度的激动状态，严重者可出现情感麻木或晕厥，也可出现呼吸困难或窒息感等。

（2）悲伤反应。可有焦虑、抑郁，或认为自己对待死者生前关心不够，因而自责自罪，脑子里常出现死者的形象或出现幻觉，难以坚持日常活动，甚至不能料理日常生活，常伴有疲乏、失眠、食欲降低和其他胃肠道症状。严重抑郁者可产生自杀企图或行为。

（3）病理性居丧反应。悲伤或抑郁情绪持续6个月以上，或者出现下述症状：惊恐发作，明显的激动或迟钝性抑郁，自杀企图持续存在，明显的幻觉、妄想，感情淡漠、活动过多而无悲伤情感，行为草率或不负责任等。

5. 破产或重大经济损失

可使当事者极度悲伤和痛苦，感到万念俱灰而萌生自杀的想法，并进一步采取行动。渡过危机期后，当事者可能逐渐恢复信心，也可能在一段较长时间内情绪低落、失眠、食欲降低或出现其他消化道症状。

6. 重要考试、晋升失败

关系个人前途命运的重要考试的失败，可产生极度悲伤和痛苦的情感体验，通常表现为退缩、不愿与人接触，严重者也可能采取自杀行动。

晋升失败主要是对将来感到悲观或觉得无脸见人，因而发生自杀。有时因愤懑情绪导致攻击行为，如认为自己晋升失败是由于某人作梗所致，因而对其施行攻击或凶杀。

四、心理危机干预的原则和措施

（一）心理危机干预的原则

迅速确定需要处理的问题，立即采取相应的措施。心理危机的干预并非提供解决问题的现成公式，治疗应对当事人进行启发、引导、鼓励，并在此基础上促成当事人自己提出新的解决问题的方案，调动他们自身的积极性和主观能动性。或者说，危机干预实际上是一根“拐杖”，即帮助和支持那些心理失衡的当事者，而一旦他们学会了自我解决和处理问题的技能，就应该让他们“扔掉拐杖”，建立自信，勇于面对生活、独立生活，不能使当事者产生依赖。要有当事者家属、朋友参加干预，并引导当事人依靠他们自己和他们的亲人。不应将心理危机作为疾病处理，也不应将当事者作为患者对待。对有自杀倾向者，应重点监护，并与之进行充分的心理沟通。

（二）心理危机干预的技术

心理危机干预和心理治疗有许多重叠之处，不同学派侧重点不同。国外常采用急诊心理治疗、支持性心理治疗、短程心理动力学治疗，也有采用咨客中心治疗、完形治疗、认知治疗、行为治疗等。心理危机干预主要采用支持性心理治疗，治疗方式包括倾听、解释、劝告、安慰、疏泄、建议、指导、鼓励、同情、保证等，目的是加强精神活动的防御能力，控制和恢复对环境的适应平衡。

不论何种治疗，都是为当事人提供情绪释放或表达的机会，促使当事人情绪尽快恢复正常，消除顾虑，树立信心和勇气。例如，对于焦虑、紧张、自责等情绪扰动，可予以放松疗法（如冥想、自我放松训练、自我催眠、生物反馈等）、行为脱敏、安慰保证、镇静药物（如安定、阿普唑仑等）、休息和娱乐（参加社交活动、发展兴趣爱好）等治疗。

一般来说，危机干预主要有以下三个技术层面：

1. 沟通和建立良好的关系

只有与当事者建立和保持良好的沟通和信任，才有利于当事者纠正心理失衡，恢复自信，改善人际关系，减少其对生活的绝望，开始新的生活。

2. 支持

主要指精神支持，但不是支持当事者的错误观点或行为。目的在于尽可能解决当前的危机，使当事者情绪得以稳定，但不应带有教育目的。方法包括暗示、保证、疏泄、环境改变、应用镇静药物等，必要时可短期住院治疗。解释、指导、说服应主要集中在放弃自杀观念上，而不是对自杀原因的反复评价和解释。

3. 干预

基本策略为：①主动倾听并热情关注，给予心理上的支持；②提供疏泄机会，鼓励当事者表达自己的内心情感；③解释危机的发展过程，使当事者理解目前的境遇、理解他人的情感，树立自信；④给予希望，使其保持乐观的态度和心境；⑤培养兴趣，鼓励其积极参与有关的社交活动；⑥注意社会支持系统的作用，多与家人、亲友、同事接触和联系，减少独处和隔离。

（三）心理危机干预的步骤

1. 第一阶段（心理危机的评估）

应尽快完成对当事者心理危机的评估。关键是要明确目前所存在的问题和困难，而不是做人格分析。既往经历或童年期创伤体验仅作参考，强调“此时此地”。

评估的内容主要包括以下两个方面：

（1）危机的严重程度。首先应评定当事者是否存在生命危险，即自杀、他杀、自伤、冲动攻击行为等发生的可能性；其次应评定当事人的社会功能，包括是否已丧失原有的社会角色能力、是否与周围环境疏远或隔绝，或者离开了原先所处的自然、社会环境。

（2）家庭和社区（周围环境）因素影响。包括家庭、朋友、同事、社区的整体文化背景，教育程度、宗教及政治、经济等。对于这一因素的评定，有助于在干预过程中更好地调动一切可能调动的积极因素来帮助当事者。

没有明确和深入地检查和评估当事者的危机内容，干预措施就很难有的放矢地对其进行帮助，解决问题和消除危机等既定目标也难以实现。

2. **第二阶段（制订治疗性干预计划）**

要针对第一阶段的评估结果，即目前的具体问题或困难，结合当事者的功能水平和心理需要，以及有关文化背景、社会生活习俗、家庭环境等因素，提出解决问题的方法，明确各种方法的利弊和可行性，选择最佳的解决方案及执行的具体步骤。干预计划的制订要限时、具体、实用和灵活可变，并有利于追踪、随访。在这一阶段中，要理解危机对当事者生活造成的伤害，以及对所处环境产生的影响；要肯定当事者的个性品质和优点（长处）；确定其所采纳的有效防御应对策略；同时调动可能的家庭成员和社会支持系统来共同帮助当事者，明确干预的目标。

3. **第三阶段（治疗性干预）**

此阶段是危机干预的最主要阶段，即干预计划的执行阶段。首先要让有自杀危险的当事者避免自杀的实施，即认识到自杀不过是一种解决问题的方式而已，并非将结束生命作为目的。绝大多数处于危机状态的当事者面临着重大的生活挫折，同时缺乏应对、处理和解决问题的能力，迫不得已选择自杀作为回避和“解决”问题的唯一方法。一旦能解决问题，或者还有其他方法选择，相当一部分当事者将放弃自杀企图。因此，围绕这一改变认识的前提，可从如下四个方面帮助当事者：①交谈、疏泄被压抑的情感；②正确理解和认识危机的发展过程；③学习解决问题的技巧及心理防御的应对方式；④建立新的社会交往关系和环境。

4. **第四阶段（危机的解决和随访）**

一般经过4～6周的危机干预，绝大多数的危机当事者会渡过危机，情绪症状得以缓和，此时应及时中断干预性治疗，以减少依赖性。在此阶段，应注意强化新习得的应对技巧，鼓励当事者今后在面临或遭遇类似应激或挫折时，学会举一反三地应用这些解决问题的方式和原理来自行处理危机，自行调整心理失衡状态，提高自我的心理适应和承受能力。

（四）常见心理危机的干预措施

1. **严重躯体疾病**

采用支持性心理治疗结合药物治疗，减轻患者的痛苦。选用药物时应考虑疾病的性质、所引起的问题，以及抑郁、焦虑症状。

医护人员自身应当具备良好的个人修养，具有高度的责任心及敏锐的观察力，以及精湛的医学知识和技术，建立良好的医患关系，这是进行危机干预的基本条件。注重调动患者自身内在的支撑力，促使其调整患者的心态，帮助患者树立生存的信心和勇气，重建患者的人生观、价值观、责任感和使命感是危机干预的核心任务。

对患者要做到积极、主动、热情，态度和蔼；要关心、体贴他们的生活，对他们的处境表示同情和理解；在信赖的基础上，建立良好的沟通渠道，倾听患者的心声，及时进行心理疏导；避开患者的敏感问题，尊重患者的主体性和隐私等；还应重视并满足患者家属的心理需要。

激励临终患者生存希望的主要因素是：与他人共同享有的深厚友谊，生活乐观，富有幽默感，果断、勇敢、沉着的性格，证实人生的价值等。因此，对于临终患者，应专门拿出一定时间陪伴，抱着理解的态度深入患者的内心世界，用诚恳、积极、关心的态度倾听他们的诉说，做到与患者在感情上融为一体。

要为患者创造良好的治疗环境，防止他们的自身伤害，必须注意区别有自杀想法和采取自杀行动的患者，要及时疏导不良情绪，提供情感帮助，并做好各种防范工作。

值得注意的是对患者接受外界信息的有效控制，如家庭成员不良情绪的传播、亲属及朋友言语不当而导致的不良刺激、经济因素的困扰等，以防刚刚缓解的危机再度恶化。

2. 恋爱关系破裂

采用支持性心理治疗（包括疏泄、解释和指导等）可取得良好效果。应注意对有自杀行动及倾向的当事者的预防。要与当事者进行充分交谈，指出恋爱和感情不能勉强，也不值得殉情，只要学习努力，事业有成，肯定还有机会找到自己心爱的伴侣。同样，对拟采取攻击行为的当事者，应防止其攻击行为。指出这种行为的犯罪性质，并可能带来的严重后果。因此既要防止当事者自杀，也要阻止其鲁莽攻击行为。

3. 婚姻关系危机

对待这类危机应根据不同的情况区别处理。对于夫妻间暂时纠纷，双方尚有共同生活的愿望，可采用家庭治疗，建议夫妻双方协商解决矛盾和分歧。若经过协商，旧的问题尚未解决，而在教育子女、经济等问题上又发生新的矛盾时，可考虑“暂时性分居法”进行干预，即让夫妻双方暂时分开居住，分居时间约两个月，让夫妻双方冷静思考，并接受适当的心理辅导后，帮助解决问题，防止以后类似的问题重演。夫妻间长期纠纷应尽量调解双方矛盾，否则离婚是必然结局。对有自杀企图者，应预防自杀，并给予适当药物改善睡眠、焦虑和抑郁情绪。

4. 亲人死亡的居丧反应

（1）急性反应。出现昏厥者，应立即置于平卧位，若血压持续偏低，应静脉补液。处于情感麻木或严重激动不安者，应给予安定类或小剂量抗精神病药物使其进入睡眠状态。待其醒后，应表示同情，并营造支持性气氛，使其采取符合逻辑的步骤，逐步减轻悲伤。

（2）悲伤反应。应让其充分表达自己的情感，给予支持性心理治疗，也可给予安定类药物改善睡眠，减轻焦虑和抑郁情绪。对有自杀企图者应有专人监护。

（3）病理性居丧反应。应采取适当的心理治疗和抗精神病药物、抗抑郁药、抗焦虑药等治疗。

5. 破产或重大经济损失

要与当事者进行充分交流，自杀并不能挽救已经发生的经济损失，通过再次努力，有可能东山再起。若语言交流不能使当事人放弃自杀企图，应派专人监护，防止当事人采取自杀行动。渡过危机期后，对于伴有情绪低落，以及失眠、食欲降低、消化道症状者，可给予支持性心理治疗和抗抑郁药物对症治疗。

6. 重要考试失败

讲解成才之路多种多样的道理，使其从“一次挫折，一生无前途”的错误认识中解脱出来，勇敢地正视挫折，直面困境，振奋精神，重新生活。对其考试、事业的失利抱宽容的态度，深表同情和安慰，不要过多地指责、埋怨，更不要与他人比较。应帮助其分析失利的原因，分析时除指出其个人的不足之外，也要考虑到客观因素，以减缓其悲伤、懊悔、自责、内疚等负性情绪。应与之共同研究、探索，制定出适合其实际水平、经过努力能够达到的近期奋斗目标和实现目标的具体措施，使其行动有据，要充分肯定其实现目标的有利条件，增强自信。

对于流露出“活着没意思”情绪，有自杀企图，或已准备采取自杀行动，甚至自杀未遂者，应采取严密措施以预防。出现这类情况者大多数是年轻人，可塑性大，危机过后大多能重新振作起来。

7. 晋升失败

要防止自杀和攻击行为，应与当事者进行充分交流，让其发泄自己的愤怒情绪，并给予适当的劝告。

8. 自杀企图

陷入心理危机者的自杀企图和行为并非由某种精神疾病引起，而是在心理社会应激作用下发生了心理危机。这些人常常通过热线电话求助或去心理咨询门诊。电话心理咨询具有快速、方便的优点，能对陷入心理危机者的紧急状况提供有力的支持，故深受咨询者的欢迎。

对有自杀倾向者，心理治疗是重要的治疗方式。为了迅速、及时、有效地帮助当事者摆脱心理危机，使之逐渐恢复正常状态，治疗者要让当事人充分表达其情绪体验、不良心境、自杀的冲动和想法（使内心活动外在化可产生疏导效应），分析其企图自杀的直接原因，以便与当事者商讨解决问题的步骤和方法。应该让他认识到，他的心境或情感属于人之常情，但他个人的认识方法是错误的，任何自杀的念头都是消极的、不明智的。也要向当事者表明，治疗者随时准备帮助他，希望他共同合作，走出困惑。治疗者的交谈技巧十分重要，否则，容易影响双方关系的沟通，也不利于其情绪的疏泄。在干预未起作用之前，需要护理人员和家属对这类当事者进行严密监护。

对于有严重自杀意念或企图的当事人，如无监护者可入院治疗，有监护者可在家里治疗。但需要鼓励当事者的生存希望，要求其亲属严密监护，置之于监护者视线之内，处方的药物只能限于几天的剂量，或由家属保管，严防当事人藏药积蓄自杀。

对自杀未遂者，应积极处理因自杀未遂引起的后果，如抢救心跳、呼吸停止，纠正休克，处理伤口或骨折等。待处理完毕之后，再根据诊断和躯体情况给予适当的药物治疗，并防止其再度自杀。

（郑洪波）

第六章　精神科常用药物治疗

精神疾病的治疗经历了漫长的发展过程，可概括为三个阶段：

第一阶段：20 世纪 30 年代的“躯体治疗”，包括胰岛素休克治疗、电痉挛治疗和发烧疗法，除电痉挛治疗外现已罕用。

第二阶段：20 世纪 50 年代，氯丙嗪的问世，使精神疾病治疗迈入了现代科学发展的道路，奠立了精神病药物治疗的基础，并且产生了一门新兴学科——精神药理学。这是当今医药学发展最快、最活跃的领域，估计在全球各种处方中，神经、精神药约占 20%。这不仅在实践上为临床提供了众多有效药物，在理论上也大大促进了精神生物学、病因学研究的发展。

第三阶段：20 世纪 90 年代，新一代非典型精神药物的开发和推出，使精神疾病治疗又迈上了新台阶。

第一节　精神药物的命名和分类

精神科药物治疗是以化学药物为手段，对紊乱的大脑神经化学过程进行调整，以控制精神病性症状，改善和矫正病理思维、心境和行为，预防复发，促进社会适应能力并以提高患者生活质量为最高目的。

凡对中枢神经有高度亲和力，能改善患者认知、情感和行为的药都属精神科治疗药物。精神科药物种类繁多，虽有不同分类系统，目前仍以临床应用为主，化学结构或药理作用为辅为原则。主要用于治疗精神分裂症或其他重性精神病者，归为抗精神病药，如氯丙嗪、奋乃静。主要用于治疗各种抑郁状态者，称为抗抑郁药，如米帕明（丙米嗪）、阿米替林。主要用于治疗躁狂症者，称为抗躁狂药，如碳酸锂、酰胺咪嗪。抗躁狂药因对双向患者既有治疗又有预防作用，故又称为情感稳定剂。主要用于缓解焦虑紧张者，称为抗焦虑药，如安定。但这种划分是人为的和相对的，它们之间有重叠也有交叉。例如，某些抗精神病药兼有较强抗躁狂作用，抗抑郁药对焦虑、紧张也有效，有些强效抗焦虑药如氯硝安定也可用作抗精神病药的辅佐药，以控制极度兴奋、躁动的患者。

以上四种药治疗精神疾病的主要类别涵盖了最主要、最常见的精神疾病。其他还有抗帕金森病药、中枢神经兴奋剂和促智药。

（1）抗精神病药（Antipsychotics）：酚噻嗪类、硫杂蒽类、丁酰苯类、二苯氧氮平类、苯甲酰胺类等。

（2）抗抑郁药（Antidepressants）：单胺氧化酶抑制剂、三环类抗抑郁药、其他杂环类抗抑郁药、5 - HT 再摄取抑制剂等。

（3）抗躁狂药（Antimanic Drugs）或情感稳定剂：碳酸锂、抗癫痫药等。

（4）抗焦虑药（Antianxiety Drugs）：二苯甲烷类、丙二醇类、苯二氮卓类、三环类抗抑郁药、β - 受体阻滞剂、其他抗焦虑药等。

（5）中枢神经兴奋药：苯丙胺类及其他。

（6）促智药、脑代谢促进药：胆碱酯酶抑制剂、氢麦角碱类及其他。

第二节 抗精神病药

从前，精神病院一片混乱，病房里的患者互相打闹、躁动不安，在我国20世纪50年代初期的各精神病院还是处于这种状态。当时几乎没有什么药物能治疗精神分裂症，精神科医生面对兴奋、打闹的患者束手无策。自1952年盐酸氯丙嗪（也叫冬眠灵）在我国用于临床以后，各类有效的治疗精神病的药物不断问世。近半个世纪以来，精神病的治疗学迅速发展。治疗精神分裂症的药物在我国的批量生产及广泛应用于临床，大大改变了精神病院的面貌。

抗精神病药物又称强安定剂或神经阻滞剂，是指具有抗幻觉、妄想以及某些情感、行为障碍，如淡漠、兴奋、冲动、木僵等严重精神病症状的药物，主要用于治疗精神分裂症，也可用于治疗其他精神病。

一、药物作用及作用机制

各种药物不尽相同，但可主要归纳为如下几点。

（一）对中枢神经系统起作用

（1）抗精神病作用：机制主要为阻滞神经元突触后膜DA受体。

（2）镇静作用：机制主要为阻滞NE受体。

（3）其他作用：如镇吐、降低体温、致痉、加强中枢抑制的作用，以及减轻因阻滞黑质——纹状体DA受体而引起的锥体外系症状等。

（二）对内分泌和代谢起作用

机制主要为阻滞下丘脑处DA受体，进而影响垂体前叶功能障碍，可致泌乳、闭经、性功能障碍等。

（三）对植物神经系统起作用

对植物神经系统起作用的有因阻滞外周胆碱能受体、α－肾上腺素能受体，可致口干、便秘、扩瞳、视物模糊、体位性低血压、胃肠蠕动减少、肠梗阻、排尿困难、尿潴留等。

（四）对心血管系统起作用

具有中枢和外周作用，除上述对血压影响外，对心脏还具有奎尼丁作用，可使心电图改变。

（五）其他

肝功能损伤，呼吸抑制，粒细胞减少或缺乏，药疹性皮炎等。

二、药物代谢特点

大多易溶于水及乙醇，并具有较强的表面活性、亲脂性和弱碱性，易被肠道吸收，且易透过血脑屏障，一般口服2～4小时血药浓度达峰值，肌注或静脉给药可立即达峰值，且生物利用度较口服高3～4倍，大部分药物经肝脏代谢，其原药或代谢物主要经肾脏从尿中排出。老年人、儿童、肝肾功能疾患者可影响代谢过程，使用时应引起注意。

三、临床应用

（一）适应证与禁忌证

适用于各型精神分裂症、躁狂状态以及其他精神障碍时的精神病性症状。禁用于伴有严重心肝肾疾病患者、原因不明的中枢神经系统抑制、高热、昏迷、血液病、孕妇、哺乳期妇女、青光眼、药物过敏者。老人及儿童慎用。

（二）传统抗精神病药物（典型抗精神病药物）

此类药物使用非常广泛，常用药物有以下几大类：

（1）吩噻嗪类：氯丙嗪、奋乃静、三氟拉嗪、氟奋乃静、甲硫哒嗪等。

（2）硫杂蒽类：泰尔登、三氟噻吨、氯哌噻吨、硫噻吨等。

（3）丁酰苯类：氟哌啶醇、三氟哌啶醇、苯哌啶醇等。

（4）二苯丁哌叮类：哌迷清、氟司必林、五氟利多等。

（5）苯甲酰胺类：舒必利、瑞莫必利等。

上述的五大类药物均有供口服的片剂，而且有的药物还有注射用的针剂，如氯丙嗪、奋乃静、氟哌啶醇注射液等。有些药物具有长效作用，如氟奋乃静的针剂、氟奋乃静癸酸酯注射液、氟哌啶醇癸酸酯长效针，注射1针后能维持疗效2～4周；还有五氟利多周效片，服1次药可维持疗效1周。

这些药物种类很多，作用复杂，使用方法繁多，用药的技术性较强。因此，必须在精神病专科医生指导下才能使用。

1. 酚噻嗪类

（1）氯丙嗪是第一种问世的酚噻嗪类抗精神病药，在20世纪50年代占首选位置。氯丙嗪常用治疗剂量：口服200～400 mg/d，起始剂量25～50 mg/d；注射150～200 mg/d，起始剂量25～50 mg/d。具有明显镇静、控制兴奋躁动，抗幻觉、妄想等作用，可用于治疗症状丰富或伴有兴奋冲动等症状的精神分裂症患者，亦可用于治疗躁狂症状及其他精神病性症状。常见不良反应为锥体外系不良反应，重者进食时噎呛致死，还有体位性低血压、肝肾功能损害等。使用过量可引起过度镇静、直立性虚脱、中毒性肝炎、剥脱性皮炎、粒细胞缺乏或治疗中突然死亡等，产生后救治困难。氯丙嗪25～50 mg加异丙嗪25～50 mg肌注等常作为人工常温冬眠治疗。

（2）酚噻嗪类的其他抗精神病药物，如哌嗪类中的奋乃静（口服20～60 mg/d、起始剂量4～6 mg/d）、氟奋乃静（2～40 mg/d）和三氟拉嗪（10～60 mg/d），可以避免氯丙嗪的若干不良反应，但不具备氯丙嗪镇静的特点。在广泛的应用中又发现这类被称为低用量、高效价的药物都可能出现更多和更强烈的锥体外系不良反应，如急性肌张力障碍（Dystonia），时间长了会出现一种所谓迟发性运动障碍，口—舌—颊三联征。

（3）哌啶类化合物代表药甲硫达嗪（即硫利达嗪），是酚噻嗪类中出现锥体外系反应最少和最轻的一种，而被用于高龄或锥体外系反应出现率高者。剂量范围25～600 mg/d，但这种药使用剂量大时会出现心电图异常者增多。

2. 丁酰苯类

代表药氟哌啶醇，是传统抗精神病药物中使用最多的一种，属于高效低用量的药物，镇静、控制兴奋以及抗幻觉、妄想作用明显，可用于治疗精神分裂症、躁狂症。口服10～20 mg/d，起始剂量2～4 mg/d，肌注20 mg/d，起始剂量5～10 mg/d。可以连续注射，使处于高度兴奋状态的患者得到控制，这种疗法被称为快速神经阻断剂治疗，是临床控制兴奋的常用手段，其心、肝、肾等不良反应轻，但锥体外系症状明显。

3. 硫杂蒽（Thioxanthen）类

（1）泰尔登：50～400 mg/d，具有一定的抗精神病作用，也有一定抗焦虑、抗抑郁作用，可用于治疗伴有焦虑抑郁的精神分裂症患者。不良反应轻。

（2）氯噻吨：20～150 mg/d，抗兴奋躁动、幻觉妄想作用明显，适用于急性精神分裂症、躁狂症等。常见不良反应为锥体外系症状。

（3）三氟噻吨：5～40 mg/d，具有振奋激活、治疗淡漠和退缩等作用，小量有抗焦虑、抗抑郁作用，适用于慢性精神分裂症，也可试用于焦虑症、抑郁症等。不良反应同氯噻吨。

4. 二苯丁哌叮类

（1）哌迷清：2～12 mg/d，有肯定的抗精神病作用而无镇静作用，适用于孤僻、退缩的慢性精神分裂症患者，每日一次，最好晨服。

（2）五氟利多：剂量为 20～80 mg/周，口服药后血药浓度达高峰，半衰期长达 65～70 小时，每周服药一次即可。抗精神病作用强，尤其适用于维持治疗。

5. 苯甲酰胺（Benzamide）类

舒必利（Sulpiride）口服 200～1000 mg/d、起始剂量 100～200 mg/d，注射对淡漠、孤独、退缩、木僵作用明显，也有抗幻觉、妄想的作用，适用于精神分裂症紧张型、单纯型、慢性阶段，也可用于治疗抑郁状态。不良反应少而轻。

（三）非典型抗精神病药物

相对于典型药物吩噻嗪类、丁酰苯类等而言，泛指药理上和这些药有别而锥体外系反应小的一类新型抗精神病药。20 世纪 90 年代以来，新一代非典型抗精神病药物相继问世，被一些国家列为首选药物。

	典型抗精神病药物	非典型抗精神病药物
药理特点	多巴胺受体拮抗剂	DA－5－HT 受体拮抗剂（SDAs）
药物作用特点	不能改善认知功能，可能产生阴性症状，锥体外系反应比例较高，患者依从性不好。	对精神分裂阴性症状，如退缩、思维贫乏、情感淡漠和意向缺乏有一定疗效，还能改善患者的认知功能障碍，在用量较低的情况下不产生锥体外系反应，长期使用尚无迟发性运动障碍的报道；体重增加是主要不良反应
药物价格	低廉	昂贵但并非不经济

1. 氯氮平（Clozapine）——第一个非典型抗精神病药物

于 1958 年在瑞典被发现，1972 年在奥地利和瑞典上市，1975 年用于 1 600 例芬兰患者，其中 16 例出现粒细胞减少症，其中 8 例发展成缺乏症导致感染性疾病死亡，之后共导致有 50 例死亡后从欧洲市场撤出。20 世纪 80 年代后，发现其对难治性精神分裂症的良好疗效，1990 年又开始放宽使用。

口服剂量 200～600 mg/d，起始剂量 25～50 mg/d。抗幻觉妄想、兴奋躁动等作用明显，对淡漠、退缩以及其他抗精神病药治疗无效的患者有时可收到意想不到的效果，对 30% 的各类传统抗精神病药物治疗无效者可提高疗效，有强的镇静作用，适用于各型精神分裂症，也可用于改善患者睡眠。常见不良反应为流涎、心动过速等，但氯氮平可使患者粒细胞降低甚至缺乏，产生严重不良反应，故一向被列为二线药物。据近年发现，氯氮平的药理作用涉及九类受体亚型，即多巴胺受体中的 D_1、D_2、D_4，5－羟色胺受体中的 5－HT_2、5－HT_3、5－HT_2C，此外还作用于 H_1、α_1 和 M_1 受体。后来确认，氯氮平对 D_2 和 5－HT_2 受体的拮抗作用与临床疗效的提高及锥体外系反应的减少有关，由此激发其后血清素与多巴胺双阻断药物（Serotonin－Dopamin Antagonists，SDAs）的研制与开发。

2. 利培酮（Risperidone）——第一个继氯氮平之后获得美国批准的 SDAs 抗精神病药物

1994 年在欧洲上市，1997 年进口我国，适用于各型精神分裂症。为 5－HT_2、D_2 受体阻断剂，另对 α_1、α_2 和 H_1 受体也具高度亲和力，属于苯丙异恶唑（Benzisoxazol）化合物，在 2～6 mg/d 治疗剂量下对精神分裂症的阳性症状（兴奋、攻击、幻觉、妄想、违拗）和阴性症状皆有效，且可改善认知功能。不良反应轻微，偶可见困倦、乏力或体位性低血压、焦虑不安、肠胃不适等。

3. 奥氮平（Olanzapine）

奥氮平是噻吩苯二氮卓类衍生物，由氯氮平分子结构改造发展而来，药理作用也和氯氮平相似。有镇静和较轻的抗胆碱能作用，对泌乳素影响较少，最大优点是具有氯氮平相似疗效而无粒细胞缺乏，因此安全性比氯氮平优越。于 1996 年上市，1999 年引入我国。药理学具有非典型抗精神病药物一般特征。5－HT_2、M、H_1 受体亲和力高，体内即使小剂量 5 mg/d，5－HT_2 占据都在 90% 以上，大于 D_2 受体占据。主要用于治疗精神分裂症和其他各种精神行为障碍，包括精神病性抑郁和躁狂、老年和儿童精神行为障碍。剂量 10～20 mg/d，该药的耐受性较好但价格较贵，常见副作用为食欲增强和体重增加，另可见头晕、嗜睡、便秘等。

4. 其他

近年在国内外上市的还有喹硫平（Quetiapine）、舍吲哚（Sertindole）和齐拉西酮（Ziprasidone）等。这些药品所作用的受体部位有所差别，因此疗效各具特色，不良反应也有不同。据报道，舍吲哚极少见锥体外系反应，而齐拉西酮因无体重增加的影响而深受欢迎。

（四）长效抗精神病药物

主要适用于精神分裂症病情稳定后的维持治疗，防止复发，也用于口服用药依从性差者。

口服周效的五氟利多 20 mg/片，2～4 片/周即可奏效，抗幻觉、妄想作用强，镇静作用弱，常见不良反应为锥体外系症状。

肌注长效药物多为一些抗精神病药物的酯类化合物，2～4 周肌注一次。目前通用者有氟奋乃静癸酸酯（Fluphenazine Decanoate），注射 1 针 25～50 mg 能维持疗效 2～4 周，作用同氟奋乃静。还有氯噻吨癸酸酯（Clopenthixol Decanoate）肌注 200～400 mg/2～4周，三氟噻吨癸酸酯 20～40 mg/2～4 周，哌泊塞嗪棕榈酸酯（Pipothiazine Palmitate）、氟哌啶醇癸酸酯（Haloperidol Decanoate）、氯哌等。

长效药最易出现的是急性肌张力障碍和静坐不能，多与用量超过患者的耐受性有关。近年发现，使用长效又合并使用普通药物，在治疗不久可能会出现僵住或角弓反张、吞咽困难，须急诊求治。

（五）社区用药方法

1. **急性期治疗**

急性期患者常可出现各种明显的幻觉妄想、兴奋冲动、伤人毁物、自杀自伤等精神症状，应及时给予初步诊断并即刻处理，待患者安静后可转住专科医院系统治疗。处理可选用人工常温冬眠或快速氟哌啶醇治疗，必要时可合并肌注或静推安定 10 ~20 mg 或氯硝安定 1 ~2 mg，并采取相应的保护和护理措施。

急性期亦有部分患者为合作病人，可在家属同意负责监管的情况下进行社区治疗。选择药物从小剂量开始，1 周左右加到治疗量。

2. **巩固治疗**

出现疗效后仍以原有效药物、原有效剂量坚持继续巩固治疗，疗程至少 3 ~6 个月，慢性患者疗程可适当延长，达到 6 个月 ~1 年，难治性患者应稳定疗效 1 ~2 年。

3. **维持治疗**

对防止精神分裂症复发十分重要，患者精神症状消失 3 个月（慢性复发的消失 6 个月）以上，自知力恢复可考虑变巩固期治疗为维持治疗。维持药物剂量一般为最大治疗量的 1/4 ~2/3。对临床痊愈的患者维持治疗应不少于 2 ~3 年，期间病情不稳定的应维持 3 ~5 年，如病情不好，甚至进行性加重或反复发作，应长期治疗。

4. **联合用药**

两种或两种以上精神科药物联合应用，如无必要，一般不主张联合用药。下述情况可考虑：单一药物治疗效果不佳，严重焦虑、抑郁、失眠的患者，出现明显锥体外系不良反应的患者。

（六）不良反应及处理

1. **精神神经方面不良反应**

用药初期过度镇静，以氯丙嗪、氯氮平更为明显，其他还有兴奋、意识障碍、抑郁及紧张综合征等。一旦出现应对症处理，严重者应减药或停药，氯丙嗪和氯氮平等还易引起癫痫发作，用药时应注意脑电图变化。

2. **锥体外系不良反应**

为临床最常见不良反应。一般多在服药 3 ~5 周出现，亦可在 48 小时内发生，尤以含氟化合物的药物发生率更高。

（1）帕金森综合征：主要表现为运动不能或迟缓，肌肉震颤以及植物神经功能紊乱，如流涎、多汗等。可合并使用安坦 2 ~4 mg，每日 1 ~3 次口服。

（2）静坐不能：主要表现为坐立不安，来回走动或原地踏步，并伴有焦虑不安等。可口服安坦 2 ~4 mg，每日 1 ~3 次或安定 2. 5 mg，每日 1 ~3 次；心得安 30 ~90 mg/d。

（3）急性肌张力障碍：表现为张口，眼、颈歪斜，吞咽困难，动眼危象，扭转痉挛以及各种奇怪的动作和姿势，并伴有瞳孔扩大、心率加快、出汗等症状。可立即肌注东莨胆碱 0. 3 ~0. 6 mg，或异丙嗪 25 ~50 mg，待症状缓解后可合并安坦 2 ~4 mg，每日 1 ~3 次。

（4）迟发性运动障碍：指长期大量使用抗精神病药后出现的锥体外系不良反应，主要表现为口唇及舌的不停运动，即口—舌—颊三联征；肢体不自主抽动，舞蹈样动作；以及全身躯干不协调扭动或肌张力低下等症状。对此种不良反应首先应尽量预防和避免发生，如出现应减药或停药，或换用锥体外系反应小的药物，并停用安坦、东莨胆碱等一切抗胆碱能药，可口服异丙嗪 25～50 mg、安定 2.5～5 mg，每日 1～3 次，必要时可连续肌注异丙嗪 25～50 mg，每日 1～2 次两周；亦可小量口服氟哌啶醇 2～4 mg，每日 1～3 次，但此法只适用于运动障碍严重影响生活的患者，并应短时间、小量使用。

（5）兔唇综合征：发生较晚，为口周震颤，可口服安坦 2～4 mg，每日 1～3 次，严重者应减药或停药。

3. 心血管不良反应

主要表现为体位性低血压、心率不齐、心电图异常，严重者可发生猝死。嘱患者起床或变换体位时放慢动作可避免体位性低血压的发生，其他心血管不良反应可对症处理，如口服氨酰心安 12.5～25 mg，每日 1～2 次，严重者应减药或换药。

4. 造血系统不良反应

各种抗精神病药物对造血系统都有一定程度的抑制作用，少数患者可出现粒细胞减少或缺乏症，以氯氮平多见，应定期检查血象，一旦发生情况严重，应立即停药并转专科医院治疗。

5. 其他不良反应

如口干、便秘、视物模糊、排尿困难、急性尿潴留、麻痹性肠梗阻等抗胆碱能不良反应，以及药物性肝损伤、体重增加、性欲改变、闭经、泌乳、药疹等。可根据病情变化并对症处理，如口服通便药、保肝药、抗过敏药等，排尿困难可针灸，必要时可即刻肌注新斯的明 10～30 mg。

6. 过量急性中毒

应及时转综合医院或专科医院。

（七）抗精神病药物治疗中存在的问题

1. 追求疗效，忽视不良反应

不良反应时常表现为情感或行为异常，因此应注意区别，是原有的病状加剧，还是不良反应自身所造成的行为反常。决策不当将影响选用药物或剂量的增减问题。

2. 追求疗效，忽视了耐受性

老年人用量应远低于一般年龄患者。一般年龄患者耐受性差别极大，有许多严重的不良反应，如肠梗阻、尿闭或进食困难等，均与耐受性有关。医生对此应随时有所察觉。

3. 频繁更换药物或重叠给药

这是基层单位最常见的使用抗精神病药的治疗倾向。实际上，任何一种药物的起效均需一定时期，这是由于药物的吸收、转化和在中枢部位的利用和受体敏感性所决定的。为此，不应数日一换药或重叠使用数种抗精神病药物。事实上，目前没有研究确证重叠用药会加速起效时间或提高疗效；相反，重叠用药或加大剂量是造成毒性反应与严重并发症的常见原因。一般来说，任何一种抗精神病药物疗效的评估需时 4～6 周，对于慢性迁延病症的考察时期更应延长。

第三节　抗抑郁药

抑郁症是常见的精神障碍，估计终生患病者占总人口的 3%～5%。抑郁症少有严重的行为失常，仅表现为心境恶劣、兴趣丧失、脑力迟缓，伴有消化、循环系统等生理功能障碍，因此既往诊断率较低，有 15% 患者在发病中有自杀举动。现代医疗的发展提高了抑郁症的诊断率，并开发了许多类别的抗抑郁药，使2/3 的病例经治疗后好转。

抗抑郁药物是指一类主要用于治疗和预防抑郁障碍的药物，其中一些药物还可用于治疗强迫症、焦虑症、恐惧症和惊恐障碍等疾患，是临床最常见的精神药物。

一、抗抑郁药发展中的各类药物的应用

（一）单胺氧化酶抑制剂（MAOIs）

该类药物应用最早，20 世纪 50 年代起初使用的多为含肼类（Hydrazine）结构的 MAOI，如异丙烟肼（Iproniazid）、苯乙肼（Nardil）和异唑肼（Marplan）等药。使用后可抑制 MAO 降解而提高脑内 5 - HT 与 NE 的含量，从而改善抑郁情绪。这类药物的肝毒性大，且疗效低，而且服药期间为避免“高血压危象”应禁食含丰富酪胺食物而导致不便，故现已被其他药物所代替。

（二）三环类抗抑郁药物（TCAs）

TCAs 是国内外多年来使用最广泛的抗抑郁剂，主要作用机制为其阻断去甲肾上腺素和多巴胺的再摄取，并提高它们在突触间的含量而产生抗抑郁作用。由于这些药物还作用于 α1、H1、M1 等受体，故在治疗中易产生许多不良反应。

TCA 的首创药为丙米嗪（Imipramine），其后国内使用最广泛的是阿米替林（Amitriptyline）、氯米帕明（Clomipramine）和多塞平（Doxepin）。这些药物使用剂量为 50 ~ 250 mg/d，由于抗胆碱和抗组胺不良反应明显，剂量范围受到药物不良反应的限制。剂量上严格限制在 250 mg/d 以下，否则可能出现谵妄状态；还禁用于青光眼、前列腺增生患者；由于易加重心内传导阻滞，故禁用于心肌病者。TCA 治疗中易引致心动过速和认识功能受累，影响记忆力和思维运转，再加上最常见的口干、便秘、镇静和体重增加，均影响了治疗的顺从性。

（三）其他杂环类抗抑郁剂

有代表性的药物是四环类的马普替林（Maprotiline）和米安色林（Mianserin）。前者在国内已广泛使用，剂量为 50 ~ 225 mg/d，分次服用，不良反应稍低于 TCAs。米安色林为进口药，30 ~ 90 mg/d，晚上顿服，优点是无抗胆碱不良反应，不增加心率，心脏毒性低于 TCAs，但有致惊厥倾向，不适用于高龄、有惊厥倾向者。

（四）选择性 5 - HT 再摄取抑制剂（SSRIs）

SSRIs（Selective Serotonin Reuptake Inhibitors）是 20 世纪 90 年代以来畅行全球的新型抗抑郁剂，国内已推广使用。这类药物与 TCAs 有相同疗效，服法简便，而且没有 TCAs 或 MAOIs 的不良反应。

SSRI 类中的首创药是氟西汀（Fluoxetin），常用治疗量 20 ~ 40 mg/d，早餐后一次服用，多年来已为全球的畅销药。后来有帕罗西汀（Paroxetine，常用治疗量 20 ~ 30 mg/d）、舍曲林（Sertraline，常用治疗量 50 ~ 100 mg/d）、西酞普兰（Citalopram，常用治疗量 20 ~ 60 mg/d）和氟伏沙明（Fluvoxamine，常用治疗量 100 ~ 200 mg/d）等。这些药品的疗效相似，但不良反应有所差别，主要是胃肠不适和短暂的焦虑不安或睡眠障碍。发生率 10%，由于缺乏盲法对比，报道中的数字差别较大。此外，同类药品种较多，可供选择使用。

（五）其他新型抗抑郁剂

1. 可逆性单胺氧化酶抑制剂

吗氯贝胺（Moclobemide）是单胺氧化酶 A 可逆性抑制剂，它仅对单胺氧化酶 A 起抑制作用，与不可逆的 MAOI 相比对口服含酪胺食物所致升压作用不明显，故无食物禁忌。与 TCA 相比，吗氯贝胺不影响记忆力又可改善睡眠，患者乐于接受。一般剂量为 300 mg，重者可用至 400 mg，分 2 次服，饭后服用。常见不良反应仅为胃肠不适或体位性低血压。

2. 5-羟色胺-去甲肾上腺素再摄取抑制剂（SNRIs）

文拉法辛（Venlafaxine）为代表药物。它是一种新二环结构的苯乙胺抗抑郁药，本药通过阻断突触前膜 5-HT 与 NE 再摄取作用起效，但对 M1、H1 与 α1 受体无反应，故不同于 TCAs，没有 TCAs 的不良反应，少数病例有血压升高的报告。本药特点是双重抑制，快速起效。文拉法辛最小有效剂量为 75 mg/d，范围 75～375 mg/d，一般 200 mg/d，分 2～3 次服。严重抑郁障碍应在一周内迅速加至 200 mg/d，减药宜慢。缓释胶囊每粒 75 mg 或 150 mg，每日服一次。

3. 去甲肾上腺素能和特异性 5-羟色胺能抗抑郁药（NaSSA）

米氮平是该类药物的第一个，1994 年首先在荷兰上市。属于哌嗪—氮卓类化合物，可能的作用机制为增强去甲肾上腺素能活性并且具有特异性的 5-羟色胺能作用。可用于各种抑郁障碍的急性期及维持治疗，能有效地改善睡眠障碍和焦虑障碍。能较好地耐受，副作用较少，抗胆碱能作用不明显，心、肝、肾影响少，但有镇静、嗜睡、头晕、疲乏及食欲和体重增加等副作用。开始时 15 mg/d，4 天后可增至 30～45 mg/d，可日服一次。

二、各类抗抑郁剂的安全性

MAOIs 与 TCAs 均有神经毒性，TCAs 兼有心脏毒性，故在临床只能按规定用量进行治疗。MAOIs 与 TCAs 两类药物更换使用时，也应间隔 2～4 周的清洗期，否则易发生毒性反应。

SSRIs 中的各种用药安全性较高，过量吞服的致死率也低。但近期发现 SSRIs 中任何一种药使用过量若再加用 TCAs 或 MAOIs 中的药物，或是 SSRIs 药与上述两种药物过度交替使用较快时，均可能出现称为中枢性血清素综合征（Central Serotonin Syndrom，CSS）的中毒表现，出现腹泻、腹痛、肌张力增高、血压升高和意识不清，重者出现惊厥、昏迷致死。由上可见，任何一种抗抑郁剂都不应任意叠加合并治疗或随便增加用量，应该注意每一患者对药物的耐受状况和可能出现的不良反应。

第四节　抗躁狂药

这里讲的抗躁狂药物（Anti-manic Episode Drug）并非泛指控制兴奋躁动的药品，指的是控制情感性精神病躁狂发作的药物，但除抗躁狂作用外，对双相情感障碍尚有稳定病情和预防复发的作用，故又称情感稳定剂（Mood Stabilizers）。

一、经典抗躁狂药物锂盐（Lithium）

代表药是碳酸锂，除了治疗躁狂发作外，它对躁狂抑郁发作的双相情感障碍也具有防止反复发作的效果，其作用机制可能为抑郁突触前膜 NE 和 DA 的释放，以及降低 cAMP 系统活性所致。

禁用于严重心肾功能不全、低钠、妊娠等患者，服药前除做常规躯体和神经系统检查外，应查尿常规、心电图等。

急性期：碳酸锂 750 ~ 2 000 mg/d，分 2 ~ 3 次口服，有效血锂浓度 0.6 ~ 1.2 mmol/L，1.4 mmol/L 为上限，超过此限易发生中毒反应，老年人应酌减。因碳酸锂起效慢，通常需要一周才出现效果，可在初期合并抗精神病药物，如氯丙嗪、氯氮平等。

维持治疗：第一次躁狂发作经治疗恢复正常后，应至少维持治疗 6 个月，维持量为 500 ~ 750 mg/d，血锂浓度 0.4 ~ 0.8 mmol/L 为宜，可使 50% ~ 70% 患者减少或防止发作。

碳酸锂的使用范围很窄，不能广泛用于各种精神障碍，而且因为这种无机化合物的有效治疗量与中毒量相近，在系统治疗时需监测血锂含量来指导用量，否则可发生轻重不等的中毒症状，救治不当可引起死亡。治疗中出现的锂中毒往往有先兆或早期中毒症状，例如，反复出现呕吐和腹泻，手细颤变为粗颤，极度困倦无力，烦躁不安和轻度意识障碍。典型中毒表现为急性器质性脑病综合征，出现不同程度的意识模糊、构音困难、共济失调、抽搐等，严重时可危及生命。处理上无特殊解毒剂，应立即停药和清除过多的锂，如洗胃、输液等，严重者可透析，其他为支持和对症治疗。

小量碳酸锂近年也用于治疗难治性抑郁症，称为锂的强化治疗（lithium Augmentation，LA），对部分抑郁症可提高疗效。使用量不超过 0.75 ~ 1.0 g/d。锂的其他适应证应由专科医生决定，基层缺乏血锂测定设施、缺乏经验者不能盲目试用。

二、抗惊厥药物

1. 卡马西平（Carbamazepine，酰胺咪嗪）

近年，若干抗惊厥药也用于防止躁郁症的反复发作，而且颇有成效，使用较多者为卡马西平。卡马西平有明显治疗急性和预防躁狂的作用，是锂盐治疗和预防躁狂的补充。对混合性躁狂、重症躁狂、焦虑或心境恶劣躁狂和快速循环躁郁疗效较好，且有预防作用，对抑郁效果较差。对快速循环型躁郁症单独使用碳酸锂治疗无效者，也可试用小量卡马西平合并小剂量碳酸锂，以减少发作。此外，卡马西平近年用于治疗情感不稳定的人格障碍或癫痫人格者也卓有成效，使用安全。

卡马西平常用治疗剂量 400 ~ 1 000 mg/d，应缓慢加药避免或减少副作用，治疗血药浓度为 4 ~ 12 μg/ml。预防剂量 200 ~ 600 mg/d，血药浓度 6 μg/ml。常见副反应有恶心、呕吐、口干、头晕、镇静和复视等，往往与剂量有关。另可见过敏性皮疹、肝功能异常等。有致畸作用，受孕头 3 个月服药导致胎儿发生神经管缺陷（脊柱裂）等危险性增加。

2. 丙戊酸盐（Valproate）

丙戊酸盐主要用于急性躁狂和双相障碍的治疗和预防，对混合性躁狂或心境恶劣躁狂和快速循环躁郁的疗效比锂盐好。

开始剂量 200 ~ 400 mg/d，缓增至 800 ~ 1 200 mg/d，分次饭后服以减少胃肠刺激症状。推荐治疗血药浓度为 50 ~ 120 μg/ml。一般耐受性好，副反应发生率低。常见副反应有恶心、镇静和体重增加。有致畸作用，受孕头 3 个月服药导致胎儿发生神经管缺陷

（脊柱裂）等危险性增加。

三、新型抗躁狂药物

新型的抗惊厥药物中，加巴喷丁、拉莫三嗪和托吡酯等有可能用于双相情感障碍、焦虑障碍、激惹和物质滥用的治疗和辅助治疗。

1. **拉莫三嗪**（Lamotrigine）

适用于双相抑郁和双相快速循环。剂量 50 ~ 100 mg/d，最高 400 ~ 500 mg/d，常见副作用有恶心、头晕、头疼、复视、共济失调等。

2. **托吡酯**（Topiramate）

为新型广谱抗惊厥药物，初步资料显示有心境稳定作用。开始剂量 25 ~ 50 mg/d，以后每 1 ~ 2 周增加 25 ~ 50 mg，有效剂量 200 ~ 400 mg/d，耐受性较好，主要副作用有感觉异常、头晕、嗜睡和体重减少。

第五节　抗焦虑药

焦虑性障碍（Anxiety disorder）患病率几乎占人口的 2% ~ 4%，如果再包括恐惧症、强迫症以及各种应激反应、适应性障碍和躯体病症伴发的焦虑障碍，则发病率更高。现在抗焦虑药物对上述病症均有疗效，因此，国内外抗焦虑药处方量占各药处方总数的前列。抗焦虑药的安全性虽很高，但使用不当或滥用仍会产生很多的依赖性问题。

抗焦虑药是一类主要用于减轻焦虑、紧张、恐惧，稳定情绪兼有镇静、催眠、抗惊厥作用的药物。与抗精神病药物不同，抗焦虑药一般不引起植物神经系统症状和锥体外系反应。

巴比妥类是 20 世纪 50 年代以前的主要镇静催眠和抗焦虑药。1960 年，利眠宁正式推出以后，巴比妥类被迅速取代，随后以安定为代表的 BDZ 陆续推出，迄今国内外的巴比妥类抗焦虑药已有约 40 种，BDZ 以其优良的药理学性能，副作用轻微又相对安全，广泛用于包括神经科、精神科在内的临床学科。

一、苯二氮卓类

近 20 余年来，苯二氮卓类（Benzodiazepine，BZD）抗焦虑药早已取代历史上的各种镇静药物，成为主流的用药。据研究，BZD 药物的抗焦虑、镇静、催眠等作用机制，可能与激活边缘系统苯二氮卓受体，加强抑制性神经递质 GABA 功能，以及降低 5 - HT 活性和直接抑制脑干网状上行激活系统有关。

BZD 药物均能在不同程度上产生抗焦虑、镇静、肌肉松弛和抗惊厥作用。其品种繁多，据近年研究，在临床上应用这些药物的实际效能有所侧重，可归纳为：①以抗焦虑为主的若干品种；②以催眠为主的品种；③以控制激动为主的品种。

（一）常用抗焦虑的 BZD

（1）地西泮（安定，Diazepam，常用治疗量 5 ~ 30 mg/d）为长半衰期的抗焦虑药物，常作为抗焦虑和抗惊厥使用或治疗药物依赖时的替代递减药物。

（2）奥沙西泮（舒宁，Oxazepam，常用治疗量 30 ~ 60 mg/d）半衰期为 5 ~ 15h，排除较快，蓄积少，多用于治疗急性焦虑症或老年焦虑。

（3）阿普唑仑（佳静安定，Alprazolam，常用治疗量 0.8 ~ 2.4 mg/d）或劳拉西泮

（罗拉，Lorazepam，常用治疗量 1 ~ 10 mg/d）均为中短半衰期的药物，目前主要用于急性焦虑症或惊恐性障碍（Panic Disorder），显效较快。

（二）常用治疗睡眠障碍的 BZD

（1）艾司唑仑（舒乐安定，Estazolam，2 ~ 6 mg/d）用于入睡困难或睡眠中断者。三唑仑（Triazolam，常用治疗量 0.25 ~ 0.5 mg/晚）或米达唑仑（速眠安，Midazolam，常用治疗量 15 ~ 30 mg/d）两者均为超短半衰期的 BZD，当前用于治疗入睡困难者。

（2）氟西泮（妥明当，Flurazepam，15 ~ 30 mg/d）可延长睡眠时数并减少睡眠中断。

以上各种以催眠性能为主的 BZD 不需合并用药，长期用药后不应突然中断而应逐减并撤除。

（三）以控制激动为主的 BZD

目前以氯硝西泮（Clonazepam）为代表，口服或注射可控制阿片戒断时的激动不安或焦虑症时的惊恐发作，口服 1 ~ 2 mg/次，bid 或 tid；或肌注 2 mg。氯硝安定小剂量口服（1 ~ 2 mg，bid 或 tid）可控制冲动性障碍或人格异常者的激情发作。

（四）不良反应与注意事项

BZD 药物最突出、最常见的不良反应与它们对中枢神经系统的主要作用有关。几乎所有的药物都有明显的镇静作用，但大多数人在数天内迅速产生耐受。BZD 所致的共济失调对于老年人尤其具有重要意义，容易出现骨折的危险。有研究显示，BZD 对驾驶能力有明显损害。另外，BZD 对认知的影响也是一个重要问题，可引起顺行性遗忘，长期治疗可能会影响对新事物的注意和记忆。静脉注射 BZD 类药物可以导致肺功能抑制甚至呼吸停止。

（五）BZD 与药物依赖

据近年研究，治疗剂量的各种 BZD 药物皆具有依赖潜力，使用过久均可形成药物依赖性，包括精神依赖和躯体依赖，骤停可引起戒断症状。其中，短作用时间的三唑仑或米达唑仑成瘾性最强；阿普唑仑、劳拉西泮、奥沙西泮次之；长作用 BZD 如地西泮等最低。依赖性形成后，成为低用量的 BZD 成瘾，即中断用药后的失眠或焦虑的症状反弹及渴望重新用药的心理内驱力。低用量 BZD 依赖性，有别于毒品成瘾，属于医源性成瘾，可采取治疗措施逐步戒除。治疗成功者不乏其人，不应形成心理负担。

BZD 依赖问题在于早期防止，即立足于合理短期按规范用药，不应无休止地长期滥用。近年来有一种重复、重叠使用 BZD 药物的倾向，尤应注意避免。焦虑症不需使用两种或两种以上的 BZD 药物，如某种 BZD 疗效不佳时应修正诊断或转诊至专科医生改变治疗方案。叠加合并使用 BZD 将加速产生依赖性或由于肌无力而引起摔伤，故应引以为戒。

（六）过量及处理

BZD 过量常见，但严重者少，除非连用其他药和酒精。过量的处理主要为支持呼吸和循环功能。

二、非 BZD 类抗焦虑药物

（一）心得安及其他 β - 受体拮抗剂

该类药可减轻社交恐怖伴随的植物神经症状，但对广泛性焦虑和惊恐障碍作用有限。心得安剂量 10 ~ 60 mg/d，分次服，禁忌证为心脏阻滞，收缩压 < 90 mmHg，心

率 <60 次/min，及支气管痉挛、代谢性酸中毒、长期禁食和心脏功能差的患者。

（二）扎哌隆类（Azapirones）

这是近年来推出的新一类抗焦虑药，以丁螺环酮（Buspirone）为代表。5－HT1A 激动剂、丁螺环酮的药理特点和非 BZD 药物不同，通过激动脑内 5－HT1A 受体作用于抑制性前膜自身受体来改变焦虑情绪。丁螺环酮属于全新类型的抗焦虑药，它不产生镇静作用，无肌肉松弛作用和抗惊厥作用，长期使用无戒断症状。口服后可以快速且几乎完全吸收，临床常用剂量 10～30 mg/d，小剂量开始，本品起效徐缓，需数周才能发挥作用，不如 BZD 那么快速，但长期应用无成瘾性，仅可发生短暂恶心、头昏或不安等不良反应。因此，药理学界与临床人员对本药的评价尚未一致。

（三）非 BZD 类镇静催眠药

20 世纪 80 年代后期开发了几种具有 BZD 样特点的有效镇静催眠药，主要有扎来普隆（Zaleplon，忆梦返）、唑吡坦（Zolpidem，思诺思）和佐匹克隆（Zopiclone）。三种药的临床应用小结如下表：

非 BZD 类镇静催眠药临床特点

	扎来普隆	唑吡坦	佐匹克隆
适应证	治疗各种失眠	偶发性、暂时性和慢性失眠	难入睡、夜间多醒或早醒的失眠
药理作用	缩短睡眠潜伏期，但不延长总睡眠时间，不减少觉醒次数	缩短睡眠潜伏期，减少觉醒次数，提高总睡眠时间，提高睡眠质量	延长睡眠时间，提高睡眠质量，减少觉醒和早醒次数
不良反应	头晕、头痛、肌痛、恶心，因起效迅速，服药后应马上就寝	个体差异大，可有头晕、头痛、意识模糊等，15 岁以下和哺乳期禁用，禁止与酒精合用	个体差异大，偶见思睡，口苦口干，长期用药有戒断反应，15 岁下和哺乳期禁用，禁止与酒精合用
剂量与用法	口服，睡前 1～2 片（5 mg/片）	65 岁以下患者 1 片（10 mg），老人减半	口服，睡前 1 片（7.5 mg），老人减半

（王玲芝）

第七章 社区康复与心理治疗

第一节 社区精神卫生服务

一、概述

社区指一定的地理区域，如城市的街道、农村的乡，是一个基层行政单位，有一定的地域界限，是该区域居民政治、经济、文化生活的中心，有其特定的行为规范和生活方式。社区卫生服务是以居民健康为主的综合性服务，把预防、保健、诊疗、护理、康复、健康教育等融为一体，将居民的常见病、多发病在社区内解决。

社会精神病学主要研究影响精神障碍发生发展的心理、社会、文化、生态学等因素及其作用规律，并着重探讨利用上述有关因素防治精神障碍。社区精神卫生服务是应用社会精神病学的理论、研究方法和临床医学、预防医学等医疗技术，对社区范围内全体人群用科学的方法，促进人群心理健康，提高个体承受应激和适应社会的能力，从而减少心理和行为问题。

我国精神卫生服务工作，是从 1958 年南京全国第一次精神病防治会议之后开始的。这次会议制定了“积极防治、就地管理、重点收容、开放治疗”的工作方针，提出了药疗、工疗、娱疗及教育疗法相结合的工作方法。

20 世纪 70 年代末以来，进一步建立了由卫生、民政、公安部门为骨干组成的精神病防治小组。

1990 年 12 月 28 日，全国人大常委会通过了我国第一部《残疾人保障法》，全面地提到残疾人的权利保障，要方便他们平等参与各项社会活动。20 世纪 90 年代以来，在我国较为广泛地开展了社会心理康复工作、家庭治疗、对患者及家属的心理教育等。

1991 年 12 月，国务院批转了《中国残疾人事业“八五”计划纲要》。卫生、民政、公安三部及中国残联又据此制定全国精神病防治康复的“八五”实施方案。依靠初级卫生保健组织，在城乡建立了精神病三级防治网。根据不同条件，建立不同类型的具有中国特色的社区精神卫生服务模式，其中城市三级精神病防治网采用上海模式。在农村精神病防治康复方面也出现了烟台、沈阳及四川等地的模式。

1996 年，国务院又批转了《中国残疾人“九五”计划纲要》，提出对重性精神病患者进行社会化、开放式、综合性的康复工作。社区精神卫生工作在广度上和深度上有了进展，如进行心理保健知识教育、开设心理咨询服务，对社区康复期精神病患者及慢性精神病患者进行治疗、管理、预防复发及康复的全方位服务。有的区域组织家访小组、工娱治疗站等，起到指导、协助精神病患者恢复健康，早日回归社会的作用。

但就全国而言，此项工作还不够普及，各地防治工作的发展还很不平衡。

二、防治机构的组织形式

精神病的防治既需要医务人员的参加，也需要公众的参与，更需要政府领导下的各个部门的支持和协作，必须形成健全的网络机构，才能使各项康复措施顺利实施。目前，在我国行之有效的精神病防治组织管理体系是建立并健全三级社区防治网。

（一）城市精神病防治网

精神病防治网有三个系统：

1．组织管理系统

组织管理系统即各级精神病防治管理领导小组。在大城市中，较普遍的形式是建立市、区、街道三级防治网，负责全市的精神病防治工作，各级分管领导任组长，由卫生、民政、公安等有关部门及各级精神病院负责人参加所组成的各级精神病防治管理协调领导小组。该小组根据全国的规划结合本地区的实际情况，制订具体可操作的计划，同时制订相应的实施方案。

2．技术指导系统

技术指导系统即各级专业精神病防治机构。在各级精神病防治管理领导小组的领导下，结合本地区的实际情况，参与规划和方案的制订；开展精神卫生服务；承担各级精神病防治任务，包括门诊、住院、转诊与会诊；指导下级精神卫生机构的防治工作；制定各种防治康复设施的业务规范；负责专业技术人员的进修及培训；完成所辖区内的居民健康卡登记，对所发现的新患者，及时报告、及早治疗；开展工、娱、药疗及心理治疗等工作，全方位地为精神病患者服务。

3．防治康复设施

由社区中各种医疗康复机构和相应组织形式如工疗站等组成。

（二）农村精神病防治网

1988 年，向孟泽等在四川省 28 个县精神病患者的抽样调查显示：农村精神病患者住院者仅占 19‰，从未接受治疗者占半数以上；2/3 的患者处于不同等级的精神残疾状态，从未得到专科治疗是造成精神残疾的主要原因。农村精神病防治体系迫切需要健全和完善。

目前，我国许多地区以县（区）为单位建立了县（区）、乡、村三级精神病防治网。

（三）厂矿企业精神病防治工作

厂矿企业的领导要亲自抓好精神病社区卫生工作，成立精神卫生领导小组，抓好精神病的流行病学调查、医疗防治、康复、管理等工作。设立厂矿级精神病防治院，对下级医院进行业务指导。

（四）建网的原则和方法

1．原则

（1）建立精神病专门防治体系，即建立市、区、街道三级防治网。

（2）利用现有的精神病防治机构和已建立的卫生防治体系，实现一网多用。

（3）充分利用大型企业的防治机构和组织。

2．方法

最好的方法是通过各级卫生行政部门建立从中央到地方的各级精神病防治机构及整套工作策略，可派出有经验的精神病防治人员抓点带面，开展精神卫生工作，逐渐建立各级精神病防治机构。

三、社区精神卫生工作的内容

（一）精神康复

1. 精神康复的概念

世界卫生组织（WHO）在1969年提出康复的定义："康复是指综合地和协调地应用医学的、社会的、教育的、职业的及其他措施，对残疾者进行反复训练，减轻致残因素造成的后果，以尽量提高其活动功能，改善生活自理能力，重新参加社会活动。"

精神障碍康复的基本要求与躯体疾病康复相同，即运用可能采取的手段，尽量纠正病态精神障碍，最大限度地恢复适应社会生活的精神功能。康复工作不能孤立地进行，患者的家庭成员、朋友和社会人士及医务人员的密切配合是康复工作顺利进行的关键。康复措施应该贯彻在院内、外的全部医疗过程中，不能局限在医院环境内进行，在精神疾病方面既要加强以医院为基础的康复（IBR），又要进一步发展以社会为基础的康复（CBR）。

2. 精神康复的三个基本原则

主要包括功能训练、全面康复、重返社会。功能训练是康复的方法和手段，全面康复是康复的准则和方针，重返社会是康复目标和方向。

精神疾病康复是康复医学的一门分支学科。服务对象包括各种类型的精神疾病及精神残疾者，其中大部分是重性精神患者，而多数是慢性期患者。社区精神康复是社区精神卫生和康复精神病学的结合。

3. 精神康复的任务

（1）训练心理社会功能。认真训练生活、学习、工作等方面的行为技能，辅以适当的维持药物，使残疾者尽可能恢复参与社会生活的功能，最大限度地重建独立生活能力。

（2）改善生活环境的条件。大力调整残疾者的周围环境和社会条件。所调整的环境包括医院、社区及家庭环境和人际关系，并在服务设施和生活条件上尽可能照顾到心理社会功能障碍康复的需求。

（3）贯彻支持性心理治疗。在实施各项康复措施时，始终结合有效的心理治疗，进行必要的心理教育和干预，避免过高或过低的环境刺激，努力促进心理康复。

（4）实行家庭及社会干预。动员家庭成员参与社区家庭教育和干预的措施，谋求社会各阶层的同情和支持，进一步发挥社会防措康复网络、基层康复队伍的作用。

（5）促使逐步回归社会。尽可能设置各种社会过渡性康复设施，按不同对象采取适当的回归方式，尽最大努力促使逐步重返社会，并尽量争取社会支持以解决就业和职业康复问题。

（6）提高康复期的生活质量。最大限度地促使患者恢复正常生活能力、家庭职能、工作效能、社交技能，努力改善其社会地位、经济条件及健康状况等，尽量争取在物质生活质量、社会功能质量及身心健康质量上都能逐步提高，并以此作为达到全面康复的首要目标和方向。

（二）普查普治

开展精神疾病的流行病学调查，这是开展社区精神卫生保健工作的基础。自1958年以来，我国各地精神卫生专业工作人员开展了较大规模的城乡精神疾病的流行病学调查工作。在培训基层医务人员、普及精神卫生知识的基础上，通过调查，掌握全社区人口中各种精神疾病的患病率，患者的治疗与管理情况，患者对家庭和社会的影响，从而制定本社区精神卫生服务的规划和措施。调查方法一般可参照国内协作单位编写的《精神疾病流行病学调查手册》进行。对查到的各类精神患者，人人建卡，并记录全部疾病资料，一般以首次普查时统计的数字为基础，每年均以 12 月 31 日为时点进行一次复查，统计出每年该社区的患病率，患者精神状况和劳动能力情况，并以此作为来年精神卫生工作计划安排的依据。

（三）健康教育

精神卫生知识目前在干部与群众中的普及都很不够，陈旧的观念及对精神病患者不正确的态度尚比较普遍，因此影响患者及早被发现与及时就医。社会上巫医神汉及迷信活动还有市场，使少数精神病患者及家属深受其害。因此，要把精神卫生的科学知识教给广大群众，这有助于纠正旧传统观念和对精神病的不正确看法，使广大群众了解精神疾病与心理失衡都要求助于现代科学。要破除迷信，抵制巫医，主动将可疑精神失常的人介绍给精神科医生，做到对患者及早发现、及早治疗，争取良好的预后，防止复发及预防精神残疾。

精神卫生的宣传包括普及心理卫生知识和普及精神病学知识。宣传对象应包括患者、患者的亲属、邻居、同事、单位各级领导、村与居委会干部及卫生工作积极分子。根据不同对象，采用不同方式，宣传内容应因人而异。科普宣传要利用各种形式，如电视、广播、报纸、科普教材、各种会议、家访等。有计划、有组织地系统宣传应该成为社区精神卫生经常性的工作。如在落实“九五”规划，全面调查时，发放“告居（村）民的一封信”就是家喻户晓的宣传。

在世界卫生组织支持下，上海、杭州、济南、沈阳、苏州 5 个城市联合从 1991 年起对精神分裂症患者家属进行了为期一年的以疾病知识教育为重点的集体教育研究（简称“家庭教育”）。采取集体讲课与讨论，分次向患者家属介绍精神病的知识，精神症状的识别，应对病态行为的技巧，药物治疗的重要性、副作用及处理、维持治疗的重要性，疾病复发的征象以及家庭气氛与精神健康的关系，如何做好家庭监护与为患者创造良好的康复环境等。研究结果表明：家属接受教育组的患者与对照组比较，复发率下降，住院率减少，社会功能缺损程度减轻的情况均好得多，差别均有统计学意义。同时说明家庭教育对患者家属也有良好作用：改变了照料者（患者家属）对疾病的认识、期望和态度，提供了有关应对知识、集体形式的家庭教育，有利于家属间的情感疏解，在相互交流中取得帮助并得到各种形式的彼此间的支持。

（四）培训业务人员

1. 培训对象

主要是省、市、地县、镇各级精神病院的各级医务人员，综合医院的专（兼）职精神科医护人员，基层卫生人员如农村卫生所、街道卫生院、厂矿医院、社区保健站的卫生人员。

2. 培训方式

包括进修、培训班、定期例会、业务学习参考资料、专业学术交流及讲座。

3. 要求和内容

在专业医务人员培训的内容上，除了精神科专业知识，还应强调心理卫生知识。随着社区全科医疗的发展，全科医生将更多地承担精神疾病的防治和社区心理保健工作，并在社区开展精神疾病知识和心理卫生的健康教育。

通过培训掌握评价和处理精神疾病和心理障碍的技能，熟悉临床心理技术。可按培训的要求及对象分级培训。

（1）市县级精神病防治人员：要求较全面地掌握精神科医学理论和相关知识，具有一定临床实践经验，并不断提高业务水平，能负责规划、安排及指导全县（市）精神病的防治管理及康复工作，对基层进行专业培训和业务指导。

（2）乡镇、街道、厂矿医院的兼职医生：重点培训精神病的常见症状、诊断、鉴别诊断的知识，使其掌握精神病治疗方法，包括药物的临床应用、病历书写等，可开展本社区的精神病防治管理、康复和精神卫生服务工作的目的。

（3）农村医生、街道及厂矿车间卫生员：应掌握常见的精神病知识，做到早发现、早诊断、早治疗。能协助上级医院搞好精神卫生服务工作，具体能做到定期巡视，确保治疗措施的落实和执行。

（五）精神科门诊（心理门诊）

设立社区精神科门诊，培训合格的社区精神科医生。

（六）开展家庭病床

家庭病床是指精神病患者在家庭环境中接受医疗和护理，以充分利用家庭和社会生活中的有利因素，促使病情好转、社会适应和康复。适合于小城镇及农村精神病患者就诊有一定困难的地方。北京海淀区、山东烟台、辽宁铁岭等地区的农村精神病防治工作，均以开展家庭病房为主体。家庭病床的设立能使更多人得到及时而合理的治疗。

建立家庭病床的工作内容包括：①建立病例档案；②因人而异制订康复计划；③定期访视患者、指导和检查实施计划的情况，并进行记录；④效果评估和防治康复计划的修改。

以上工作由区、县和街道、乡（镇）的专（兼）职医生进行，精神科专业医生需定期指导和访视患者，检查方案的实施情况和效果。

四、可能存在的问题

精神病的社区康复是一个重要的趋势，但是一大批患者转入或滞留在社区，也会产生一些问题。例如，社区的精神卫生服务设施难以承担沉重的防治任务或疏于管理，结果使部分患者的治疗与康复未能落实，甚至成为无家可归者。

（王玲芝）

第二节　精神疾病社区防治的内容

根据《中国精神卫生工作规划（2002—2010 年）》“预防为主，防治结合，重点干预，广泛覆盖，依法管理”的工作原则，继续推行“社会化、综合性、开放式”的工作模式，进一步明确精神疾病社区防治的内容。

一、三级预防

防止和减少精神障碍的发生、防止或减少精神残疾的发生，即精神障碍的“三级预防”。三级预防是社区精神卫生工作的主要内容，牵涉到对精神障碍的预防、治疗和康复并重的精神卫生服务。

（一）一级预防

一级预防为病因的预防，通过消除、减少病因或致病因素来防止或减少各种精神疾病的发生，属于最积极、最主动的预防措施。主要包括以下方面：

1. 精神卫生知识的普及与宣传

社会竞争激烈、生活节奏加快、人际关系复杂化，不可避免地会造成各种应激性事件增加。为此，加强精神卫生知识的普及与宣传，及时提供正确的心理咨询服务，是使人们重视心理卫生和精神健康，有效地防止外界因素的侵扰，减少与各种应激相关的心理障碍发生的有效途径。

2. 减少遗传性精神障碍的发生

对那些可能与遗传有关的精神障碍，依法禁止近亲结婚，限制具有高度遗传危险性的患者结婚与生育；通过积极的宣传，开展遗传咨询，进行保健检查等方式，防止这类精神障碍的发生。

3. 高危人群心理干预

对一些具有易患精神障碍的“高危人群”，包括具有特殊心理素质者和从事心理压力较高的职业者，应采取特殊的心理干预措施，提供心理宣泄的途径，预防和减少精神障碍的发生。

对于发病与病前个性特征密切相关的精神障碍，要从儿童时期的教育、培养着手，重视家庭教育，开设幼儿心理卫生课程，注意培养儿童身心健康，健全其人格。

4. 掌握信息规划决策

定期进行精神障碍的流行病学调查，研究精神障碍在人群的发生率、发病率、影响因素和分布情况，结合地区人口构成的变化，为相关部门制定规划、进行决策，从宏观上预防精神障碍的发生提供依据。

5. 果断措施切实执行

对某些病因较为明显的器质性精神障碍或精神发育迟滞，应采取果断措施，杜绝疾病的发生。如因某些病毒、细菌感染引起的精神障碍，应从各种途径防止或减少这些感染的机会；对于因地方性缺碘所致的精神发育迟滞，则应从饮食结构、改善碘盐供应等方面着手。

（二）二级预防

重点是早期发现、早期治疗、控制疾病进展、恢复健康、防止复发。二级预防是精神障碍防治工作中极为重要的环节。其主要内容包括：

1. 有计划地宣传精神障碍的有关知识

让人们能初步认识精神疾病，同时改变人们对精神疾病患者的不正确看法，消除社会偏见。把疾病控制在萌芽或初发状态。

2. 指导患者及时就诊

对确认或可疑的精神障碍患者应积极治疗，争取使疾病达到完全缓解。同时，积极进行随访与巩固治疗，减少复发。

3. 心理治疗和康复训练

对病情已经好转的患者，使其正确认识自身疾患，在卫生工作人员指导下，培养乐观向上的人生观。

4. 定期随访

使患者能接受及时而有针对性的医疗指导与服务，并指导和协助家属帮助患者解决各种心理卫生方面的问题。

5．设立精神科、心理咨询门诊

定期举行不同类型的培训班，系统地介绍精神疾病的主要症状、常见精神障碍的诊断要点、常用的治疗方法、精神药物的使用原则及药物不良反应的识别与处理，不断提高对精神障碍的防治水平。

6．重视心理、社会环境因素对疾病预后、复发的影响

关心并满足精神障碍患者的合理要求，做好患者生活的合理安排，避免不必要的生活事件应激，尊重患者的人格，争取患者的家属参与协助患者早期治疗与康复工作。

（三）三级预防

重点是做好精神障碍患者的康复训练，最大限度地促进患者的社会功能的恢复，减少病情复发，减少功能残疾，提高患者的生活质量。其主要内容包括：

1．建立和健全康复体系

政府部门要建立和健全康复体系，为精神疾病患者提供康复场地和康复训练，以巩固治疗效果，减少病情复发，减少精神残疾，减少医疗支出与疾病负担，为提高患者的生活质量和生活保障提供帮助。

2．做好社区患者的定期随访工作

使患者能够接受及时而有针对性的医疗指导和服务，调整出院患者的生活环境，动员其家庭成员支持和参与患者的康复活动，指导家庭成员为患者制订生活计划，努力解决患者的心理问题和日常生活中的实际问题。

3．开展多种形式的心理治疗和康复

让患者认识疾病，克服性格弱点，逐步培养乐观、积极向上的生活态度。同时，督促患者按时按量服药，防止疾病恶化，减少残疾的发生，关心和满足精神障碍患者的合理要求，重视心理、社会环境对疾病的影响因素。

4．家庭对患者康复的影响

家属关心患者，给予恰当的情感表达，可显著减少来自家庭和社会环境的不良影响，有利于患者的康复。

二、社区精神病防治医生的工作内容与方法

（一）摸底调查

在精神病防治康复工作中，摸底调查的主要目的是为了确定工作对象。在摸底调查中，精神病防治医生的主要任务和工作方法是：①接受培训，熟练掌握《精神疾病线索调查问卷》的内容及使用说明；②培训居（村）委会精神病防治人员或乡村医务人员使用调查工具，提供可疑人线索，并指导其填写《精神病报告卡》。

（二）建档立卡与资料统计、管理

建档立卡与资料统计、管理是规范精神病防治工作，以及对工作和工作效果进行长期的科学评估的重要措施。

社区精神病防治工作涉及的资料很多，除了组织管理的资料以外，作为社区精神病防治工作的直接操作者，精神病防治医生在建档立卡与资料统计、管理中所承担的任务是很重要的。

1．建档立卡

当确定为社区管理的病例以后，精神病防治医生要给该病例建档立卡，填写《精

神病防治康复登记表》、《精神病防治康复记录手册》，并规范管理。

2. **使用社区卫生服务信息系统**

社区卫生服务信息系统，具有统一功能、统一指标和统一操作模式的特点，能提高社区卫生服务和业务指导机构的管理效率和质量，向社区居民提供满意的卫生健康服务。

3. **资料统计与管理**

（1）定期核对表卡。

（2）协助街（镇）、居（村）委会填写报表，按时上报。

（3）认真分析资料。精神病防护医生掌握着大量社区工作的第一手资料，要发挥作用，随时提供各种数据。

（4）做好资料的收集和保存。收集和保管个人业务学习资料、宣传资料、培训资料、会议记录、工作制度与工作计划等，便于上级检查和自己总结经验。

（三）家庭访视、治疗与家庭康复指导

精神病防治医生承担社区精神疾病的防治康复工作，为精神疾病患者所提供的家庭访视、家庭治疗与家庭康复指导是最贴近患者的直接的服务。

1. **家庭访视**

（1）家庭访视的方法。直接到患者家中，或用其他方式通过与患者及其家属的联系，了解和观察病情。

（2）访视工作由谁负责。精神病防治医生与居（村）委精神病防治人员根据访视对象的具体情况，协商解决。一般来说，精神病防治医生访视新的患者，病情不稳定等需要治疗和处理的患者，例如，①病情不稳定的精神病患者，特别是有肇事、肇祸倾向，不愿意服药，有病情加重迹象，有明显药物不良反应，有疾病复发可能和近期需要住院治疗的患者；②家庭病床的精神病患者；③新发现、迁入、近期刚出院的精神病患者；④近期有重大生活事件，需要心理帮助的患者；⑤患者及家属或居（村）委精神病防治人员要求精神病防治医生上门访视的精神病患者。

（3）家庭访视的主要内容：①观察患者的病情变化；②确定对患者的治疗方案和处理药物不良反应；③为患者提供心理咨询和各种相关帮助；④指导家庭照顾和对患者的具体措施；⑤评估患者的治疗康复效果。

（4）如何访视：①定期访视。对病情稳定的患者，3个月访视一次；病情不稳定的患者随时访视。②争取患者及家属的配合。③形式灵活。直接上门是最重要、最有效的方式。若特殊情况，可以电话随访、信函随访或通过患者的邻居与亲戚朋友进行随访。④做好记录。认真了解患者的病情、治疗情况、劳动能力、家庭照顾等，分别记录在相应的表卡或栏目中。

2. **指导家庭康复**

家庭可以说是每一个人的生活支柱和精神寄托。精神病患者更需要家人有效的帮助。家庭成员应做到：①正确认识精神病；②让患者做力所能及的事情；③坚持长期有效的治疗；④促进家庭职能恢复；⑤努力使患者回归社会。

（四）家庭病床的建立与管理

家庭病床是精神病社区防治与康复的一种有效形式，它以花费少、治疗及时、方便患者和家属为特点。因此，建立和管理好家庭病床，无疑是精神病防治医生的又一项主

要任务。

1. 建立家庭病床的对象

适用于病情较重，或病情不稳定，无条件住院的精神病患者。

2. 建立家庭病床的方法

（1）医生、患者及家属的紧密配合。

（2）精神病防治医生了解病史，全面体格检查和精神检查，明确诊断，制订治疗方案，及时完成病历的书写。

3. 家庭病床的工作内容

①按时上门查房；②做好病情记录；③实施系统治疗；④兼顾综合性的康复：对患者进行治疗的过程中，对其家属进行精神卫生知识的教育，指导其对患者实施家庭康复。

4. 家庭病床的撤除

撤除家庭病床的指标：①患者的病情得到有效的控制；②治疗无效或出现严重的躯体合并症，或难以解除的药物不良反应，需要转送至精神病专科医院或其他医疗机构治疗；③家庭病床存在的其他条件已经消失，如家庭搬迁、监护人坚持撤床、患者死亡或走失等。

（五）对工疗站的技术指导

（1）配合管理人员，对进站的精神病患者进行技术审核。

（2）根据患者的病情和康复需要，指导工疗站工作人员和管理人员合理安排患者的工疗种类。

（3）指导工疗站管理人员制订技能训练的计划。

（4）指导和检查工疗站的医疗工作。

（5）定期对站内患者进行工疗康复效果评估，指导工作人员修订或重新制订康复计划。

（六）健康教育

WHO 提出的健康概念为："健康不仅仅是躯体无病，而且是身体、心理和社会方面的完满状态。"现代医学认为，人的疾病和健康不仅与生物因素关系密切，还与心理因素和社会因素密切相关，提出了生物—心理—社会医学模式。由于精神卫生健康教育的作用日益突出，社区精神病防治医生应向社会广泛宣传。

精神卫生的宣传可分为两部分，一是普及心理卫生知识，二是普及精神病学知识。

1. 普及心理卫生知识

健康是一种躯体、心理和社会功能的良好状态。通过开展健康教育，使人们建立健康的精神生活和良好的生活方式，增强人们对心理应激的耐受力、对挫折的容忍力，采取正确的应对方式，培养健康的情绪生活。

2. 普及精神病学知识

精神疾病严重危害人们身心健康和影响社会安定。长期以来，人们对精神病患者带有偏见和歧视，通过开展精神疾病的健康教育工作，有助于纠正人们对精神病的不正确看法，对患者的治疗、管理、康复等各方面均有良好的作用。

健康教育的对象包括各级领导干部、治安保卫人员、区街和居委会的精神病防治工作人员、患者及其家属等。

3. **健康教育的方法**

采取多种形式和方法进行科普宣传。

（1）利用新闻媒体的影响力，开展系列精神卫生宣传工作，创造一个关心、理解、帮助精神病患者融入社会的良好环境。

（2）编写科普宣传资料。

（3）开设宣传栏。

（4）创办报刊。

（5）举办各种有关会议。

（6）利用家访机会向家属、邻居进行宣传，消除对精神病的偏见与歧视，形成一个良好的社会氛围。

（7）根据不同的对象，有针对性地进行讲课、讨论、座谈和咨询活动，使人们掌握识别精神病的知识，以便早发现、早诊断、早治疗，以求最好的效果，并做好康复及抗复发工作，以减少精神残疾的发生。

（8）开展精神卫生知识讲座。

（七）培训

1. **接受培训**

业务人员应积极参加培训班或进修学习，参加学术活动，提高自己的技术水平和管理水平。

2. **培训精神病防治管理干部及基层医务人员**

有计划、有目的地培训街道、乡镇、居委、村委精神病防治管理干部及基层医务人员，让他们掌握常见精神疾病的知识，不断发现新病例线索，提供给精神病防治医生，并且正确宣传精神卫生知识，协助访视和管理患者，以利于患者的康复。

（八）发现关锁精神病患者及时解锁

我国精神病防治康复工作中不允许有关锁的精神病患者，发现关锁精神病患者应及时解锁。

精神病防治医生要把解救关锁精神病患者作为一项最紧急的任务，尽快落实解救措施，具体措施如下：

（1）发现关锁精神病患者，立即向街（镇）、区（县级市）精神病防治办公室报告。

（2）调查、分析关锁的原因。精神病防治医生会同精神病防治干部、公安、民政、居（村）委会调查和分析关锁精神病患者的原因。

（3）街（镇）精神病防治办制订解锁方案。由于每个患者被关锁的原因不同，既往得不到治疗的原因也不同，所以，解锁的方案也需要有针对性。

（4）落实解锁措施，解除关锁，落实治疗（门诊或住院治疗）是解救关锁精神病患者最主要的措施。

（5）防止再度关锁。

（九）易肇、事肇祸精神病患者的处置和社区管理

易肇、事肇祸精神病患者是指有可能发生危及他人或自身安全的行为，或对社会治安产生严重影响的精神病患者。

精神病防治医生要做好以下工作：①掌握易肇、事肇祸精神病患者的资料；②随时

对易肇、事肇祸精神病患者采取有效的监护和治疗；③对不合作的患者送专科医院住院治疗；④对已经肇事、肇祸的精神病患者在通知公安人员的同时，报告精神病防治办，迅速送往专科医院住院治疗。如兴奋躁狂，先注射镇静药，待患者安静时再护送入院。

（十）掌握精神科免费门诊政策及操作方法

1. 享受免费门诊治疗的条件

（1）本市城镇居民中最低生活保障的救济对象。

（2）本市城镇居民中的低收入困难家庭中未参加城镇职工医疗保险、非享受公费家属统筹医疗的人员。

（3）本市城镇居民中退休人员供养的家庭精神病患者。

2. 管理好医疗文书资料

“免费门诊”定点医疗机构要按医院管理要求，健全、妥善、单独管理好有关日志、病历、处方、治疗单、检验单等有关的医疗文书资料。

3. 严格执行用药范围和检查项目

（1）首诊的基本检查：心电图、血常规、肝功能。

（2）药物治疗的监测项目：服用“氯氮平”的患者每月查血常规一次，其他患者每季度查血常规一次；每半年查肝功能、心电图一次。

（3）提供基本药物：氯丙嗪、奋乃静、氯氮平、舒必利、氟哌啶醇、三氟拉嗪、安坦、五氟利多、氟奋乃静癸酸酯（针剂）、氟哌啶醇癸酸酯（针剂）；碳酸锂；阿米替林、多塞/虑平、氯丙咪嗪、马/麦普替林；地西泮（安定）、硝西泮（硝基安定）、氯硝西泮（氯硝安定）、舒乐安定（艾司唑仑）、佳静安定（阿普唑仑）；苯妥英钠（大仑丁）、丙戊酸钠、卡马西平。

（4）处方用药量在14天内。每张处方总金额不超过25元。

（5）每月提供免费抗精神病药品费不超过50元。

（十一）重性精神病患者免费住院治疗的相关工作

以广州为例，政府为广州市贫困重性精神病患者提供免费住院治疗。

民政部门：城镇低保线以下的精神病患者可向民政部门申请，享受免费在市民政局精神病院住院治疗3个月，最长不超过半年。

卫生部门：全市户籍人口城镇低保线以上，但经济困难（家庭人均500元/月以下）以及农村精神病患者可向卫生部门申请，一年内享受免费在广州市精神病医院住院治疗3个月，特殊情况下可根据主治医生的证明再延长住院治疗一个月。

（十二）协助重性精神病患者办理免费住院治疗相关工作

精神病防治医生指导精神病防治管理干部和患者家属，提供该项服务的政策，并为贫困精神病患者提供相关的医疗资料。相关流程为：

街道申请—区卫生局审核—广州市卫生局疾病控制处审批—护送至广州市精神病医院江村住院部住院治疗。

精神病防治康复工作是一项社会工程，需要社会的支持，更需要宣传精神卫生科普知识，做好疾病的预防，同时用爱心、耐心、细心和精湛的技术为精神疾病患者服务。

（黄杏梅）

第三节 心理测验

一、概述

（一）心理测验的定义

“心理测验是在标准情境下对受试者行为样本进行分析和描述的过程。”（龚耀先）

“心理测验是使用标准化刺激，唤起样本的行为，根据样本行为评估人的智力、人格等的过程。”（陈选善）

心理测验，顾名思义，测验人的心理与行为，是对人的心理与行为特征进行评估（进行量化或划分范围）。临床上被测定的心理与行为常见的有：智力、抑郁情绪、焦虑情绪、强迫症状、多动障碍、内向、外向等。

（二）心理测验的三要素

（1）受试者：即要测试的行为样本。

（2）量表：即用于测量一个或数个行为样本的工具，包括手册（说明、指导语、记分标准、换算标准、常模、结果评定等）、测试工具、测试问卷和答卷。

（3）主试者：即测验者。

（三）心理测验的意义

1. 对个体行为样本进行心理测验的意义

（1）能真实反映个体的心理特征，便于对个体的心理特征进行认识、分析与分类。

（2）为临床心理诊断提供依据。

（3）了解治疗前后心理的变化。

（4）预测心理发展中可能出现的问题。

（5）指导心理发展的方向，或指导职业选择。

2. 对团体样本进行心理测验的意义

（1）揭示团体样本的心理特征，便于对团体样本的心理特征进行认识、分类与比较，并了解其分布情况，如流行病学调查。

（2）用于分析团体样本的心理特征与团体某些异常情况之间的关系，如病因学调查。

（3）用于团体样本在接受治疗前后心理特征变化的评估，达到评估干预措施效果的目的，如治疗效果的评定。

（四）标准化心理测验的基本特征

1. 量表编制要科学，并有良好的信度和效度

（1）科学性：量表的编制应具有科学性，即量表的内容与结构合理，有实用价值，能真实地反映样本的心理特征。

（2）信度：对同一受试者，用同一量表在不同时间进行标准化的心理测验，其结果重复一致的程度即量表的可信程度。从理论上讲，信度系数越大（接近1.0），表明误差越小，一致性越高。但实际上难以达到。一般信度系数在0.8以上，就有较好的信度。通常智力测验的信度系数要求在0.85以上，说明性能良好。一般的人格测验，信度系数在0.7~0.8以上，就说明性能良好。信度的检验有重测法检验、复本法检验、分半法检验和等值法检验。

(3) 效度：心理测验结果的有效性，指该测验是否测查到了要测查的内容，测验结果是否能反映样本真实的程度。效度越好，其真实性越高。效度有内容效度、结构效度和达标效度。

2. 有严格的操作标准

心理测验的操作有严格的标准，对每一个受试者的“刺激”应该完全一样。如有标准的指导语，有严格的时间规定等。

3. 有统一的记分标准

心理测验的每一题都有统一的记分标准，以减少人为评定的误差。

4. 测验结果解释有依据

心理测验的结果有解释的标准，即有常模。常模是供比较的标准数量，主要是对大样本进行统计学处理后所界定的正常标准数量。没有常模的心理测验，一般不用于心理诊断之中。

5. 观察要最佳

心理测验应在受试者最佳心理与生理状态时实施。

6. 环境最理想

心理测验过程中，能充分排除环境的干扰。

7. 个体最依从

心理测验的过程应充分排除受试者自己的干扰，如疾病、不实事求是、诈病、不认真、情绪化、抵触行为等。

(五) 心理测验的分类

(1) 根据受试者的数量，可分为个别心理测验和集体心理测验。

(2) 根据是否使用文字，可分为语言心理测验（即借助文字描述来实施的测验）和非语言心理测验（即借助图片、操作来实施的测验）。

(3) 根据结构是否完整，可分为结构心理测验（即心理测验的结构完整、回答有标准答案的测验）和无结构心理测验（即心理测验结构不完整、无明确的标准答案的测验）。

(4) 根据心理测验的内容，可分为能力心理测验、人格心理测验、记忆心理测验、神经心理测验、适应行为评定量表及精神病评定量表等。

二、常用心理测验

(一) 智力测验

1. 智力测验的概念

智力测验是指在标准情境下，对个体的一般能力进行评定和量化的过程。智力测验是应用最广泛、影响最大的心理测验。

2. 智力测验的种类

(1) 韦氏智力测验量表（美国）。由纽约贝勒维精神病院心理学家 D. 韦克斯勒于 1939 年编制。其设计考虑全面，信度高（0.9）。于 1981 年引进我国，由原湖南医科大学龚耀先教授主持修订。目前有适合国人使用的两种中国修订版（儿童版与成人版）。

(2) 比奈智力测验（美国）。1981 年，由我国心理学家吴天敏主持修订，有 51 个题，答对一题记一分，总结原始分，根据手册换算成标准分，最后得出检测的 IQ。适用于 2～18 岁的个体。

（3）瑞文推理测验（英国）。没有文字，只有图片，可减少文化教育的影响。有60题，答对一题记一分，总结原始分，根据手册换算成标准分，最后得出检测的IQ。适用于5～75岁的个体。

3．**韦氏智力测验量表简介**

（1）成人版智力量表有11个分测验。

	题目数	最高分
①知识测验	29	29
②领悟测验	14	28
③算术测验	14	18
④相似测验	13	26
⑤数字广度测验	22	22
⑥词汇测验	40	80
⑦数字符号测验		90
⑧填图测验	21	21
⑨木块图测验	10	48
⑩图片排列测验	8	38
⑪图形拼凑测验	4	44

（2）测验过程要求标准化操作。

（3）有严格的记分标准。测试中根据记分标准，得出语言智商分数、操作智商分数、总智商分数，最后根据韦氏智力测验的手册，查出相应的智商。

（4）对智商结果的解释。从语言智商（VIQ）、操作智商（PIQ）、总智商（FIQ）三方面来进行解释。

韦克斯勒成人智力测验量表对智力的等级划分如下表所示：

	智商范围	等级	理论百分数	实际百分数
正常智力	140以上	非常优秀	1.6	2.2
	120～139	优秀	11.3	11.7
	110～119	中上	18.1	18
	90～109	中等	46.4	46
	80～89	中下	14.5	15.1
	70～79	临界状态	5.6	5
	69以下	智力缺损	2.5	2
智力障碍	50～69	轻度智力缺损		
	35～49	中度智力缺损		
	20～34	重度智力缺损		
	低于20	极重度智力缺损		

（二）EPQ（艾森克个性测验）

1. EPQ

艾森克个性问卷（Eysenck Personality Questionaire，EPQ）由英国心理学家 H. J. 艾森克所编。有四个分量表：N 量表（Neuroticism，神经质）；P 量表（Psychoticism，精神质）；E 量表（Extrovision - Introvision，外向—内向）；L 量表（Lie，虚假、掩饰）是效度量表。

在我国已有 EPQ 的修订本，分儿童（7~15 岁）及成人（16 岁以上）两式，各式有 88 个题目，回答：是/否。有男女的年龄常模。

2. EPQ 的分量表

E 量表：外向—内向，能反映被试者性格属于内倾或外倾。E 分数低表示内向，越高越外向。外向型的人心理活动表现为活泼开朗、热情大方、善于交际、情感外露、注意力易分散以及兴趣易变换。内向型的人心理活动比较好静、稳重、沉默少语、交际被动、不喜欢刺激、情感不易外露、注意力稳定难转移。

N 量表：神经质（情绪性），测量情绪稳定与否，也反映个体的敏感性。N 分数低表示情绪稳定，分数越高表示情绪越不稳定。N 分数高者表现焦虑、紧张、易怒，敏感多疑，对各种刺激反应过于强烈，易冲动，具有攻击性，或是郁郁寡欢、忧心忡忡。N 分低者表现情绪反应缓慢，心境平和，自控能力通常比较好。

P 量表：精神质（倔强性），它在所有人身上都存在，只是程度不同，P 分数高的成年人可能比较孤独、少关心他人、不近人情、感觉迟钝，喜欢一些古怪的行为，难以适应环境的变化。

L 量表：测定受试者的掩饰与自身隐蔽等情况，高分者测验结果可信度较低，测验结果缺乏参考意义，并不说明心理不健康，只是作答时，由于某种原因，不能根据自身真实情况回答问题，使测试不可靠。

（三）MMPI（明尼苏达多项人格测验）

1. MMPI

明尼苏达多相人格调查表（Minnesota Maltiphasic Personality，MMPI），是 20 世纪 40 年代初由美国 S. R. Hathawag 及 J. C. Mckinley 编制的。世界上有许多国家和地区把它译成本民族的文字，广泛应用于人类学及医学的研究。我国宋维真等人于 1980 年对 MMPI 进行了研究和修订。于 1984 年已形成了一个中国版本和常模。

MMPI 的目的是对人的人格特点提供客观的评价。本测验适用于年满 16 岁，有初中以上文化水平，以及没有影响测验结果的生理缺陷的人群。测验为 399 题及 566 题两种，选用中国 MMPI 量表协作组的中国常模（T = 60），主要确定 10 个与临床有关的指标及 5 个研究量表指标。

2. MMPI 的分量表

（1）效度量表有：

L 量表：说谎或掩饰，共 15 题；F 量表：诈分，共 64 题；K 量表：校正分，共 30 题。

（2）10 个与临床有关的指标：

Hs 量表（Hypochondriasis，疑病）：33 题；D 量表（Depression，抑郁）：60 题；Hy 量表（Hysteria，癔症）：60 题；Pd 量表（Psychopathic Deviate，心理变态）：50 题；

Mf 量表（Masculinity - Femininity，男性化—女性化）：60 题；Pa 量表（Paranoia，偏执）：40 题；Pt 量表（Psychasthenia，精神衰弱）：48 题；Sc 量表（Schizophrenia，精神分裂）：78 题；Ma 量表（Hypomania，轻躁症）：46 题；Si 量表（Social Introversion，社会内向）：70 题。

（3）5 个研究量表指标：

Mas 量表：外显性焦虑；Dy 量表：依赖性；Do 量表：支配性；Re 量表：社会责任；Cn 量表：控制力。

（四）16PF（卡特尔 16 种人格因素测定）

卡特尔 16 种个性因素测验或称 16 种个性因素问卷（Cattell the Sixteen Personality Pactor Text or Questionnaire，16PF）是美国伊利诺州立大学人格及能力测验研究所教授卡特尔（R. B. Cattell）编制的。

16PF 于 1947 年发表，卡特尔认为，只要测量出 16 个根源特性在人身上的表现程度，就能知道他的人格。据此，他编制了 16 种个性因素测验，是具有效度及信度的测量工具。

16PF 的 16 个人格因子是：

A：乐群性； B：聪慧性； C：稳定性； E：恃强性； F：兴奋性； G：有恒性；
H：敢为性； I：敏感性； L：怀疑性； M：幻想性； N：世故性； O：忧虑性；
Q1：实验性；Q2：独立性；Q3：自律性；Q4：紧张性。

（五）临床记忆测验（许淑莲）

该测验的目的是测定人的记忆能力，适用于 20～89 岁年龄。

测定内容		原始分	量表分
1. 指向记忆	（24 物品/2 组）		
2. 联想学习	（12 对词）		
3. 图像自由回忆	（15 图/2 组）		
4. 无意义图形再认	（40 张图）		
5. 人像特点回忆	（6 个）		
计算总分			
MQ（记忆商）			

（六）SCL - 90（症状自评量表）

共有 90 项症状清单（Symptom Checklist 90，SCL - 90），又名症状自评量表（Self - reporting Inventory）。现版本由 Derogatis 编制于 1973 年。

SCL - 90 在国外应用甚广，引入我国后随即得到广泛应用，是一种较受欢迎的自评量表。

本量表共有测试题目 90 个，有 9 个主要的临床测试因子，包含了较广泛的精神症状学的内容。涉及感觉、情感、思维、意识、行为、人际关系、饮食与睡眠等方面。它的每一个项目均采取 5 级评分制：1 - 无：自觉并无该项症状（问题）；2 - 轻度：自觉有该项症状，但对受检者并无实际影响，或影响轻微；3 - 中度：自觉有该项症状，对受检者有一定影响；4 - 相当重：自觉常有该项症状，对受检者有相当程度的影响；5 - 严重：自觉该症状的频度和强度都十分严重，对受检者的影响严重。

SCL－90 的 9 个因子：

（1）躯体化：由第 1、4、12、27、40、42、48、49、52、53、56 和 58 共 12 项组成。该因子主要反映主观的身体不适感。

（2）强迫症状：由第 3、9、10、28、38、45、46、51、55 和 65 共 10 项组成。反映临床上的强迫症状群。

（3）人际关系敏感：由第 6、21、34、36、37、41、61、69 和 73 共 9 项组成。主要指某些个人不自在感和自卑感，尤其是在与他人相比较时更突出。

（4）抑郁：包括第 5、14、15、20、22、26、29、30、31、32、54、71 和 79 共 13 项。反映与临床上抑郁症状群相联系的广泛的概念。

（5）焦虑：包括第 2、17、23、33、39、57、72、78、80 和 86 共 10 个项目。指在临床上明显与焦虑症状相联系的精神症状及体验。

（6）敌对：包括第 11、24、63、67、74 和 81 共 6 项。主要从思维、情感及行为三个方面来反映患者的敌对表现。

（7）恐怖：包括第 13、25、47、50、70、75 和 82 共 7 项。它与传统恐惧状态或广场恐惧所反映的内容基本一致。

（8）偏执：包括第 8、18、43、68、76、和 83 共 6 项。主要是指猜疑和关系妄想等。

（9）精神病性：包括第 7、16、35、62、77、84、85、87、88 和 90 共 10 项。其中有幻听、思维播散、被洞悉感等反映精神分裂样症状项目。

90 项症状清单因子分的解释：一般因子分超过 2.0 就有临床意义。

1 388 名中国正常人 SCL－90 的统计标准（张明圆）

统计指标	均分标准差	因子分	均分标准差
总分	129.96 ±38.76	躯体化	1.37 ±0.48
总均分	1.44 ±0.43	强迫	1.62 ±0.58
阳性项目数	24.92 ±18.41	人际关系	1.65 ±0.51
阴性项目数	65.08 ±18.33	抑郁	1.50 ±0.59
阳性项目均分	2.60 ±0.59	焦虑	1.39 ±0.43
		敌对	1.48 ±0.56
		恐怖	1.23 ±0.41
		偏执	1.43 ±0.57
		精神病性	1.29 ±0.42

（七）抑郁自评量表（SDS）

抑郁自评量表（Self－rating Depression Scale，SDS）由 Zung 编制于 1965 年，因使用简便，能有效地反映被试者的抑郁状态及其严重程度，有良好的效度。

1. 适用对象和使用者

SDS 的适用对象是有抑郁症状的成年人。该量表为自评量表，由受试者自己填写。

2. 评定项目和评定标准

SDS 含有以下 20 个项目，各项相应的症状是：

（1）觉得闷闷不乐，情绪低沉（忧郁）。

(2)* 觉得一天中早晨最好（晨重晚轻）。

(3) 一阵阵哭出来或觉得想哭（易哭）。

(4) 晚上睡眠不好（睡眠障碍）。

(5)* 吃得和平常一样多（食欲减退）。

(6)* 与异性密切接触时和以往一样感到愉快（性兴趣减退）。

(7) 发觉自己的体重在下降（体重减轻）。

(8) 有便秘的苦恼（便秘）。

(9) 心跳比平常快（心悸）。

(10) 无缘无故地感到疲乏（易倦）。

(11)* 我的头脑和平常一样清楚（思考困难）。

(12)* 感到经常做的事情并没有困难（能力）。

(13) 觉得不安而平静不下来（不安）。

(14)* 对将来抱有希望（绝望）。

(15) 比平常容易生气激动（易激惹）。

(16)* 觉得作出决定是容易的（决断困难）。

(17)* 觉得自己是个有用的人，有人需要（无用感）。

(18)* 感到生活过得很有意思（生活空虚感）。

(19) 认为如果自己死了，别人会生活得好些（无价值感）。

(20)* 平常感兴趣的事仍然照样感兴趣（兴趣丧失）。

SDS 按症状出现的频度记分为：1 没有或很少时间；2 少部分时间；3 相当多时间；4 绝大部分或全部时间。没有带＊号的题，均为正向记分题，依次记分为 1、2、3、4 分。而带＊号的题为反向记分题，即记分为 4、3、2、1。

3. 评定方法

该量表由受试者自行填写完成，评定时间为最近一周的情绪。

4. 结果分析和常模

统计总分，然后经过一次转换。换算方式：把 20 个项目的各项分数相加即得到总粗分 X，然后再乘以 1.25，取其积的整数部分即得标准总分 Y。SDS 的中国常模参考分，标准分超过 50 分，提示被试者有抑郁情绪。

（八）焦虑自评量表（SAS）

焦虑自评量表（Self－rating Anxiety Scale，SAS），由 Zung 于 1971 年编制，它的效度较好。

1. 适用对象和使用者

SAS 的适用对象是有焦虑症状的成年人。该量表为自评量表，由受试者自己填写。

2. 评定项目和评定标准

SAS 含有 20 个项目，各项相应的症状是：

(1) 我觉得比平常容易紧张和着急（焦虑）。

(2) 我无缘无故地感到害怕（害怕）。

(3) 我容易心里烦乱或觉得惊恐（惊恐）。

(4) 我觉得我可能将要发疯（发疯感）。

(5)* 我觉得一切都好，也不会发生不幸（不幸预感）。

(6) 我手脚发抖打战（手足颤抖）。

(7) 我因为头痛、头颈痛和背痛而苦恼（躯体疼痛）。

(8) 我感觉容易衰弱和疲乏（乏力）。

(9) * 我觉得心平气和，并且容易安静坐着（静坐不能）。

(10) 我觉得心跳得很快（心悸）。

(11) 我因为一阵阵头晕而苦恼（头昏）。

(12) 我有晕倒发作或觉得要晕倒似的（晕厥感）。

(13) * 我呼气吸气都感到很容易（呼吸困难）。

(14) 我手脚麻木和刺痛（手足刺痛）。

(15) 我因为胃痛和消化不良而苦恼（胃痛，消化不良）。

(16) 我常常要小便（尿意频数）。

(17) * 我的手常常是干燥温暖的（多汗）。

(18) 我脸红发烧（面部潮红）。

(19) * 我容易入睡，并且一夜睡得很好（睡眠障碍）。

(20) 我做噩梦（噩梦）。

SAS 按症状出现的频度记分为：1 没有或很少时间；2 少部分时间；3 相当多时间；4 绝大部分或全部时间。没有带 * 号的题，均为正向记分题，依次记分为 1、2、3、4 分。而带 * 号的题为反向记分题，即记分为 4、3、2、1。

3. 评定方法

该量表由受试者自行填写完成，评定时间为最近一周的情绪。

4. 结果分析和常模

统计总分，然后经过一次转换。换算方式：把 20 个项目的各项分数相加即得到总粗分 X，然后再乘以 1.25，取其积的整数部分即得标准总分 Y。量表协作组对 1 158 例中国正常人 SAS 评定结果，20 项总粗分均值 29.78 ± 10.07。总粗分的正常上限为 40 分，标准总分为 50 分，略高于国外的 30 分和 38 分。

（徐文军）

第四节　心理治疗

一、概论

（一）心理治疗的概念

心理治疗又称精神治疗，同药物及手术治疗一样，是一种治疗手段。心理治疗是经过专业训练的心理治疗师，在与来访者建立良好治疗关系的基础上，借助医学、心理学等知识的理论及技术，通过治疗者的言语、行为或者借助某种仪器，有目的地干预患者的病态心理（认识、情感、行为及个性等方面的障碍），促使其向健康心理恢复和发展的过程。心理治疗就是表明心病要用心来治。心理治疗的最终目标是使来访者的心理得到发展，人格得到成长。

目前，心理治疗的方法有数百种之多，较常用的是认知疗法、行为疗法、精神分析疗法、支持性心理疗法、音乐疗法、森田疗法、暗示疗法、催眠疗法、家庭治疗及婚姻治疗等。心理治疗是一项专业技术程度要求较高的工作，如果需要接受心理治疗，应该找经过专业培训的精神科医生或心理治疗师帮助。心理治疗是一种很好的心理帮助手段，但并不意味着求助者就该停止自身的努力，而是同样要付出一定的辛苦与努力，才能收获心理的健康与心理的成长。

心理治疗要取得进展及成功，除与心理医生的水平有关外，还取决于求助者的心理素质、文化背景、心理学基础及心理学悟性；还取决于求助者对心理治疗认识的深度，以及求助者的意志和所付出的精力。

（二）心理治疗的分类

根据心理治疗的理论学派，有建立在心理动力学理论上的心理治疗，如精神分析治疗或分析性心理治疗；有建立在行为主义理论上的心理治疗，如系统脱敏治疗、厌恶治疗、模仿学习治疗及行为矫正治疗等；有建立在人本主义理论上的心理治疗，如个人中心治疗等。根据是否使用语言，有谈话治疗与操作治疗。根据治疗对象的多少，有个体心理治疗与集体心理治疗。根据治疗时的意识情况，有觉醒状态下的心理治疗和半觉醒状态下的心理治疗及催眠治疗。

（三）心理治疗的对象

心理治疗的对象主要是有心理疾病的患者。适应心理治疗的疾病，主要是各种神经症（焦虑症、强迫症、恐惧症与神经衰弱等）、性生理及性心理障碍、适应性障碍、青少年的行为障碍、个性障碍以及各种心理危机状态等。而某些重性精神疾病，如精神分裂症、有精神病性的抑郁症等，这些病重点还是药物治疗，心理治疗起辅助作用。

二、支持性心理治疗

支持性心理治疗可以说是临床上用得很普遍的心理治疗。支持性心理治疗具有减轻痛苦、宣泄压抑、稳定情绪、提高信心、振奋精神、消除孤独与无助，以及满足患者被关爱、被尊重、被肯定和被接纳的心理需要的作用。它的治疗手段容易掌握，不需要特别的培训，对环境无特殊的要求。因此，它可以说是一种非正式的心理治疗，除被心理医生使用外；也广泛被其他医生、患者家属及其他人所使用。虽然支持性心理治疗是一种非正式心理治疗，但它可以作为心理治疗的基础加以使用。它的作用有时并不低于其他形式的心理治疗，支持性心理治疗的某些功能是其他心理治疗形式不能替代的。在治疗时，医务工作者加以恰当的心理支持与援助，治疗效果会更好。

支持性心理治疗适用范围非常广泛，对不同对象的患者都可以使用。不过对不同性质的对象，以及遭遇不同事件的患者，支持性心理治疗的侧重点有所区别。另外，在心理疾病的不同时期，给予患者支持性心理治疗的意义都是极为重要的。例如，物质依赖的患者，初期他们因为空虚、无助、好奇、病痛以及各种心理创伤，而去尝试某些精神活性物质成为物质依赖的患者。处于物质依赖时期，他们的性格、行为与生活方式会变得退缩、紧张、心理孤独和无助，情感也变得脆弱，对外界比较敏感，常伴有多疑、自卑、失落和内心充满矛盾等，心理容易受到伤害。在物质依赖的后期，患者某些需要的失落以及社会偏见，常常使患者悲观与不满，想接受治疗又抵触治疗。这部分患者在各个时期都特别需要通过情感上的关爱和精神上的支持，来唤起他们在生活上的勇气与自信。他们需要得到人们的理解、尊重与帮助，还需要不断得到信任与鼓励，以提高他们在治疗上的依从性、自觉性和主动性，树立对自己负责、对家庭负责、对社会负责的良好意识。

支持性心理治疗常用的方法与技术有陪伴、交流、解释、建议、宣泄、保证、安慰、理解、帮助、同情、尊重、积极关注与积极鼓励自助等。

三、认知心理治疗

（一）认知的概念

认知不是一个单独的心理活动，它是包括感觉、知觉、思维、记忆、注意等多种心理活动过程的整体心理活动。所以，认知也称认识活动或认识过程。

具体而言，认知就是对来自社会与自然的各种信息，通过多种心理活动的参与，最后获得正确结论、概念、观念、态度与决定等的过程。

（二）认知治疗的概念

认知疗法是以改变导致情绪障碍的“认知方式”为主要目的的心理治疗。目前，认知疗法是专业心理治疗中最常用的方法之一。在任何形式的心理治疗方法中，都有认知治疗的成分。

认知心理治疗开创于20世纪五六十年代，最先出现的是“合理情绪疗法”与“贝克认知疗法”，分别由美国的临床心理治疗学家Ellis（艾里斯）与精神病学家Aaron. T. Beck（阿伦·贝克）提出。在以后的发展与完善过程中，这两位美国心理治疗学家于20世纪七八十年代，把认知治疗发展成为一个重要流派的心理治疗。

认知治疗的特点是容易掌握，操作简单，效果确切，治疗时间短，对治疗环境要求不高。

（三）认知治疗的原理

认知疗法认为：①不良精神刺激，不会直接导致情绪反应和造成情绪障碍，必须要有一个中间环节，即有认知带来的结论（信念）和态度等，不同的结论、态度，带来不同性质及不同程度的情绪反应。如果改变这些结论和态度，又会使原来的情绪发生改变。认知的改变就能导致情绪的改变。②如果认知改变了行为的指导思想，从而也决定了行为的发生或改变。以上是认知治疗在心理治疗实践中能取得疗效的依据。

（四）与心理障碍有关的“问题认知”

1. 不能认知与不完整认知

情绪障碍患者可因对某些事件或者自身现象不能认知或不完整认知，导致对未来的安全性不能预测。而自己又敏感、防御性又很强，在不能认知的情况下主观担心、乱下结论、杞人忧天、自己吓唬自己等，就会产生负性情绪。

2. 合理认知及相关心理活动

合理认知是指个体对事件认知的结论是正确的、客观的、符合情理的，情绪反应也合情合理。但思维方式及认知结论若不积极向有利于心理健康的方向进行改变与调适，则会导致情绪障碍的持续出现。

3. 不良认知及相关的心理活动

不良认知主要是指错误的认知与歪曲的认知等。个体的不良认知常常蒙蔽自己的思维与意识，使自己不知不觉就陷入不良情绪之中。而且自己对“貌似合理”的不良认知不能识别其非理性的性质，不良情绪就会发生，并持续下去。不良认知是导致个体情绪障碍的常见形式。以下是不良认知的常见类型：

（1）认知的内容有问题：个体对事件或对自己的认识有错误。如过分概括化、过度夸大或缩小、认知绝对化、以点带面、以偏概全、结论不客观、歪曲事实、错误理解、逻辑推理错误、盲目下结论、有敏感性认知等。

（2）认知的形式有问题：即认知的思维模式有问题。个体习惯于用消极的眼光看事情，认知往悲观方面严重倾斜。常导致思维尽向坏处想，朝坏处进行分析、推理、延伸，多数是自己吓唬自己。患者常见的悲观性思维方式有“习惯性负性自动性思维”、“习惯性灾难性的预期焦虑”、“习惯性灾难性的结果推理”等。

（五）几种常见心理疾病的认知特点

1. 抑郁障碍的认知特点

抑郁症患者对自己、对所遇到的事件以及对未来都存在负性认知。患者的负性观点常使自己对事件有歪曲的解释。常见的认知歪曲包括过于绝对化、过于灾难化、过度概括及选择性的过度注意等。

2. 广泛性焦虑障碍的认知特点

广泛性焦虑障碍患者常高估自己所遇到的危险，高估负性事件的发生概率，有过于灾难化的思维，并以不恰当的方式来处理他们的恐惧，如回避与长期的担忧等。

3. 社交焦虑障碍的认知特点

社交焦虑障碍患者的心理核心问题是对自身反应（生理与行为反应）的过度关注，形成了歪曲的又难以动摇的自我表象；存在大量消极的自我贬低的自动性思维。患者对人际关系敏感，对社交中负面信息过多注意，在人际关系的实践中常常持有负性信念与经验，并作出自认为的安全行为（如回避），反而使症状持久或者加重。

4. 惊恐障碍的认知特点

惊恐障碍患者对某些躯体表现与信息有选择性过度注意和敏感，将正常的身体感觉错误地理解为灾难的信息，觉察有即将来临的可怕预兆，从而高度紧张，导致高度的窒息警戒和惊恐感受，使人急于逃走或要采取紧急的行动。

5. 强迫症的认知特点

强迫症患者的认知特点是患者持有过高的、不恰当的责任感，力求完美，过于强调秩序，万事要求确定，要求过分控制，对威胁有过高评估，思维和行为的界限模糊，出现强迫与反强迫的冲突，最终导致许多无效的行为。

（六）认知治疗的目的与任务

认知治疗的目的与任务，是帮助求助者找出有问题的或歪曲的认知。通过认知训练和再归因训练，提高他们的认知水平，达到校正患者消极的想法和不良的归因，进行认知重建与改变不良行为反应模式的目的。具体而言，就是教患者学会正确地想，学会用理性的及正确的思维来代替非理性的及错误的思维，从而改变不良认知和不能认知所致的紧张。对正确认知及合理情绪反应，积极向有益心理平衡及心理健康方向调适与改变（认知重建）。纠正不良认知与不良的思维模式；纠正心理失衡与角色顺应困难；改变急于求成的心理，打破恶性循环等。

（七）认知疗法的适应证

存在“问题认知”的心理障碍，都是认知疗法的适应证，主要包括抑郁症、焦虑症、恐惧症、强迫症、神经衰弱、失眠症、性心理障碍以及部分人格障碍等。

但要注意，“问题认知”不同于精神病性认知障碍（如妄想性思维）。精神病性认知障碍患者大脑有神经递质的改变，主要通过药物治疗。而“问题认知”一般没有大脑神经递质的改变，反而是药物治疗难以改变的。所以，与“问题认知”有关的情绪障碍的治疗，原则上是以心理治疗为主，药物治疗为辅。

（八）认知疗法的操作过程

第一步：全面了解病史、过去史、个人史、生活史等，对来访者有一个明确的心理诊断。

第二步：查找、识别与记录“问题认知”。开展认知疗法，一定要先找到“问题认知”的内容及数量。常用的方式就是从负性情绪中分析来访者的“自动性思维”。

第三步：验证“问题认知”的真实性，并明确“问题认知”的性质。

第四步：制订认知治疗方案，进行认知治疗。

（1）医生和患者共同对前面的记录进行分析，对“问题认知”进行总结。

（2）从主要的问题开始，每次治疗讨论2～4个“问题认知”，时间为1小时，2～3次/周。每次讨论的问题不宜太多，要有一个领悟的过程。急于改变往往会使双方有挫败感，会对治疗失去信心与信任。

（3）针对每个问题认知，经常使用的技术有假设、验证、澄清、讨论、解释、说理、领悟、批判、诘难、改造、作业、修通、坚守等。当讨论确定出“最合理的认识、最佳的选择、最现实的态度、最合理的需要”后，治疗者就应给予积极的心理辅导，并制定相应的心理处方给予强化。

（4）布置作业，要患者回去后继续复习、巩固与医生讨论的资料，不断进行自我语言提醒与对话，不断书写自己的感受，与错误信念辩论，提高认识，改正自己那些“貌似合理”的错误认知，以强化新习得的正确想法和取得的平衡心理，使它固定下来。持之以恒，就能达到情绪康复的目的。特别注意，不可急于求成，要有信心。

第五步：反馈、总结与治疗方案再调整。

（九）认知疗法案例

公务员李先生已进入不惑之年，在单位是一个副处长。平时性格外向，嗜好吸烟，喜欢运动。但近3个月来，变得十分憔悴，总有许多担心，使他坐立不安。起因是3个月前，李先生去医院探视患病住院的朋友，得知朋友患上晚期肺癌，便担心自己也会患癌症。

几天后，李先生自己去医院做肺X光检查。当李先生看见自己的检查报告描述“右上肺有直径2.0cm的阴影，有钙化点”时，认为自己也患上了肺癌。当晚精神高度紧张，不能入睡。次日李先生又到医院咨询检查报告。医生告之可能是以前肺部炎症发生了钙化，不是癌症，告诉两个月后复查。但李先生对医生的话半信半疑，仍然恐惧，以至精神紧张没有完全改善，连续几晚失眠。

李先生又想起曾经读过报纸上治疗失眠的药物广告，广告说“人要是连续5天不睡眠会死亡”，“持久的失眠会发生精神分裂”。李先生又为失眠高度紧张，如坐针毡，担心自己会死亡，担心自己会“疯”，担心自己死后儿子没人照顾，担心自己“疯”拖累全家，担心自己的名誉受到损害。

李先生的精神不能放松，发生了失眠，躯体也出现心慌、呼吸急促、尿频、口干、出汗、胃痛、胃肠饱胀、性功能下降、饮食下降等症状。严重时坐立不安，手抖，手脚麻木，手心脚心出汗。紧张时还出现头昏及四肢发软，步行不稳。李先生更加紧张，认为自己就要“死亡”或“崩溃”。

李先生就诊心理门诊，医生告诉他患了“焦虑症”，需要心理治疗，但必须辅助药物治疗。在给予药物治疗中，李先生同事的“好心劝告”，使李先生又有了新的疑虑：

认为“西药副作用大，伤身体”；“吃安眠药会伤大脑，影响记忆与智力，以后要发生痴呆”；“服用安眠药会成瘾，似吸毒，一辈子都要服用”；“怕安眠药耐受，越吃越多，最后失效”。因此，李先生吃药又畏惧，不吃又不能入睡，内心强烈冲突。在失眠恐惧的情况下，李先生白天常常担心晚上能否入睡，到晚上就更紧张。情绪一直不好。焦虑失眠使李先生的身体变得虚弱，躯体症状也更明显。

李先生又担心“心慌肯定是心脏又出问题了”；“肺部的钙化点会不会已经癌变了”；“头痛肯定是脑血管被堵住了”；“自己成为废人了，长期不能上班，可能会失去现有的职位”；“长期久病拖累家人，肯定会被嫌弃”；“自己肯定患了不治之症”等。李先生变得越来越焦躁不安，一方面急于求成，另一方面又对治疗失去信心。

心理医生按照认知治疗的操作过程，进行了如下治疗：

第一步：全面了解病史，明确心理诊断：焦虑症。

第二步：查找、识别与记录“问题认知”：“自己也患上肺癌了”、“人要是连续5天不睡眠会死亡”；“持久的失眠会发生精神分裂”、“西药副作用大，会伤身体”、“安眠药伤大脑，影响智力，以后要发生痴呆”、“安眠药会成瘾，似吸毒，一辈子服用”、“安眠药会耐受，越吃越多，最后失效”、“心慌肯定是心脏又出问题了”、“头痛肯定是脑血管被堵住了”、“自己成为废人了，长期不能上班，可能会失去现有的职位”、“长期久病拖累家人，肯定会被嫌弃”、“自己肯定患了不治之症”等。

第三步：验证“问题认知”的真实性，并明确“问题认知”的性质。

心理医生发现李先生的思维有许多认知问题，其认知有任意推断，盲目下结论，过于概括化，过于灾难化与过于绝对化。表明李先生习惯用消极的眼光看事情，高估了危险与不良后果，认知向悲观方面严重倾斜，存在导致思维尽向坏处想，向坏处进行延伸的负性自动性思维，是自己吓唬自己，并导致精神的交互作用，走入恶性循环。

第四步：制订认知治疗方案与进行认知治疗。

主要使用以下认知治疗的技术：标记歪曲、质疑绝对化、去除灾难化、澄清问题、验证事实、批驳辩论、提高认知、积极思维以及健康教育等，对“问题认知”逐一进行治疗。

四、家庭治疗

家庭治疗是将家庭作为一个治疗对象，通过改善家庭成员之间不良的人际关系，促进成员之间良好互动，以达到消除个体心理障碍为目的的心理治疗。

家庭治疗属于集体心理治疗的范畴，它的集体是有亲缘关系的群体，可以是两代人或三代人。家庭治疗认为，在这一群体之间，存在长期依赖和相互影响的人际关系，这种人际关系从个体来到这个家庭时就存在了。每一个成员在家庭中的角色、地位、行为、情绪和态度，以及他的遭遇与疾病，都不是孤立的，在家庭中是相互作用的。如果相互作用的结果使内部人际关系受损，出现冲突、抗拒、沉默、不协调和相互有害的扰乱，家庭的功能就存在不健康的因素，其中家庭里较脆弱的个体就会有患心理障碍的危险。对已经患有心理障碍的成员，则成为他康复的阻力，甚至是新的病因。基于这一点，家庭治疗把治疗的重点放在改变家庭成员的人际关系上，不太重视个体内部的心理问题。治疗的过程是去发现与个体心理障碍发生以及影响疾病转归有关的家庭内部因素，通过调整人际关系消除致病的家庭动力，建立积极的、健康的家庭互动模式。

因此，家庭治疗除了要发挥治疗者作用外，更要注重家庭的力量。例如，药物依赖的患者常存在许多家庭的问题，特别是患者与家庭的人际关系会严重受损，家庭治疗可以改善这些不良的人际互动模式，帮助患者脱离依赖与巩固治疗。

目前常用的家庭治疗形式有系统家庭治疗、结构家庭治疗、行为家庭治疗及分析性家庭治疗等。

五、解释性心理治疗

（一）解释性心理治疗目的

解释性心理治疗，是为了满足求助者在医学及心理学知识与方法上的需要，通过增进求助者在以上两方面的知识与技能，达到消除因疑惑或者缺乏知识引起的各种心理不安，提高求助者自身处理问题的能力，从而达到治疗效果的目的。

（二）解释性心理治疗操作

解释性心理治疗类似门诊心理咨询，有收集问题、记录问题、解释问题三个过程。

1. 收集问题

医务人员在每天查房或个别谈话时，需要注意患者的提问。有些患者常常主动提问，有些患者则需要医生一定的鼓励。对那些较被动的患者，鼓励交流是很重要的。

2. 记录问题

注意倾听才能把握重点。患者问题较多、较复杂时，则需要用笔记录下来。患者常见的问题："我是什么病？吃药会不会伤肝、伤脑？吃药会不会成瘾？神经症会不会转化成精神病？吃药有哪些副作用？我能不能结婚和生育？"等。

3. 解释问题

主要是医务人员通过借助语言或者书面的形式，回答求助者的问题。回答时有以下注意事项：①解释要以医学、心理学的科学知识为基础。②解释需要仔细、耐心与完整，用词要恰当。③对心理素质不好、极度敏感的人，解释的用语要十分谨慎，以避免医源性损害，如造成疑病、恐惧、绝望及自杀。因此，对某些患者要采取保护性的医疗措施，并不需要告诉全部实情。

六、音乐治疗

（一）音乐治疗的概念

音乐治疗是一个系统的干预过程，在这个过程中，治疗师利用音乐体验的各种形式，以及在治疗过程中发展起来的，作为治疗动力的治疗关系来帮助求助者达到健康的目的。

音乐治疗强调：①音乐治疗是一个科学的系统治疗过程，在这一过程中包括了各种不同方法和流派理论的应用，而不是像有些人误解的那样，以为音乐治疗只是一种简单的疗法。②音乐治疗运用一切与音乐有关的活动形式作为手段，如听、唱、器乐演奏、音乐创作、歌词创作、即兴演奏、舞蹈、美术等各种活动，而不是有些人认为的那样，以为音乐治疗只是听听音乐，放松放松。③音乐治疗过程必须包括音乐、被治疗者和经过专门训练的音乐治疗师这三个因素。缺少任何一个因素都不能称其为正规的、专业性的音乐治疗。

（二）音乐治疗的作用原理

传统对音乐功能的认识是艺术欣赏与审美，然而在医学实践中，发现音乐能通过强有力的感觉刺激和多重感觉体验，来稳定情绪与调节神经内分泌。所以，音乐治疗在心理治疗领域的应用和治疗效果逐渐得到人们的认可，并得到一定的推广。目前认为音乐治疗的原理与下面三方面的作用有关：

1. **物理作用**

通过音乐声响、节拍的振动与人体形成共振，对人体的神经肌肉等组织起到“音乐按摩”的作用，同时可促进人跟随音乐进行有益的行为活动。

2. **化学作用**

音乐能直接作用于人脑，特别是能影响人的某些神经中枢，如边缘系统的情绪中枢。情绪中枢受到影响，建立的情绪体验可以影响到其他的神经中枢。舒适的体验能促使“下丘脑—垂体”的神经内分泌变化；舒适的体验能使高级的神经运动中枢消除紧张，使人肌肉放松；舒适的体验影响心血管中枢则使人心率平和，血压平稳；舒适的体验还能减少各种疼痛。所以音乐可以通过影响情绪来改善某些内脏器官，帮助治疗某些心理疾病与心身疾病。

3. **精神作用**

这是最主要的治疗作用。目前，人们认为音乐的精神作用是通过影响患者的情绪，再由情绪的变化影响患者的神经内分泌、认知与行为来达到治疗作用的。音乐对人精神的影响有以下几方面：

（1）在医生与患者的交流中，音乐有独特的桥梁作用，这是音乐治疗的优势。音乐促进良好治疗关系的建立。音乐也是许多治疗过程的切入点与突破点。通过音乐，医生与患者建立起良好的人际关系，而这一关系正是治疗成功的基础与重要动力。

（2）不同背景的音乐对人的情绪与行为有不同的影响。优美的旋律能酝酿舒适的心境，使人安宁、平静、快乐，精神松弛与获得享受。

（3）节奏鲜明有力的音乐使人唤醒、催进、激励与精神振奋。

（4）忧伤的音乐让人找到共鸣，使人心情沉重，并释放消极情绪。

（5）奔放的音乐让人体验欢快，使情绪与行为得到宣泄。

（6）对音乐结构的体验可吸引人长时间保持注意力，促进人注意力集中的能力。

（7）主动参与音乐的过程，能培养患者对音乐的兴趣，培养对生活的热情。

（8）一个健康的个体必须能够成功地与周围人建立良好的人际关系。集体音乐治疗作为一种非语言交流的艺术形式，本身就是一种社会交往活动。集体音乐治疗给患者提供一个安全愉快的人际交往环境，能消除患者的敌意。患者在音乐活动的过程中学习与他人合作和相处的能力和技巧，这种在音乐中的合作能力最终会泛化和转移到他们的日常生活中，对培养人际关系、恢复和保持患者的社会交往能力发挥着重要的作用。

（9）感受不同的音乐还促进患者听觉、视觉、运动、语言交流、社会活动、认知水平的发展。

（10）音乐治疗还能成为表达自我的媒介，向别人表达或传递自己的情感，帮助患者学习正确地表达自我情感，是丰富自我情感和促进自我成长的途径。

（11）感受音乐的内容，能陶冶人的情操；能增进人积极思考，能激励人克服困难的斗志；能增强人对生活的热情。

（12）通过组织各种音乐活动，如合唱、乐器合奏、舞蹈等，患者在相互的情感交流中相互支持、理解和同情，使患者的各种心理和情感的困扰和痛苦得到缓解。

（13）患者在音乐活动中获得了自我表现和成功感，从而增加了自信心和自我评价，促进了心理健康。

(14) 患有精神疾病、儿童孤独症和包括老年痴呆症在内的各种老年疾病的患者，以及长期住院的各种慢性病患者，都有不同程度的人际交往功能的障碍或不足。音乐的魅力和愉悦性也会吸引这些社会性退缩的人们参与到音乐的社会活动中去，从而改变其自我封闭的状态。

(15) 音乐治疗师通过组织各种音乐活动，如合唱、乐器合奏、舞蹈等，让他们逐渐地恢复、学习及保持自己的社会交往能力、人际能力、语言能力、正确的社会行为、行为的自我克制能力、与他人合作的能力，并提高自信心和自我评价。

因此，音乐对健康人或患者的影响力是很大的。音乐已经是音乐治疗师手中的有力武器。美国音乐治疗家 Gaston 还指出："音乐的力量和价值正在于它的非语言的内涵。"因此，音乐治疗能改变患者的情绪、情感、认知、行为、社会功能、人格特征等。音乐治疗虽然不能根本改变患者，但是其治疗作用还是得到肯定的，而且它可以作为音乐治疗师与患者建立治疗关系的重要桥梁。

(三) 音乐治疗的形式与适应证

1. **音乐治疗的形式**

(1) 主动式（参与式）：使用乐器、唱歌、跳舞、排练、音乐创作、歌词创作等。

(2) 被动式（感受式）：体验音乐的旋律变化，如音色、速度、音高、音量、节奏以及音乐表达的内容，以聆听为主。

2. **音乐治疗的适应证**

有神经症、抑郁症、慢性或康复过程的精神分裂症、孤独症、精神发育迟滞、老年性痴呆及脑瘫痪儿童等。

(四) 音乐治疗的过程

(1) 治疗对象的确定。

(2) 个体音乐治疗与集体音乐治疗的选择。

(3) 音乐治疗形式的确定：主动与被动。

(4) 音乐治疗环境的设置：音响、空间、光线、温度、装饰、噪音、座椅等。

(5) 治疗方案的制订：目的、策略、计划、疗程与时间安排。

(6) 音乐处方的选择。

（徐文军）

第五节 精神疾病的心理康复治疗

一、概述

(一) 心理康复治疗的概念

心理康复治疗是针对某些精神疾病的患者，采用药物以外的其他治疗手段及干预措施（如工作、劳动、学习、文娱活动等），有目的地改善患者的精神症状，促进社会功能康复，以及延缓患者精神衰退的过程。

(二) 心理康复治疗的适应证

包括精神分裂症康复期、慢性精神分裂症病情稳定期、抑郁症患者、躁狂症患者的病情稳定期、老年性痴呆患者、精神发育迟滞、精神药物依赖、儿童孤独症及其他。

（三）分裂症患者转化成慢性病程的常见原因

1. **未及时发现**

因没有及时发现，错过了治疗的最佳时机。一部分患者发病比较隐蔽（以个性改变发病），家属不易发现，即使发现有些迹象，因缺乏知识也被忽视。

2. **治疗不彻底**

临床治疗不彻底，使疾病残留症状。比如，选药不佳、剂量不够、疗程不足，药物副作用使患者依从性下降，藏药吐药。家属对选择精神专科医院治疗有不正确认识，以及顾虑使用西药治疗的副作用，或者过于侧重中医中药治疗，或者采用迷信行为，或者家属不负责任，放纵患者的拒医行为等，耽误了治疗的最佳时间。

3. **反复复发**

在患者恢复期，家属监护力度不够，使疾病多次复发。主要还是因为患者和家属对疾病的认识不够，使患者依从性下降，自行停药减药，或者家属未能及时发现发病的先兆，使疾病复发加重。

4. **病情过于严重**

病情过于严重，疗程较长，有可能转化成慢性病症。

（四）分裂症心理康复治疗的意义

（1）提高人际交往能力。精神分裂症患者由于长期缺乏社交活动，会形成一种不良的行为，即习得人际关系的退缩，导致不主动与人交往及沟通，不主动交友，原来的朋友也会逐渐失去。和别人交往时不知如何讲话，没有内容交流。患者失去交流的兴趣与动力，又会使人际关系更加退缩。所以，如果不及时干预或处理，会产生封闭、孤僻、退缩、情感淡漠等行为反应，导致人际交往的能力受损。对分裂症患者进行心理康复治疗，能提高患者的人际交往能力。

（2）提高学习能力。精神分裂症患者康复后，既往的学习能力仍然难以在短期内恢复。多数患者难以集中精力学习，不会安排学习与休息，不会科学地使用大脑。如果在康复期没有得到有效的干预，患者出院后，不能使自己投入原来的学习环境中，难以保持原有的学习效率与学习成绩。学习成绩下降会导致厌学、退学，对将来的前途有直接影响，并直接影响未来的生活质量和心理康复。

（3）提高自信心。随着病情稳定到逐渐的康复，多数患者对自己的病况有一定的自我意识。重返社会以后，“疾病或住院治疗”的影响就开始了。他们受既往传统文化和自己个人经验的影响，患者及家属都会感到不“光彩”。受到影响的方面有：工作可能有改变，在人们心目中的形象有改变，婚恋家庭可能有改变，社交过程中缺少尊重和理解。当然也可以存在患者在人际交往中敏感性增高的因素。如果不加以干预，多数患者有劣等感、自卑感、心理失衡、失去自信、自我封闭或抑郁等。

（4）提高意志与生活能力。疾病、住院治疗、脱离社会、封闭环境，都使患者自我照顾自己的行为减少。对外界的好奇心与各种动机需要也减少。新事物刺激的缺乏使原有的兴趣不能保持。“吃、坐、睡”则成为患者生活的主要内容。长久如此，患者会失去主动安排生活计划的动机和能力，变得懒惰和退缩。如在衣着及修饰方面不再讲究，失去原有的人生目标及方向。生活缺乏原有的精神面貌，生活明显的被动、孤僻、无聊。若不进行干预，会出现精神衰退。

（5）缓解精神症状，巩固疗效。

(6) 调节患者生活，分散对疾病的注意力，适应住院环境，安定人心，稳定情绪。

(7) 增强体质，保持身体健康。

(8) 减少患者的攻击性与逃跑动机，便于病房管理。

（五）心理康复治疗的目的

(1) 保持和促进患者的生活自理能力。

(2) 保持和促进患者的工作和学习能力。

(3) 保持和促进患者的人际交往能力。

(4) 恢复患者的心理失衡，促进心理康复，恢复自信心。

(5) 使患者保持积极的生活愿望和一定的精神面貌，避免精神衰退。

（六）心理康复治疗的形式

主要是建立一个近似外界生活、工作、居住的小社会环境，让患者置身于快乐、充实、有建设性的环境之中，并提供一批全方位的、有一定技能的工作人员。制订一套真正实用的治疗计划与方案，开展心理康复治疗。

1. 工作治疗

给患者安排工作，参与工作，使之保持一定的充实感、紧张感、压力感、生活有规律感。消除孤独、无聊。具体治疗形式有安排环卫劳动、商品售货、送货服务、农场耕种、除草、养花、养经济型动物和宠物、喂鱼、家具和玩具制造工作、装饰品制造、日用品（医院地拖、衣服、被褥）制造与维修等。

2. 学习治疗

针对患者的具体特点，保持相应文化课程的辅导和学习，使之继续保持学习行为，避免学习技能的下降。具体治疗形式有文化课自学、文化课辅导、文化课电视教学、文化课网络教学、书法学习、绘画学习、写作学习等。

3. 娱乐治疗

保持患者对娱乐的动机或需要，享受娱乐，参与娱乐。具体治疗形式有音乐、跳舞、看电视剧、下棋、打牌、打球、打麻将等。

4. 个体或团体心理咨询

通过个体或团体心理咨询，调动患者探索问题的积极性，促进其心理成长。具体治疗形式有个体心理咨询或集体心理咨询等。

5. 个体或团体心理治疗

用积极的心理干预来改变患者病态或退缩的心理与行为。具体治疗形式有认知行为治疗、支持性心理治疗、正性行为强化治疗（代币治疗、奖励治疗等）。

6. 健康教育

有目的地进行健康教育知识的普及宣传，提高患者的自我保健意识和能力。具体治疗形式有开展集体健康教育讲座、进行专题宣传与资料宣传等。

7. 生活技能训练

主要是进行生活技能的训练。具体治疗形式有人际交流技能（学习合作精神、尊重行为、主动关爱等）、个人卫生技能、生活自理的技能、生活打扮的技能、个人自卫的技能等的训练。

8. 开展健身运动

根据患者身体情况，安排适度的与科学的健身计划，以保持强健的体质。具体治疗形式有健美运动、韵律操、跑步运动、器械运动、球类运动、游泳运动等。

（七）心理康复治疗的操作

1. 选择适应证

选择精神分裂症康复阶段（恢复期）的患者，或者慢性精神分裂症稳定阶段的患者等。

2. 治疗对象的选择

心理康复治疗前，要严格选择治疗对象。仔细阅读病历，向医生了解患者的病情、诊断、躯体健康状况、治疗情况，以及有无逃跑、自杀、自伤、冲动伤人等问题。

3. 进行治疗前评估

对患者的精神症状、学习能力、人际交流能力、个人卫生能力、生活自理能力、生活打扮能力、自我保健能力、保持兴趣能力、生活计划能力与自我激励能力进行评估。

4. 制订康复治疗的计划

根据评估的印象，对患者的病情、职业、兴趣爱好、技术特长等，有针对性地安排治疗内容。有的患者适合“振奋性的康复治疗”，有的患者适合“镇静性的康复治疗”。每人每项内容按 10 次为一疗程。在每一疗程治疗前，要把治疗的安排、意义、方法、预期目的、注意事项告诉患者，以取得患者的主动配合和信任。

5. 治疗过程

采用合适的心理治疗方法。

6. 治疗后评估

对患者的症状改善情况、社会适应能力等进行评估。

7. 向病区医生提出新的治疗建议

根据康复过程中出现的新问题提出新的治疗建议。

（徐文军）

第六节　社区精神障碍患者的护理

社区精神卫生的服务对象是社区所有人群，是为个人、家庭及社区提供精神卫生教育、咨询、急诊、治疗和预防等服务，但精神病患者仍是主要的服务对象。社区中精神障碍患者的特点是以轻性精神障碍患者与慢性精神障碍患者为主。慢性精神病患者最主要的问题是社会残疾，即患者的社会功能有明显障碍或缺陷，不能完成其社会角色。这些慢性精神障碍患者更多的时间是生活在家庭和社区之中，家庭和社区对待患者的态度、方式直接影响着精神疾病的发生、发展与转归。如果精神病患者在家庭和社会环境里能接受良好的医疗和护理，就能够促进他们的康复，提高他们社会适应的能力，延缓精神疾病复发。因此，精神障碍患者的家庭和社区护理将随着精神卫生运动的展开成为 21 世纪备受人们关注的课题。

本节将重点介绍社区精神科护理的特点，精神障碍患者的社区护理和家庭护理的概念，社区精神护理工作的范围和要求，家庭护理以及社区护理措施。

一、社区精神科护理的特点

社区精神科护理强调个人与环境的整体观，是精神障碍护理学的一个分支，是应用社会精神病学、精神科护理学、社区护理学、预防医学与其他行为科学的理论与技术，对一定地域或行政区域内社会人群中的精神疾病进行预防、诊疗、护理与康复的指导与管理。社区精神科护理有如下几方面的特点：

（1）护理人员工作场所不只限于医疗机构，而是整个社区。

（2）护理人员服务对象不只是精神障碍患者，而且包括精神障碍患者的家庭及整个社区人群。

（3）社区精神科护理注重服务的主动性、整体性、连续性，涉及的内容远比医疗机构的广泛和复杂。

（4）从事社区护理工作的人员不仅要具有护理学的理论和技术，还需要有一定的公共卫生学的理论和技术。

（5）社区精神科护理的运作，需要多方面的统筹与协调。

二、精神障碍患者的社区护理

（一）概念

“社区护理”（Community Nursing Care）一词由美国的露丝·依思曼于1970年首次提出。美国护士协会（AHA）认为，社区护理是通过健康教育和整体的途径，对社区中个体、家庭、人群实施健康管理、计划、协调以及连续性护理。它是公共卫生学和护理学理论的结合，其宗旨是促进和维护大众健康。社区服务的场所在基层，服务的对象为社区人群，包括健康人群、亚健康人群、高危人群、重点人群（指需要在社区得到系统保健的人群，如儿童、妇女、疾病康复期的人群、残疾人等人群）、患者。

（二）社区护士的职责与素质

1. 社区护士的职责

卫生部《关于社区护理管理的指导意见（试行）》中对护士职责的规定为：

（1）参与社区诊断工作，负责辖区内人群护理信息的收集、整理及统计分析。了解社区人群健康状况及分布情况，注意发现社区人群的健康问题和影响因素，参与对影响人群健康不良因素的监测工作。

（2）参与对社区人群的健康教育与咨询、行为干预和筛查、建立健康档案、高危人群监测和规范管理工作。

（3）参与社区传染病预防与控制工作，参与预防传染病的知识培训，提供一般消毒、隔离技术等护理技术指导与咨询。

（4）参与完成社区儿童计划免疫任务。

（5）参与社区康复、精神卫生、慢性病防治与管理、营养指导工作，重点对老年患者、慢性患者、残疾人、婴幼儿、围生期妇女提供康复及护理服务。

（6）承担诊断明确的居家患者的访视、护理工作，提供基础或专科护理服务，配合医生进行病情观察与治疗，为患者与家属提供健康教育、护理指导与咨询服务。

（7）承担就诊患者的护理工作。

（8）为临终患者提供临终关怀护理服务。

（9）参与计划生育技术服务的宣传教育与咨询。

2. 社区护士的素质与条件

（1）丰富的护理知识和经验。社区护理服务内容广泛，工作性质相对独立，因此，要求社区护士必须具有丰富的医学护理知识。不仅要了解各种疾病的临床转归及预后，而且也必须对疾病开始流行等情况保持高度的敏感性，熟悉流行病学、统计学、身体评估及心理评估等知识和技能，有一定的临床工作经验。

(2) 敏锐的观察能力及熟练的护理评估能力。护理人员可通过评估，了解服务对象身心等方面的情况，正确判断其健康问题，确定是否需要医生的治疗或转诊服务。在提供各种护理服务的过程中，敏锐的观察能力及熟练的身心评估能力是非常重要的。

(3) 良好的职业道德及服务态度。社区护士必须对工作热忱，有同情心，了解服务对象的需要，对任何人一视同仁。有爱心、耐心、责任心，并能以身作则，为公众树立良好的榜样。

(4) 健康的心身。社区护士除担任卫生所的医疗护理服务外，还需经常配合及参加各种医疗卫生服务。因此，没有健康的心身，很难应付如此繁忙的工作。

(三) 社区精神卫生护理工作的范围和要求

精神病学的发展要求不断促进精神障碍的社区护理，使精神障碍患者的护理服务从对精神疾病的防治扩大到精神卫生保健服务。社区护士的工作从预防和减少心理问题及行为障碍的发生，扩展到满足人群对预防保健的需求。根据预防保健的要求，社区精神障碍患者的护理工作范围和要求如下：

1. 一级预防保健中精神卫生护理工作的范围及特点

一级预防为病因预防，通过消除或减少致病因素来防止和减少精神障碍的发生，属于最积极、最主动的预防措施，其护理目标是预防精神障碍、心理障碍、精神疾病的发生。护理服务对象是心理健康者，即精神障碍、心理问题发生前的人群。在这级预防中，社区护士的服务范围是：

(1) 健康教育及心理咨询。包括各生理阶段的精神卫生指导，注重从青春期到老年期的心理卫生教育；培养个人的应变能力；提倡娱乐活动。应开展各阶段的精神卫生工作，如青少年心理咨询、家庭咨询、婚姻咨询等。

(2) 精神健康的预防保健。宣传保持心理健康、情绪稳定的重要意义，开展心理、社会及环境精神卫生工作，创造良好的工作或劳动条件，提倡适宜的锻炼和劳逸结合等。

(3) 特殊预防工作。积极开展疾病监测、预防工作，消除精神障碍或疾病病因，减少致病因素，提高个体及家庭成员的适应能力，保护高危人群。

2. 二级预防保健中精神卫生护理工作的范围及特点

二级预防为疾病发生前或发展期的护理工作，即早期发现、早期诊断、早期处理，争取在疾病缓解后有良好的预后，防止复发。护理服务对象是精神健康危害发生前及发病早期的患者或需紧急照顾的急性期和危重患者。在这级预防中，社区护士的服务范围是：

(1) 定期开展精神健康调查。明确引起精神障碍的危险因素和相关因素，指导社区居民进行自我评估，早期发现精神疾病边缘状态者及精神障碍者。

(2) 重点照顾精神障碍患者。社区护士要根据患者症状的严重程度联系会诊、转诊，对于假出院或出院的患者，社区护士要定期作家庭访视，指导患者坚持用药，协助家属解决患者的心理问题，为家庭成员提供防精神障碍复发的医疗常识。

(3) 向问题家庭宣传精神卫生知识。帮助家庭成员分析问题的症结，寻求解决问题的途径，争取社会支持系统的帮助。

3. 三级预防保健中精神卫生护理工作的范围及特点

三级预防是对临床期及康复期患者采取各种治疗和康复措施，帮助患者最大限度地恢复社会功能，减少复发，是对精神障碍患者连续性的护理活动。护理对象是需要康复和长期照顾的患者，如精神障碍后期、慢性和康复期的精神病患者。在这级预防中，社区护士的服务范围是：

（1）巩固治疗。对于慢性精神障碍患者，社区护士要定期作家庭访视，指导患者坚持治疗，督促患者按时按量服药，保证患者在家庭、社会生活中继续进行治疗。

（2）预防残疾。社区护士在护理过程中应采取有力措施，尽可能地帮助患者恢复心理和社会功能，并减少后遗症和并发症的发生。

（3）康复护理。社区护士对本区患者实行终身健康服务，并协助建立各种工娱治疗站、作业站、娱乐站，对患者进行生活自理、生活技能和职业技能的训练，同时增设健康教育、咨询等服务内容。

（4）参与社区管理。包括参与对医疗机构、康复机构等机构设置、设施装备的管理，如制定规章制度，注意环境的布置和设施的装备。管理好这些机构，使其正常运行，可帮助患者充分享受社会生活，从而预防疾病复发，减轻医院及家庭负担。

（四）精神障碍患者的社区护理程序

1．护理评估

评估的对象包括患者、患者家属以及社区环境。评估方法可采用访谈法或观察法来获取有用的主观和客观资料。

（1）患者的评估：评估患者的身体状况、精神症状、求医过程、基本生活能力、文化背景及精神疾病后的适应程度，同时通过个案的筛检进行早期诊断和早期治疗。

（2）家属的评估：评估家庭结构、家庭内部情感的交流方式、家庭气氛、家庭成员对疾病的观点与态度、家庭成员的精神状况与人格特征、家庭经济状况及社会支持系统情况等。

（3）社区的评估：评估影响社区的人口学资料、经济水平、科技发展、医疗水平、宗教信仰，社区内群众对精神疾病患者的态度，以及社区精神卫生护理工作的基础。

2．护理诊断

通过评估，明确护理诊断，采取相应的措施。护理诊断包括患者在个体、家庭及社区中的潜能和问题。经评估可以发现个体的许多潜能，包括教育基础、人际交往能力、特殊才能、智力、组织与协调能力等。帮助患者正确地认识自我，有利于调动自身的潜能，发挥患者所长，增强其自信心，促进疾病的康复。

3．护理计划

根据护理诊断对患者制订较为适宜且可行的护理计划，先确定护理目标，然后考虑患者的长期的生活状况。对慢性精神病患者不可有过高的期望，在达到某个目标之前应有短期目标。

4．护理措施

（1）对患者的护理措施。为了使慢性精神障碍患者能在社区正常生活，需要护理人员和患者及其家属共同努力去安排患者生活中所面临的日常生活、社交活动、娱乐与工作问题，维持患者的基本需要以及持续所需的康复。①生活安排：因为医院对精神障碍患者的治疗目标放在急性病症的处理上，随着住院日数的缩短及出院率的增高，患者的病情在出院时可能未完全恢复。所以，精神障碍患者经医院短期的治疗后仍需精心的护理，以避免疾病再度复发。患者在出院及独立生活的过渡期间，可安排进入中途之家、卫生宿舍、寄宿之家或庇护之家等精神卫生机构来稳定病情，加强其社交技巧训练和职业康复治疗。使患者与居家生活配合良好，让他们的社会功能也日益进步，病情复发率减低到最低限度。②疾病康复护理：护理人员在社区中护理慢性精神障碍患者，目标不只是患者在社区中能正常生活，而且还要使患者恢复最佳的社会功能。护理措施包括评估患者的基本功能，追踪继续照顾和服药的依从性，教育或加强患者去掌握自己生活所需的技巧，给家庭成员提供适当支持，以及为家庭或社区提供良好的协调服务。③康复训练：在疾病缓解期，培养患者的生活行为技能，坚持职业训练，使之能恢复生活自理能力、劳动能力及社会适应能力，达到全面恢复的目的。

（2）对家庭的护理措施。包括：①家庭访视：家庭成员在他们熟悉的家庭环境中有自然的互动，家庭的潜能也较容易加强，同时可根据家庭独特的物理及心理环境而有适合且有效的护理措施。②亲属团体：由家属组成的团体，可以就患者的问题及家庭负担，或是有关与患者谋福利的议题进行讨论，使得互相支持。③社区支持系统：依赖在社区中原有的支持系统，如患者或家属的工作单位、医院、精神卫生所以及社会福利的支持网络。

（3）制订社区服务计划。为了使社区能提供适应慢性精神障碍患者所需的特别服务，应发展合适的社区组织及制订社区服务计划。制订社区服务计划的原则是：①根据慢性精神障碍患者的需要制订服务计划，以提高医护效果。②计划实施之前宜谨慎思考与研究，并考虑经济成本。③目标的制定须详细实际，避免过于笼统或理想化。④服务计划应在实施过程中不断重新评估。⑤服务计划应考虑服务对象原来的文化背景。⑥服务计划须顺应服务对象的成长和改变，作出有弹性的调整。⑦服务机构之间须建立良好的合作关系，以减少不必要的重复浪费，提高互相配合的效益。

三、精神障碍患者的家庭护理

精神障碍患者的家庭护理是精神病患者护理的重要内容之一，主要目的是向社区的精神障碍患者在家庭提供整体的护理，帮助精神障碍患者减轻从医院返回家庭后过渡时期的困难，巩固治疗效果，防止病情复发，恢复社会适应能力。随着护理模式向生物—心理—社会整体护理转变，精神障碍患者的家庭护理显得更为重要。

（一）家庭护理的概念

家庭护理（Family Nursing Care）是以患者的家庭系统为单位，把家庭看成一个整体，护士与家庭成员合作，对患者进行护理的一种方式。其具体做法是以护士为主体，直接实施和指导患者的家庭成员实施对患者的护理，以帮助患者对其生存空间有更好的适应。

（二）基本家庭问题

1. 家庭的类型

家庭的类型是指家庭的外部结构，即人口结构。根据家庭成员的组成不同，将家庭分为四种类型。

（1）核心家庭。核心家庭的特点是家里只有两代人，即父母及其未婚子女组成的传统家庭形式。

（2）扩展家庭。由父母、已婚子女及第三代人组成的家庭。

（3）单亲家庭。单亲家庭的特点也是只有两代人，父或母与其子女住在一起，构成家庭的核心。形成单亲家庭的主要因素是丧偶或离婚等。

（4）重组家庭。重组家庭是由离婚或丧偶后再婚组成的家庭，如夫妻某一方与前配偶所生的孩子一起居住的家庭。

2. 家庭的功能

家庭的功能主要表现在保持家庭的完整性，满足家庭及其成员的需要，实现社会对家庭的期望等方面。

（1）满足情感需要。家庭成员之间相互理解、支持和关怀，享受着家庭之外无法得到的精神安慰与寄托。

（2）满足性与生殖需要。家庭是生育子女、繁衍后代的基本单位。性的需要是人类基本的生理需要，大多数是通过建立家庭来满足。

（3）抚养子女。生育或收养子女，抚养他们成人并为他们建立家庭。

（4）生产和消费。家庭成员通过各种劳动建立家庭的经济基础，为家庭成员提供食物、住所、衣物和健康护理等。

（5）向社会输送子女。如将家庭成员送入学校、工厂、机关或企事业单位等。

3. 家庭资源

家庭资源是一个家庭维持家庭的基本结构和功能、应付压力或危机状态所必需的物资和精神上的支持。一般来说，家庭资源可分为家庭内部资源和家庭外部资源。

（1）家庭内部资源。家庭内部资源是指家庭对成员提供经济支持、精神安慰、信息与教育、医护照顾等。一个家庭，可利用的家庭内部资源越多，越有利于家庭及其成员的健康发展。

（2）家庭外部资源。家庭外部资源是指支持家庭及家庭成员的躯体和精神的文化、宗教、经济、教育、环境、医疗等方面的社会资源。

4. 家庭生活周期

家庭生活周期是指人们经历的从结婚、生产、养育儿女到老年的连续的过程，共分为八个阶段，即新婚期家庭、婴幼儿期家庭、学龄前儿童家庭、学龄期儿童家庭、青少年期子女家庭、青年期子女家庭、空巢期家庭、老年期家庭。这种模式把整个发展阶段假设在每个家庭都从小孩出生到自立的基础上划分，并把所有家庭看成核心家庭。然而，由于某些原因家庭发生变故，就不符合上述发展过程，因此该模式不能代表所有家庭。

（三）精神障碍患者的家庭护理程序

精神疾病尤其是重性精神病大多属于慢性残疾性疾病，患者只在急性发作期才住院治疗，其他时候则长期生活在社区中，需要家庭和社会的照料。因此，精神疾病患者的家庭护理是精神科护理学的重要内容。

1. 护理评估

为了让精神障碍患者在家庭得到合适的治疗与护理，对精神障碍患者进行全面的评估是十分必要的。主要包括患者和家庭两方面：

（1）患者的评估。①生理状况：包括生命体征、营养、排泄情况、卫生状况、睡眠、活动方式、日常生活、意识状况以及用药情况等。②心理状况：包括患者的人格、思维、情感、意志行为、智能记忆等的情况。③社会功能：患者履行家庭、社会角色的情况，包括患者对压力的应对能力、人际交往能力、对自己所患精神障碍的认识能力等。④既往史：患者成长发育情况、曾患有哪些急性或慢性疾病、精神障碍史等，包括情感、人格和行为方面，以及家庭角色、与家庭其他成员的关系、在家庭结构中的位置等。⑤个人史：包括患者的文化背景、职业角色、教育程度、工作经历、宗教信仰等。

（2）家庭的评估。评估患者家庭环境、家庭功能、交流方式、家庭结构、家庭气氛与经济状况、文化背景、家庭成员精神健康水平、家庭的社会支持系统，以及家庭成员对患者的看法、对护理计划的理解程度、对精神障碍知识掌握的程度及预测病态行为的能力等。

2. 护理目标

（1）保持患者的精神症状稳定或好转。

（2）患者能生活自理，逐渐恢复正常的家庭角色。

（3）患者能与社会保持良好接触，逐渐恢复其社会功能。

（4）家庭成员能协同患者共同制订治疗与康复计划，并能督促实施。

（5）家庭成员能提供符合患者病情需要的生活环境。

（6）家庭成员能掌握疾病的有关知识，实施观察与护理。

3. 护理措施

（1）一般原则：①建立良好的护患及家庭关系，患者及家属与社区之间建立相互尊重、相互信任的良好的人际关系，是做好家庭护理的基础。②督促治疗计划的完成，实施康复技能训练等。③根据病情特点以及家庭生活条件，与患者家属共同制定作息时间，督促患者自觉遵守，要求家属协助执行，培养锻炼患者生活自理的能力。

（2）日常生活的护理：①个人卫生护理。督促或协助患者做好个人卫生，但家属不能一手包办，要让患者自己完成，康复期患者应尽快摆脱“患者角色”，调整心态。可采用一些简单的行为强化手段，如奖励、适当的惩罚等来培养患者健康的生活习惯。②饮食护理。保证进食量，注意营养搭配，不暴饮暴食，不随意进补，不饮浓茶，不饮酒。对年老体弱者要注意饮食的软硬程度；对有便秘者可让其进食香蕉和蜂蜜，对吞咽困难者，要劝慰缓慢进食，谨防窒息。③睡眠护理。创造良好的睡眠环境，避免强光和噪音刺激。合理安排患者的休息时间，按时起床，睡前不饮茶和咖啡等兴奋性饮料，不观看能引起情绪剧烈变化的电视、电影或参加一些能引起情绪剧变的活动。入睡困难的患者可做松弛训练或听一些催眠曲，必要时可应用药物改善睡眠。④安全护理。患者的行为常受精神症状影响，所以必须注意安全防范，时刻警惕，不能疏忽。既要防患者自杀又要防其伤人，特别对有自杀自伤、伤人毁物倾向者应24小时监护。⑤居室布置。患者的居室布置要力求安全、安静、简洁、大方。病情稳定、无攻击行为的患者，最好同亲人住在一起，不要独居或关锁。室内不放可能造成自伤或伤人的危险品，如热水瓶、钳子、绳索，刀剪、铁锤、农药等。

（3）用药的护理：药物维持治疗是预防某些重性精神疾病，如精神分裂症、情感障碍等复发的主要措施之一。但长期服药会给生活带来诸多不便，而且药物又有各种各样的副作用，患者大多不愿意服药。因此，要教会家属有关药物治疗的相关知识，如药物的药效、副作用的识别与处理、药物治疗的必要性、药物治疗的疗程和方法等，做好解释教育规劝工作，提高患者服药的依从性。注意防止患者把药扔掉或压在舌下又吐出，还要防患者积攒药物自杀。遇到不能处理或严重的问题，要及时报告医生或陪同患者到医院诊治，这是家庭护理的重要内容。

（4）常见精神症状的护理：①幻觉。存在清晰的幻听时，常会使患者信以为真并作出相应的情感反应，影响患者的正常生活。此时，不要一味地与患者争论，试图证明他的感受是不真实的，而是应该安慰患者，对他的感受表示理解和同情，承认他的感受是真的，但是病态的，配合药物治疗的同时，多数患者能接受解释。即使患者不接受解释，劝导他冷静地对待这些不寻常的感受也是有利的。②妄想。不要与患者争辩，也不要试图说服患者的信念是错误的，否则患者会不信任你，不再向你暴露自己的思想，使你不能掌握病情，甚至还会将你划入妄想对象。但也不要附和，以免加强患者的病态信念。可采取不表态，持中立态度并列举一些事实提出疑问，让患者思考。对过度沉思的妄想者，应安排紧凑充实的生活，使他无暇把注意力专心于妄想内容。③自杀、自伤行为。精神病患者的自杀率远高于普通人群，临出院前或刚出院后是自杀行为的高发期，因此，必须对患者自杀情况进行准确分析与评估，以采取针对性的措施。医护人员、家庭成员和与患者关系密切的人应采用现实而乐观的方式给他们提供强有力的支持和护理，鼓励患者表达他们的需要，增强他们的信心，促进患者对可能产生的继发病态的认识，鼓励他们采取积极的态度应付这些问题，而不是采取自杀行为，并针对患者的失望、自杀观念及抑郁提供合适的药物和心理治疗。有明显自杀自伤行为者，要实行24小时专人监护。④兴奋躁动、行为紊乱。出现这类症状时首先要了解产生的可能原因。一般来说，此类行为多由精神症状所诱发，尤其是有被害妄想和命令性幻听者。要关心、体贴患者，避免言语或行为激惹患者，不要与患者争辩。在理解患者的基础上，用平静、坚定、简洁的语气发表意见，以取得患者的信任。要控制好自己的情绪，显示有能力控制局面，不要流露紧张和畏惧的表情。如果面对手持棍棒或利器的患者，应设法将其取下。对攻击企图严重的患者应采取必要的隔离措施，对可能受到攻击的对象要采取必要的回避和保护措施。如果上述处理无效或已经发生了伤人毁物事件，应立即报警，请求协助处理。必要时应立即在约束下送往医院处理。⑤木僵或亚木僵状态。24小时专人看护，防止患者受伤，加强与患者的语言沟通，照顾好患者的日常生活与饮食，防止躯体合并症的发生，必要时送医院治疗。⑥拒食、拒药。分析拒食、拒药的原因，采取劝说的办法，鼓励患者进食，必要时采取协助或半强迫喂食的办法。如果患者拒绝服药，可将药物研碎放在食物中令其服下，必要时转送医院住院治疗。⑦淡漠、退缩行为。应该主动关心照顾患者，保证健康的饮食营养。鼓励患者与社会环境保持联系，同时为其安排一定量的家务劳动和社交活动。从简到繁，从少到多，不要急于求成，每当患者完成得好，有细微进步时，就要及时给予表扬和鼓励。切忌空洞地训斥，或盲目地给予照顾迁就，这样做不利于调动患者的主观能动性，会使患者退缩得更快。

（5）心理护理：护理人员应帮助患者及家属正确认识精神疾病，加强心理疏导、心理支持，关怀鼓励患者。指导患者多与社会接触交往，积极主动地融入社会和正常人群之中，参加力所能及的劳动或工作；指导患者选用正确的应对方式，解决实际生活、工作、学习中遇到的问题，减少或避免社会心理因素引起的各种精神压力，从而减少复发的诱因，有利于康复。

（6）家庭心理健康教育：加强对患者及其家属的心理健康教育与训练是家庭护理的重要内容。心理健康教育与训练可采用多个家庭参加、单个家庭参加、患者或亲属的个别会谈的方式进行。训练形式可有大课讲授、小组指导性讨论、个别教导和讲解等。为患者家属定期举办和专题讲座或系统培训，使家属能够正确对待精神病患者，了解精神病患者的治疗及护理注意事项。定期举办家庭成员座谈会，共同商讨家庭有效应对措施，并做好经验交流。做好精神卫生咨询指导，如恋爱婚姻、承担家庭义务和责任能力等问题，利用现有的社区资源对精神障碍进行早期发现、早期治疗和预防复发。

（7）常见意外事件的紧急处理：精神障碍患者时常发生突发的意外事件，因此，家人应了解常见意外事件的急救和处理技术。遇有意外事件时，切勿慌乱，要大胆冷静，一方面请人通知急救站或附近医院，另一方面迅速进行现场抢救。①自缢。自缢是较为常见的意外事件。一旦发现，应立即抱住患者的身体向上托起，迅速解脱绳套，顺势将患者轻轻放下，平卧于地，解开领扣和裤带，立即检查脉搏和呼吸情况。若呼吸、心跳微弱或已停止，应立即就地抢救，进行人工呼吸和心脏外按摩。不要轻易放弃抢救，直到患者恢复呼吸或医生前来检查确认已经死亡为止。②服毒。精神障碍患者服毒多为蓄意自杀。由积藏大量药物一次吞服或服农药造成。清醒的患者可进行催吐（让患者喝水后，抠咽喉处，使其呕吐），并立即送患者到就近医院抢救，进行洗胃、解毒等处理。③吞食异物。发现此种情况时，要了解异物的种类，检查口腔和咽部有否外伤，异物是否卡在咽喉部，如卡在咽喉处，要设法取出。若吞下的异物较光滑，一般可随粪便排出体外，家人可让其吞食大量纤维素类的食物，如韭菜、芹菜等，以防异物对胃壁的损伤刺激，并促进排出。患者每次大便后，要仔细检查便中有无异物。如为金属类，可到医院进行 X 光检查，寻找异物所在的部位，并观察患者有无内出血症状，如腹痛、腹胀、四肢发冷、出汗、解柏油样的大便等，发现这类情况应立即进行手术等处理。④外伤。当发现患者外伤出血时，要检查出血的部位和种类，迅速采取止血措施后送医院做进一步处理。头部、上肢、下肢等较小的动脉出血，可采用指压止血法，即按受伤动脉的近心端，阻止血流。如前额及头皮出血，可在耳前下颇关节处压迫颞动脉。上肢出血可压迫锁骨下动脉（在锁骨上凹内 1/3 处）或压迫肱动脉，下肢出血可压迫股动脉（腹股沟中点触及搏动处压迫）。对四肢较大的动、静脉出血，在紧急情况下可采用止血带止血，垫以毛巾后用橡皮带或带子扎在受伤肢体，做好明显标记，记录时间，每半小时放松一次，防止肢体缺血坏死。

（肖爱祥）

附录一 广州市精神疾病防治体系简介

1. 组织体系与功能

(1) 广州市精神病防治康复领导小组。分管副市长任组长，领导和统筹广州市精神卫生和防治康复工作。

(2) 广州市精神病防治康复领导小组办公室。由卫生、民政、公安、残联等部门组成，设在广州市残疾人联合会，具体承担广州市精神卫生和防治康复日常工作，协调有关部门配合开展工作。

(3) 广州市精神病防治康复技术指导小组。为广州市精神病防治康复工作提供技术指导；为政府提供广州市精神病防治康复工作建议；对广州市精神病防治康复工作效果进行评估。

2. 业务体系与功能

(1) 专业防治机构。主要有精神病专科医院、综合医院精神病专科、精神病专科门诊。

(2) 康复、训练专业机构。主要有工疗站、庇护农场和社区卫生服务中心。

(3) 广州市精神病专业防治机构情况：

机构名称	定编床位数	开放床位数	地理位置	隶属关系
广州市精神病医院	1 700	1 800	荔湾区	市卫生局
市民政局精神病院	700	800	白云区	市民政局
白云精神康复医院	300	500	白云区	民　营
萝岗区康宁医院	40	200	萝岗区	萝岗区卫生局
番禺区岐山医院	未定	300	番禺区	番禺区卫生局
中山三院精神科	50	50	天河区	中山大学
铁道部石门休养院	60	60	天河区	广州铁路集团
广东三九脑科医院	40	40	白云区	民　营
合　计	2 890	3 750		

（黄　荣）

附录二　广州市精神卫生保障体系和经济困难精神病患者治疗救济政策简介

政府通过设立精神病专业防治机构，投入精神病防治经费，明确社区卫生服务中心和农村卫生机构的公共卫生职能，并以购买服务的形式，在社区和乡村开展公共卫生服务，包括精神卫生防治业务。这样，形成了广州市开展精神卫生必要的保障体系；同时，政府还提供经费和指定医疗机构提供住院和门诊服务，让经济困难的精神病患者享受免费住院治疗和免费门诊治疗。

1. 经济困难精神病患者享受免费住院治疗政策

（1）民政部门：城镇低保线以下的精神病患者可向民政部门申请，享受免费在市民政局精神病院住院治疗三个月，最长不超过半年。

（2）卫生部门：全市户籍人口城镇低保线以上但经济困难（家庭人均500元/月以下）以及农村精神病患者可向卫生部门申请，一年内享受免费在广州市精神病医院住院治疗三个月，特殊情况下可根据主治医生的证明再延长住院治疗一个月。

2. 精神病免费门诊治疗政策

（1）各区、县级市设立精神病免费门诊。

（2）享受免费门诊治疗的条件：本市城镇居民中最低生活保障的救济对象；本市城镇居民中的低收入困难家庭中未参加城镇职工医疗保险、非享受公费家属统筹医疗的人员；本市城镇居民中退休供养的人员。农村人口可通过参加新型农村合作医疗获得资助。

精神病免费门诊免费标准：不管城市还是农村精神病患者，享受精神病门诊免费和报销的额度是一致的，即门诊专科用药和使用专科药物后必要的常规检查，免费和报销上限为每人50元/月。

广州市精神病免费门诊及其开诊时间：

辖　区	开诊医院	开诊时间
荔湾区	广州医学院荔湾医院	周二下午，周四上午
	区慢性病防治中心	周一、三、五上午
越秀区	西湖医院	周二、五上午
	中山一院东山院区	周二、五上午
海珠区	区第二人民医院	周二、四、五上午
	新滘人民医院	周一、三上午
白云区	黄石医院	周二全天
天河区	区慢性病防治中心	周三、五上午
黄埔区	区慢性病防治站	周三全天
番禺区	岐山医院	周一、三、五上午
花都区	区慢性病防治所	周三、五上午
南沙区	横沥医院	周一、三下午
萝岗区	康宁医院	周一、三、五上午
从化市	市慢性病防治中心	周二、四、六上午
增城市	市慢性病防治站	周一、三、五上午

（黄　荣）

附录三　精神科常用治疗药物手册

一、抗精神病药

（一）典型抗精神病药

氯丙嗪 Chlopromazine（**冬眠灵，氯普马嗪**，Wintermine）

[体内过程]　口服吸收慢，血药浓度达峰时间为 2 ~ 4 小时，半衰期约 12 ~ 26 小时，5 ~ 10 天达稳态水平。

[作用与适应证]　中枢多巴胺受体阻断剂，还可影响其他神经递质受体，如胆碱能受体、组胺受体和肾上腺素 α_1 受体。主要用于精神分裂症，也广泛用于心因性精神障碍、症状性和器质性精神障碍及老年和儿童期精神障碍。

[不良反应]

（1）CNS：①过度镇静；②致痉挛作用；③ 慢化脑电波；④ 急性或慢性锥体外系反应（EPS）；⑤ 药源性精神障碍、意识障碍、抑郁等。

（2）内分泌：引起催乳素升高、乳房肿胀、泌乳、男性乳房女性化、女性月经改变及性功能障碍等。

（3）心血管：体位性低血压较常见。也可引起心动过速或各种心电图异常。

（4）引起肝功能不良、黄疸、中毒性肝损害。长期用药可导致皮肤、内脏和视网膜色素沉着。少数患者发生粒细胞减少症。偶见恶性综合征。

（5）过敏反应：常见的有皮炎、哮喘、紫癜等。

[剂量与用法]　口服：开始 20 ~ 50 mg，bid 或 tid，酌情加量至治疗剂量 400 ~ 600 mg/d，最大量 600 ~ 750 mg/d，维持量 200 ~ 300 mg/d。

[制剂]　片剂：25 mg/片、50 mg/片。针剂：10 mg/ml、25 mg/ml、50 mg/ml。复方氯丙嗪：2 ml 内含氯丙嗪、异丙嗪各 25 mg。

奋乃静　Perphenazine（**羟哌氯丙嗪**，Chloperphenazine，Trilafon，Decentan，Fentazin）

[体内过程]　口服吸收迅速，2 ~ 4 小时达峰浓度，$t_{1/2}$ 约 9 小时，吸收后分布至全身，以脑、肺、肝、脾、肾含量最高。

[作用与适应证]　作用与氯丙嗪类似，用于各种精神病，也适用于器质性精神病、老年性精神障碍及儿童攻击性行为障碍。小量配合其他药物可治疗焦虑症等神经症。

[不良反应]　主要是 EPS；少数患者有口干、便秘、尿频、心动过速等症状；部分患者可见乳房肿胀、月经失调等内分泌障碍症状；嗜睡及自主神经系统不良反应较轻，对肝功能、血象的影响也较少。

[剂量与用法]　口服：治疗精神病开始 8 ~ 12 mg/d，渐增至 20 ~ 60 mg/d，分2 ~ 3 次服。维持量 10 ~ 20 mg/d。治疗神经症或镇吐：2 ~ 4 mg，bid 或 tid。肌注：每次 5 ~ 10 mg，6 小时后可重复应用。长效奋乃静庚酸酯和癸酸酯，给药间隔分别为 1 ~ 3 周和 2 ~ 4 周。

[制剂]　片剂：2 mg/片、4 mg/片。针剂：5 mg/ml。滴剂：4 mg/ml（5 滴约 1 mg）。长效针剂：奋乃静庚酸酯 100 mg/ml，奋乃静癸酸酯 100 mg/ml。

氟奋乃静 Fluphenazine（**羟哌氟丙嗪**，Moditen，Anatensol，Prolixin）

[体内过程]　口服、肌注均 1 小时起效，2 ~ 4 小时达峰浓度，维持 6 ~ 8 小时，

半衰期 13～56 小时。服用长效制剂，1～3 天起效，1～2 天达峰浓度，持续 4 周以上。主要在肝脏代谢。

［作用及适应证］ 多巴胺 D_1/D_2 受体阻滞剂，与 $5-HT_6/5-HT_7$ 有高度亲和力。用于治疗急、慢性精神分裂症，长效制剂主要用于治疗慢性精神分裂症，特别适用于对口服治疗不合作者及维持治疗。

［不良反应］ EPS 较多，长期应用可出现迟发性运动障碍；可引起内分泌代谢紊乱，出现高催乳素血症，影响性功能及月经；体重增加；自主神经系统不良反应可见口干、出汗、视物模糊；对肝、肾、血液影响较小。

［剂量与用法］ 口服：开始 2～10 mg/d，2～3 次分服，渐增至 10～20 mg/d，最高为 60 mg/d，维持量 10～20 mg/d。肌注，开始 12.5 mg/次，深部肌注，2～4 周一次，可渐增至 25～50 mg/2 周。老年人用量减半。

［制剂］ 片剂：2.5 mg/片。长效针剂，氟奋乃静庚酸酯 25 mg/ml，氟奋乃静癸酸酯 25 mg/ml。

三氟拉嗪 Trifluoperazine（**甲哌氟丙嗪，三氟比拉嗪**，Stelazine，Terfluzine）

［体内过程］ 口服 2～4 小时达峰浓度，维持 4～6 小时。肌注 15～30 分钟起效，15～20 分钟达峰浓度，持续 4～6 小时，半衰期为 13 小时。主要经肝代谢。

［作用及适应证］ 本药为强 D_2 与弱 D_1 受体阻滞剂，作用快，持续时间久。主要用于治疗精神分裂症，尤其对紧张型和妄想型效果较好。

［不良反应］ EPS 较明显，长期大量使用可发生迟发性运动障碍。可发生心悸、失眠、乏力、口干、视物模糊、排尿困难、便秘、溢乳、男子乳房女性化、女性月经失调或闭经等。偶见过敏性皮疹、白细胞减少、恶性综合征、直立性低血压、心电图改变、肝转氨酶水平升高及癫痫。

［剂量与用法］ 口服：开始 5～10 mg/d，bid 或 tid，渐增至 20～40 mg/d，最高 60 mg/d，症状缓解 2～3 周后，递减剂量，维持剂量 10～20 mg/d。

［制剂］ 片剂：4 mg/片、12 mg/片、16 mg/片、20 mg/片。

氟哌啶醇 Haloperidol（**氟哌丁苯，卤吡醇**，Haldol，Aloperidine，Keselan，Dozic）

［体内过程］ 口服吸收迅速，2～6 小时血药浓度达峰值，持续约 72 小时，然后缓慢下降，有一定蓄积作用。$t_{1/2}$ 为 12～36 小时。血浆蛋白结合率高，主要经肝脏代谢。

［作用与适应证］ 强 DA 受体阻滞剂，抗精神病作用强且持久，对外周自主神经系统无明显作用。适用于各类精神分裂症、躁狂症等，亦可用于焦虑性障碍、呕吐和顽固性呃逆。肌肉注射氟哌啶醇对控制急性精神运动性兴奋效果较好，长效制剂主要用于慢性精神分裂症及维持治疗。

［不良反应］ 本药较易引起锥体外系反应，对自主神经及心脏、肝脏功能影响较少，可引起头晕、乏力、口干、便秘、皮疹等，曾有致畸作用的报道，故孕妇慎用。

［剂量与用法］ 口服：初次剂量 2 mg，每日 2～3 次，逐渐增加剂量，治疗剂量为 20～40 mg/d，分次服，维持量为 10～20 mg/d。用于治疗不自主运动：每次 1～2 mg，每日 2～3 次。儿童用量，3～12 mg/d，分 2～3 次服。以后酌情增加剂量。肌注：用于控制兴奋，每次 5 mg，每日 2～3 次。待病人合作后，改为口服长效制剂氟哌啶醇，开始剂量 50 mg 肌注，1～2 周后加至 100 mg，常用治疗剂量为 100～200 mg，每 3～4 周注射 1 次。静注：用 5～10 mg 加入 25% 葡萄糖溶液 20～40 ml，稀释后在 1～2

分钟内缓慢注入，每8小时1次。病情改善，改为口服药物。

[制剂]　片剂：2 mg/片、4 mg/片。针剂：5 mg/ml。长效针剂：50 mg/2 ml。

舒必利，Sulpiride（舒宁，硫苯酰胺，止吐灵，Dogmati，Equilid）

[体内过程]　口服吸收较慢，3～8小时达峰值，半衰期约为8小时，不易入脑，故常需较大剂量。

[作用与适应证]　选择性阻滞DA受体，适用于精神运动性兴奋、焦虑、紧张、恐惧不安及行为紊乱、幻觉、妄想症状；对抽动秽语综合征，凡经氟哌啶醇治疗无效或不能耐受其副作用的病人，用本药可获一定疗效；本药还可使运动异常明显减轻，故可用于治疗舞蹈症。有镇痛作用，对血管性头痛、神经性头痛、关节痛、肩周炎疼痛有明显疗效。

[不良反应]　失眠、烦躁、多梦、焦急、食欲不振、溢乳、女性月经失调、性功能改变、体重增加。一般EPS轻，但剂量大时可出现。EKG可出现T波改变，ST下降和束支传导阻滞。也可出现一过性GPT升高。

[剂量与用法]　口服：开始剂量50～100 mg/d，每日2～3次，递增剂量，治疗剂量600～1 200 mg/d。最高剂量1 600 mg/d，维持剂量：200～400 mg/d。肌注：对木僵及不依从服药者可肌注，100～200mg/次，每日2～3次。

[制剂]　片剂：10 mg/片、100 mg/片；针剂：50 mg/2ml，100 mg/2ml。

（二）非典型抗精神病药

氯氮平 Clozapine（氯扎平，Clozaril，Leponex）

[体内过程]　口服吸收迅速，约1～6小时达血药峰浓度，半衰期约为12小时，一周后达稳态血浆浓度，蛋白结合率为94%。主要经肝脏代谢。

[作用与适应证]　选择性阻断中脑边缘和中脑皮质系统DA受体，而对黑质纹状体系统的DA受体影响较小。对 $5-HT_2$ 受体有较强的亲和力。此外，还有抗胆碱作用、去甲肾上腺素能阻滞作用、交感神经阻滞作用、肌松作用和抗组胺作用。主要适应证为精神分裂症，对难治性病人约30%有效。氯氮平不仅适用于精神分裂症急性治疗，也适用于长期维持治疗。除明显抗精神病作用外，尚有抗躁狂和一定的抗抑郁作用。

[不良反应]

（1）运动系统：EPS和TD发生率低。

（2）中枢神经系统：镇静、嗜睡、乏力，也可见头疼、头晕。剂量过大，增量过快，可引起抽搐。

（3）植物神经系统：强抗胆碱能作用，引起流涎、口干、多汗和视物模糊等。

（4）心血管系统：治疗早期易出现体位性低血压、窦性心动过速和EKG改变。

（5）胃肠和泌尿系统：偶有恶心、呕吐，便秘较常见。

（6）其他：体重增加，与疗程有关；体温调节障碍；偶见粒细胞缺乏；长时间使用后骤然停药，患者常出现明显的撤药反应，表现为胆碱能症状反跳、精神症状恶化及一些躯体症状如寒战、震颤、激越、严重失眠、意识紊乱等，故氯氮平减药应缓慢。

[剂量与用法]　口服：开始25～50 mg/d，分2～3次服用，渐增至治疗剂量200～600 mg/d，维持量50～200 mg/d。对难治性精神分裂症的起效较慢，用药时间要长。

[制剂]　片剂：25 mg/片。针剂：50 mg/2ml。

利培酮 Risperidone（**维思通，**Risperdal）

[体内过程] 口服吸收迅速，约2小时后达血药峰浓度。常人利培酮代谢分快、慢两型。快速型 $t_{1/2}$ 为4小时，慢速型 $t_{1/2}$ 为24小时。血浆蛋白结合率约为88%。5～6天达稳态血浓度。主要在肝脏代谢。

[作用与适应证] 强5－HT_{2A} 和相对弱的 D_2 受体阻滞剂。此外，对 α_1、H_1 受体拮抗作用也较强，而无 M_1 胆碱受体拮抗作用。适应证：精神分裂症、分裂情感性精神障碍的早期及维持治疗，预防复发；锥体外系不良反应阈值比较低的患者；器质性精神病；难治性精神分裂症；与心境稳定剂合并治疗双相情感障碍，特别是躁狂发作。

[不良反应] 治疗早期易出现镇静、失眠、焦虑、头疼、头晕。EPS和高催乳素血症的发生与剂量相关。偶见体位性低血压、窦性心动过缓或过速和EKG改变。

[剂量与用法] 口服：可从0.5～1 mg开始，缓慢加量。治疗剂量2～6 mg/d，每天1次或分2次服用，最高8 mg/d。

[制剂] 1 mg/片、2 mg/片、3 mg/片、4 mg/片。

奥氮平 Olanzapine（**奥兰扎平，再普乐，**Lanzac，Zyprexa）

[体内过程] 口服吸收良好，大约5小时达血药峰浓度，半衰期为31小时(27～54小时)，一般5～7天达稳态浓度。

[作用与适应证] 特异性阻断5－HT_{2A} 和 D_2 受体，另外还阻断毒蕈碱样受体（M_1）、H_1、5－HT_{2c}、5－HT_3、α_1、D_1 和 D_4 受体。适应证：精神分裂症、分裂情感性精神障碍的早期及维持治疗，预防复发；催乳素水平升高、锥体外系不良反应阈值比较低及严重迟发性运动障碍的患者；双相情感障碍；器质性精神病；难治性精神分裂症；老年痴呆伴发的精神障碍；帕金森病伴发的精神障碍；其他：药物所致精神障碍、持续或反复发作的病理性攻击行为、抽动秽语综合征以及广泛发育障碍的精神症状和行为异常。

[不良反应] 主要为嗜睡、便秘、直立性低血压和体重增加。长期使用可引起糖脂代谢异常和糖尿病。较少引起EPS，偶见暂时性催乳素水平升高，可引起一过性的肝脏转氨酶升高。

[剂量与用法] 口服：治疗量5～30 mg，qd或bid。如需要改用奥氮平，可将原药逐渐撤药（以每5～6个半衰期减量1/4～1/2左右为宜），同时以每日5 mg或10 mg开始应用奥氮平。

[制剂] 片剂：5 mg/片、7.5 mg/片、10 mg/片。

喹硫平 Quetiapine（Seroquel，**思瑞康，启维，舒思**）

[体内过程] 口服吸收快速、完全，大约1～1.5小时达血药峰浓度，消除半衰期为5.1～6.9小时，服药后48小时达稳态浓度。主要经肝脏代谢。

[作用与适应证] 对5－HT_2、H_1、5－HT_6 及 α_1 受体有高度亲和性，对 D_2 和 σ 受体有中度亲和力。适用于各型精神分裂症及难治性精神分裂症，对分裂情感障碍、双相情感障碍、器质性精神障碍、儿童期精神行为障碍均有效。

[不良反应] 主要为嗜睡、头晕、直立性低血压。EPS发生率低，偶见暂时性催乳素水平升高，可引起一过性的肝脏转氨酶升高。

[剂量与用法] 口服：起始剂量为25～50 mg/d，bid。2～3天后可增加50～100 mg/d，bid。如果患者耐受性好，可在第4天增加至300～400 mg/d，分2～3次服用。有效剂量为150～750 mg/d，一般为400～600 mg/d，疗效不佳可增加至800 mg/d。

[制剂]　片剂：25 mg/片、100 mg/片、200 mg/片。

齐哌西酮 Ziprasidone（齐拉西酮）

[体内过程]　口服吸收完全，大约2～8小时达峰浓度，消除半衰期为5～10小时，服药后1～3天达稳态浓度。

[作用与适应证]　是5-HT_{1A}受体的强激动剂，是5-HT_{2A}和D_2受体的强拮抗剂，该药还能抑制去甲肾上腺素和5-羟色胺的摄取，因而对伴有焦虑和抑郁症状的精神分裂症病人也有效。主要适应证：精神分裂症和分裂情感性精神障碍的早期及维持治疗，预防复发；伴有精神病性症状的情感障碍、酒依赖和焦虑障碍；注射剂可能适用于急性躁动和有精神病性症状的患者。

[不良反应]　主要为嗜睡、头晕、恶心和头重脚轻，偶有心动过速、ECG的QTc延长、直立性低血压和便秘。EPS较少且轻微，偶见肝脏转氨酶升高。

[剂量与用法]　口服：40～160 mg/d，每天1次或分2次服用。肌注：常用于兴奋躁动，每次10～20 mg，6小时可重复1次。

[制剂]　片剂：20 mg/片、40 mg/片。针剂：甲磺酸齐拉西酮注射液：10 mg/支。

舍吲哚 Sertindole（舍廷多）

[体内过程]　血浆半衰期为1～4天，约两周达到稳态浓度。

[作用与适应证]　5-HT_{2c}、5-HT_{2A}、D_2和α_1受体拮抗剂，选择性作用于边缘系统，锥体外系反应少。适用于精神分裂症和分裂情感性精神障碍的急性期治疗、维持治疗，预防复发；以及药物滥用的躯体及精神戒断症状。

[不良反应]　主要为心动过速、轻度鼻充血、ECG的QTc延长、男性射精量减少、体重增加和恶心。EPS很少，血清催乳素水平仅暂时升高。

[剂量与用法]　口服：从4 mg/d起始，隔日增加4 mg/d，可增至20 mg/d，少数病人可能需要24 mg/d。推荐的剂量范围为12～20 mg/d。

[制剂]　片剂：4 mg/片、12 mg/片、16 mg/片、20 mg/片。

（三）其他新型抗精神病药物

阿立哌唑 Alipiprazole（Abilify，博思清，奥派）

[体内过程]　口服吸收迅速，3～5小时血药浓度达峰值，口服生物利用度为87%。阿立哌唑和去氢—阿立哌唑的$t_{1/2}$分别为75h和94h，两种活性产物在14天内都可达到稳态浓度。

[作用与适应证]　本药是突触后多巴胺D_2受体拮抗剂和突触前自身受体激动剂，也是5-HT_{2A}受体拮抗剂和5-HT_{1A}受体部分激动剂。用于治疗各种类型的精神分裂症。

[不良反应]　治疗初期可有焦虑、头痛、失眠、头晕、嗜睡、恶心、呕吐、直立性低血压等。EPS很少，未见有QTc延长和血清泌乳素增加。

[剂量与用法]　口服：开始5～10 mg/d，qd，酌情每天加5～10 mg，治疗剂量20 mg/d，可单次服用，最高量30 mg/d，维持量10～20 mg/d。

制剂　片剂：5 mg/片、10 mg/片。

二、抗抑郁药

阿米替林 Amitriptyline（依拉维，Saroten，Tryptizol，Adepril，Amilin）

[体内过程]　口服易吸收，8～12小时血药浓度达峰值，血浆半衰期是9～25小时，有效血浓度120 mg/ml。血浆蛋白结合率为90%。

[作用与适应证] 突触前 NE/5-HT 再摄取抑制剂，有抗抑郁和镇静作用。用于治疗各种抑郁，也可用于小儿遗尿症、消化道溃疡、肌紧张性头痛、顽固性呃逆等。

[不良反应] 抗胆碱作用如口干、便秘、视物模糊等最常见，镇静、头晕、失眠、易疲劳、多梦多见。可降低癫痫阈值而诱发癫痫。大剂量对心脏有直接毒性作用。其他：性功能障碍、体重增加、过敏反应、肝损害。

[剂量与用法] 口服：开始25~50 mg/d，分2~3次口服，渐增至150~250 mg/d，维持量50~150 mg/d。

[制剂] 片剂：25 mg/片。针剂：25 mg/2ml。

氟西 Fluoxetine **(百忧解，氟苯氧丙胺，**Prozac，Fluctin，Adofen**)**

[体内过程] 口服易吸收约4~6小时血浆浓度达峰值，清除半衰期为1~3天，长期用药后，半衰期为4~6天。血浆蛋白结合率为94%，2~4周可达稳态血药浓度。

[作用与适应证] 在5-羟色胺能神经末梢特异性阻滞突触前膜对5-羟色胺的再摄取，对 NE 影响小。适用于各型抑郁症，还能有效治疗惊恐障碍、社交恐怖、其他焦虑障碍以及强迫谱系疾病，还用于神经性贪食、减肥及作为戒烟的辅助治疗。

[不良反应] 早期常见恶心、失眠、头痛、口干、出汗、视物模糊、焦虑、震颤等，性功能障碍是其常见不良反应。皮疹或风疹少见，大剂量可诱发癫痫。

[剂量与用法] 重性抑郁：起始剂量为20 mg/d，以后逐渐增加剂量。强迫症：常用剂量为20~80 mg/d。惊恐障碍：起始剂量低，5~10 mg/d，以后逐渐增加剂量。社交恐怖或经前期综合征：从10~20 mg/d 开始，以后根据需要调整剂量。儿童、青少年或老年病人，起始剂量通常为10 mg/d。

[制剂] 片剂：20 mg/片。胶囊剂：20 mg/粒。

帕罗西汀 Paroxetine **(氟苯哌苯醚，**Paxil，Seroxat**)**

[体内过程] 口服易吸收，约2~10小时血药浓度达峰值，清除半衰期为1~3天，血浆蛋白结合率为94%，5~10天可达稳态血药浓度。

[作用与适应证] 通过抑制中枢神经系统内5-羟色胺的再摄取而发挥治疗作用。适用于各型抑郁症，对重性抑郁自杀意念的消除和预防作用好。也可用于治疗强迫症、惊恐障碍、社交恐怖、经前期综合征和早泄。

[不良反应] 常见有恶心、失眠、头痛、口干、出汗、视物模糊、焦虑、震颤等。高钠血症病例较其他 SSRIs 常见。应避免突然中断治疗。已有数例出血性疾病的报告，可能与血小板功能减低有关。

[剂量与用法] 重性抑郁或强迫症：通常从20 mg/d 开始，需要增加剂量时，每天增加10 mg，最高达50 mg/d。维持平均剂量为20~30 mg/d。强迫症：常用剂量是40 mg/d。惊恐障碍：从10 mg/d 开始，逐渐增加至40 mg/d，最大剂量为60 mg/d。

[制剂] 片剂：20 mg/片、30 mg/片。

氟伏沙明 Fluvoxamine **(氟伏草胺，兰释，**Floxyfral，Dumirox，Luvox，Maveral**)**

[体内过程] 口服易吸收，约3~8小时血药浓度达峰值。平均半衰期为13.6~15.6小时，多次给药后，半衰期增至17~22小时，一般在7~10天可达稳态血药浓度。

[作用与适应证] 阻断突触前膜5-HT 再摄取，对 NE 或 DA 的抑制作用弱。适用于各型抑郁症，对重性抑郁自杀意念的消除和预防作用好。也可用于治疗惊恐障碍、社交焦虑障碍以及强迫谱系疾病。对伴有青光眼、前列腺肥大、心脏病的抑郁症患者是

首选。

［不良反应］ 早期常见恶心、呕吐、嗜睡、便秘、焦虑、厌食、震颤、疲乏等。偶有血小板减少，继续治疗反应可消失。

［剂量与用法］ 抑郁障碍：通常开始剂量为25～50 mg/d。重性抑郁：剂量范围为100～300 mg/d。成人强迫症：起始剂量为50 mg，有效剂量范围为100～300 mg/d。剂量超过100 mg/d，分次服用。儿童和青少年强迫症：从25 mg/d起，每4～7天增加25 mg。有效剂量范围为50～200 mg/d。惊恐障碍：从25 mg/d开始，一般有效剂量为100～200 mg/d。

［制剂］ 片剂：50 mg/片、100 mg/片。

舍曲林 sertraline（**左洛复，舍曲拉灵，氯苯奈胺**，Zoloft，Lustral）

［体内过程］ 口服后缓慢而持续地吸收。口服50～200 mg/d 14天后，服药4.5～8.4小时内血药浓度达峰值。舍曲林的血浆蛋白结合率约为98%，半衰期为26小时。

［作用与适应证］ 抑制突触前膜的5－羟色胺再摄取，促进5－羟色胺能神经递质的传递。适用于各型抑郁症、强迫症、创伤后应激障碍、社交焦虑症、惊恐障碍、心境恶劣、性欲倒错等。并能预防抑郁症早期复发。亦可用于可卡因成瘾和戒断综合征。

［不良反应］ 早期常见恶心、呕吐、嗜睡、腹泻和大便不成形、口干、失眠、男性性功能障碍和射精延迟等。偶见直立性低血压、神经症、焦虑及激动。

［剂量与用法］ 重性抑郁和强迫症：起始剂量为50 mg/d，治疗4～7天后增至100 mg/d。根据需要增加至适合剂量。治疗强迫症，平均剂量约为185 mg/d。惊恐障碍：从25 mg/d开始，治疗4～7天后再逐渐增加剂量。焦虑障碍：一般剂量范围为100～200 mg/d。

［制剂］ 片剂：25 mg/片、50 mg/片、100 mg/片。

西酞普兰 citalopram（**喜普妙**，Seropram，Cipramil，Nitalopram）

［体内过程］ 口服易吸收，约4小时内血药浓度达峰值。血浆蛋白结合率略低于80%，半衰期为35小时，约1周后达稳态血药浓度。

［作用与适应证］ 对5－羟色胺再摄取的抑制作用比对NE的再摄取抑制作用强3000多倍。适用于各型抑郁症、心境恶劣、焦虑障碍、惊恐障碍、双相抑郁、老年性痴呆、多发梗塞性痴呆、强迫症、惊恐发作、酒精滥用和脑卒中后的病理性哭笑等。

［不良反应］ 早期可见恶心、呕吐，但反应轻微，持续时间短。头痛、出汗、口干、震颤、失眠和性功能障碍少见。

［剂量与用法］ 可见口服每天1次，成人20～60 mg/d，年龄高于65岁以上的老年病人最常用的剂量范围为20～40 mg/d。一些对西酞普兰或其他SSRIs敏感的病人，开始剂量最好为10 mg/d，4～6天后再增加剂量。

［制剂］ 片剂：20 mg/片、40 mg/片。胶囊：20 mg/粒、40 mg/粒。

文拉法辛 Venlafaxine（**文拉法新，博乐欣，怡诺思**，Efexor，Effexor）

［体内过程］ 口服易吸收，约1～2小时血药浓度达峰值，消除半衰期为3.5小时，其活性代谢产物的半衰期为9～11小时，一般3天内达稳态水平。

［作用与适应证］ 同时抑制NE/5－HT再摄取。还可使总的快波睡眠时间（REM）缩短，因而可产生缓慢而持久的症状改善。主要用于抑郁症，也用于强迫症或惊恐发作。缓释剂还可用于广泛性焦虑和社交焦虑症。

［不良反应］ 可见衰弱、出汗、恶心、便秘、厌食、呕吐、嗜睡、口干、头晕、

焦虑、震颤、性功能障碍等。可导致持久的高血压，尤其是剂量在 300 mg/d 以上时。

[剂量与用法] 起始剂量为 75 mg/d，分 2~3 次与食物同服。逐渐加量，治疗量 200 mg/d。最大剂量为 375 mg/d。有肝肾功能损害的病人，建议将每日总剂量减少一半。

[制剂] 片剂或缓释胶囊：25 mg/片、37.5 mg/片、50 mg/片、75 mg/片、100 mg/片。

米那普仑 Minaprine（Cantor，Mipreor）

[体内过程] 口服易吸收，约 1~2 小时血药浓度达峰值，平均血浆消除半衰期为 5.8~8.1 小时。

[作用与适应证] 抑制突触前膜 NE/5-HT 再摄取。用于心境恶劣、失眠、焦虑症、恐怖症、强迫症、精神分裂症的孤独症状、抗精神病药治疗后精神运动性迟缓；也用于老年痴呆的辅助治疗。

[不良反应] 可见排尿困难、心悸、易紧张、激动等，少见头痛、恶心、胃痛等。

[剂量与用法] 重性抑郁障碍：常用剂量为 50~150 mg/d，分 2 次服。最佳剂量为 100 mg/d，分 2 次服用。

[制剂] 片剂：50 mg/片、100 mg/片。

度洛西汀 Duloxetine

[体内过程] 吸收良好，约 5 小时达血药峰浓度，T_{max} 依剂量而定。消除半衰期平均为 13 小时。连续用药 3~4 天内达到药代动力学的稳态水平。

[作用与适应证] 抑制突触前膜 NE/5-HT 再摄取。治疗重性抑郁有效。然而，其长期疗效尚未得到证明，长期使用该药需定期进行评价。

[不良反应] 可见失眠、恶心、头痛、腹泻、嗜睡、无力或疲倦、胃灼热以及伴有鼻炎和咽炎的流感样综合征。少数病人出现持久的舒张压升高。

[剂量与用法] 尚未确定。似乎 20 mg/d 即有抗抑郁作用。需进一步临床试验来评价最佳剂量和用法。

[制剂] 片剂：50 mg/片、100 mg/片。

米氮平 Mirtazapine（**瑞美隆，米他扎平**，6-Azamianserin，Mepirzepine）

[体内过程] 口服易吸收，约 2 小时血药浓度达峰值，消除半衰期为 20~40 小时，在 3~5 天内达稳态血药浓度。

[作用与适应证] 增强去甲肾上腺素能活性并且具有特异性的 5-羟色胺能作用。适应于各种抑郁障碍的急性期及维持治疗以及焦虑障碍和睡眠障碍的治疗。

[不良反应] 有体重增加、过度镇静等副作用。很少出现焦虑、失眠、恶心、性功能障碍等不良反应。可能导致缓慢出现的不宁腿综合征。

[剂量与用法] 起始剂量为 15~30 mg/d，单次睡前服。根据患者反应，逐渐增加剂量，有效剂量为 15~45 mg/d。

[制剂] 片剂：15 mg/片、30 mg/片。

三、情绪稳定剂

碳酸锂 Lithium Carbonate

[体内过程] 口服吸收快速而完全，1~1.5 小时血药浓度达峰值，消除半衰期约

是 18~24 小时，老年人的半衰期延长。

[作用与适应证] 锂经离子通道进入细胞，置换细胞内钠，引起细胞兴奋性降低。也可影响 NE 和 DA 神经递质系统。用于治疗急性躁狂发作及预防躁狂和抑郁发作，对抑郁发作、分裂情感性精神障碍也有治疗作用。此外，锂盐对精神病人及某些冲动控制障碍的冲动行为可能也有控制作用。

[不良反应] 早期有厌食、恶心、呕吐、腹泻、多尿烦渴、口干、手部细颤、乏力、记忆力下降、注意力不集中、粒细胞增多等。长期治疗可引起非特异性 T 波改变、肾脏毒性、体重增加、甲状腺功能低下、痤疮、皮疹、锥体外系症状等。

[剂量与用法] 治疗剂量范围一般在 1000~2000 mg/d，分 2~3 次服用，饭后服。然后逐渐增加，维持剂量 1000~1500 mg/d。

[制剂] 片剂：250 mg/片、500 mg/片。

卡马西平 Carbamazepine（**酰胺咪嗪，痛痉宁**，Tegretol，Tegratol）

[体内过程] 口服吸收缓慢而不规律，2~8 小时达到血药峰浓度。平均半衰期为 26 小时。10，11－环氧化物，该代谢产物的活性与卡马西平相同，有神经毒性作用，半衰期短，仅 6~7 小时。

[作用与适应证] 抗癫痫作用与减少钠离子内流、降低兴奋性氨基酸的释放及对 α_2 受体的作用有关。主要治疗癫痫，也适用于急性躁狂发作和躁狂症维持治疗。对锂盐治疗无效的病人具有显著的疗效。

[不良反应] 主要为眼震、眩晕、视物不清、嗜睡、不安等神经系统副作用；以及呕吐、口干、便秘、肝功能异常；也可见房室传导阻滞、窦性心动过缓、窦房阻滞，低钠血症；有致畸作用；过敏性皮疹少数发展为剥脱性皮炎和毒性表皮坏死；对造血系统的影响是罕见有粒细胞缺乏和再生障碍性贫血。

[剂量与用法] 开始剂量，每天 100~200 mg，分 2~4 次服。逐渐递增至治疗剂量 1000 mg/日，分次服。治疗三叉神经痛、尿崩症，从小剂量开始，不超过 1.2 g/d，分次服。心境障碍维持剂量 200－600 mg/d。

[制剂] 片剂：100 mg/片、200 mg/片。

丙戊酸盐 Valproate

[体内过程] 口服吸收迅速完全，半衰期为 8~17 小时，主要在肝脏代谢，其部分代谢产物有强抗癫痫作用。

[作用与适应证] 通过增加 GABA 的浓度，选择性增加突触后膜对 GABA 的反应，降低兴奋性神经递质天门冬氨酸的作用，直接作用于神经元膜而发挥作用。主要用作抗癫痫，能有效预防躁狂和抑郁复发，对双相障碍的快速循环型也有治疗作用。还可用于偏头痛。

[不良反应] 多见胃肠道刺激、恶心、镇静、震颤、体重增加和脱发等，少见共济失调、构音障碍、肝转氨酶增高。罕见血液系统异常、出血性胰腺炎等。

[剂量与用法] 对急性躁狂的青少年和成年人，开始可以一天服用 20~30 mg/kg，以便快速达到治疗浓度，但应慎用于老年人。在心情愉快、轻躁狂、抑郁、年龄非常小或老年患者中，则应从小剂量开始，分次服用（如青少年和成人 250~750 mg/d，儿童和老年 125~250 mg/d），待病情稳定，给药方法可简化为每日 1 次，通常在晚上服用。定期检查肝脏和血液系统指标

[制剂] 丙戊酸钠：胶囊：150 mg/粒、300 mg/粒。片剂：200 mg/片。糖浆：

4%，每瓶 300 ml。注射剂：400 mg/4ml。丙戊酸镁：片剂：100 mg/片、200 mg/片。

拉莫三嗪 Lamotrigine（Lamictal，Lamictin，Labileno）

［体内过程］ 吸收快速而完全，服药后 2～4 小时达血药峰浓度。平均消除半衰期约是 30 小时，但有个体差异，范围大约是 15～70 小时。

［作用与适应证］ 谷氨酸受体阻滞剂，可间接抑制谷氨酸和天冬氨酸的突触前释放，并作用于电压敏感性钠通道，稳定神经细胞膜。用于难治的有耐药性的部分性发作和全身性强直—阵挛发作的附加治疗。还可用于治疗难治性双相情感障碍。

［不良反应］ 可见头晕、共济失调、失眠、头痛、复视、视物模糊、恶心、呕吐和皮疹。

［剂量与用法］ 建议从 25 mg/d 开始，缓慢加量。服用丙戊酸盐或卡马西平的病人应该调整剂量。若采取单一治疗，最大剂量为 500 mg/d，分次服用。

［制剂］ 片剂：25 mg/片、50 mg/片、100 mg/片、200 mg/片。

四、抗焦虑药和催眠药

地西泮 Diaxepam（安定苯甲二氯草，Valium，Atesine，Diazemuls，Evacalm）

［体内过程］ 口服后吸收迅速而安全，0.5～1.5 小时达血药峰浓度。母药半衰期为 1～2 天，代谢物去甲西泮半衰期可长达 2～5 天。

［作用与适应证］ 选择性作用于边缘系统，与中枢苯二氮卓受体结合，促进 GABA释放，或促进突触传递功能。主要用于控制焦虑症、失眠、麻醉前给药、抗癫痫、抗惊厥及缓解骨骼肌痉挛。

［不良反应］ 最常见的是嗜睡、头昏和记忆力下降，其次为早醒、易激动、头痛、步态不稳和共济失调，偶见视力模糊、低血压、言语不清、震颤、尿失禁和胃肠不适等，皮疹、药热和白细胞减少也偶有报告。

［剂量与用法］ 催眠：临睡前口服 5～15 mg；抗癫痫、抗惊厥：5 mg/次，静脉滴注或缓慢静注。

［制剂］ 片剂 2 mg/片、5 mg/片、10 mg/片。注射剂：5 mg/ml、10 mg/2ml。胶囊剂：2 mg/粒、5 mg/粒。缓释胶囊：10 mg/粒。栓剂：5 mg/栓、10 mg/栓。糖浆剂：2 mg/5ml。

唑吡坦 Zolpidem（思诺思，Stilnox）

［体内过程］ 口服吸收快，0.5～2 小时达峰浓度，生物利用度为 70%，主要在肝脏代谢，半衰期 2.5 小时。

［作用与适应证］ 与苯二氮卓类药物相似，作用于 GABA－苯二氮卓类复合物，具有催眠效果，而没有明显抗惊厥作用和肌松作用。目前唯一适应证是作为催眠药。

［不良反应］ 可见恶心、呕吐、烦躁不安、头痛、摔倒等。少数病人出现耐受、依赖及戒断症状。

［用法］ 治疗失眠剂量一般为 10 mg 顿服。65 岁以下病人，起始剂量可增至 15～20 mg，65 岁以上病人，推荐起始剂量为 5 mg。不推荐长期使用唑吡坦或任何其他催眠药。

［制剂］ 片剂：5 mg/片、10 mg/片。

五、中枢神经兴奋药

哌甲酯（利他林，哌醋甲酯，利太林）

[体内过程] 口服易吸收，2小时达峰浓度，作用可维持4小时，半衰期为1~2小时。

[作用与适应证] 促进DA的释放及阻断其重摄取，适用于注意缺陷/多动障碍和发作性睡病、顽固性呃逆、对抗中枢抑制药中毒等的治疗。

[不良反应] 拟交感神经作用，长期大量使用时可引起抑郁反应及精神病。

[剂量与用法] 口服：儿童每次5 mg，成人每次10 mg，每日2次。最高量不宜超过60 mg/d。皮下注射、肌注、静注：每次10~30 mg。

[制剂] 片剂：5 mg/片、10 mg/片、20 mg/片。缓释片：20 mg/片。针剂：20 mg/ml。

六、益智药

多奈哌齐 Donepezil（安理申，Aricept）

[体内过程] 口服吸收完全，3~4小时达血药峰浓度。血浆蛋白结合率为96%，多次给药可在15天内达到稳态。

[作用与适应证] 抑制脑内乙酰胆碱酯酶对乙酰胆碱的水解，导致突触间隙的乙酰胆碱增加。适于治疗轻中度阿尔兹海默病。

[不良反应] 最常见不良反应是腹泻、恶心、呕吐、失眠、肌肉痛性痉挛、疲倦和厌食。

[剂量与用法] 建议起始剂量：5 mg/d，晚上服用，持续4~6周后可以尝试使用10 mg/d的剂量。

[制剂] 片剂：5 mg/片、10 mg/片。

哈伯因 Huperzine A（石杉碱甲）

[体内过程] 口服吸收完全，3~4小时达血药峰浓度。血浆蛋白结合率为96%，多次给药可在15天内达到稳态。

[作用与适应证] 高效胆碱酯酶抑制剂。适于治疗良性记忆障碍及老年性痴呆。

[不良反应] 可见恶心、腹痛、出汗、头晕、视力模糊等。

[剂量与用法] 口服：每次100~200 μg，1日2次。肌注：每次30 μg，1日2次。

[制剂] 片剂：50 μg/片。针剂：30 μg/支。

（付　燕）